JN061498

老年看護学❷
健康障害をもつ
高齢者の看護

メヂカルフレンド社

まえがき

　本書は特に看護学の基礎教育課程において，老年看護学を深く理解し，実践するための基礎を学ぶテキストとして，編集されている。前版（第4版）の出版から4年が経過したことを受け，このたび第5版を数える改訂を行った。

　今日の看護教育においては，新型コロナウイルス感染症（COVID-19）の拡大により，オンライン講義を取り入れることが増えてきている。ライブによるリアルタイム型の講義や録画視聴によるオンデマンド型講義，これに加えて従来の対面講義や演習と，講義の形式は多様化している。しかし，いずれの形式の講義であっても，大切なのは教員からの一方的な講義を受けるばかりでなく，学生自身が主体的に調べ，考える力を身につける学習スタイルをもつことである。老年看護学の基礎的知識を身につけ，しっかりと定着させ，実際に看護を展開する際には，身につけた知識を自身の引き出しから取り出し，組み立てていくことが必要となる。そのため，講義を受ける前の学習や，事後の復習，そして実習に臨む前の自己学習の際にも本書を活用してほしい。

　第4版刊行時よりも社会の少子・高齢化はさらに進み，日本は少子・超高齢社会かつ成熟社会の最中にある。このような社会において，老年看護学は，高齢者の健康増進・疾病予防からエンド・オブ・ライフに至るまでの連続した健康と生活にアプローチする実践科学として進展し続けている。高齢者看護では，高齢者自身が生きてきた背景や価値観を重視し尊重する姿勢が大切である。高齢者がより健康な生活を送るため，あるいは，疾患とともによりよく生きるため，そしてエンド・オブ・ライフを迎えようとしている高齢者と家族にあっては，よりその人らしく，最期まで尊厳を保った生活を送るため，多様な方向からの看護ケアを考えることが重要となる。

　『老年看護学①老年看護学概論／老年保健』では，体系立てて老年看護学を学べるよう，章構成の見直しを行った。高齢者について理解するための背景や，身体的・心理的・社会的特徴を示し，老年看護の基本となる考え方や高齢者を取り巻く保健医療福祉制度を解説している。これに加え，健康増進（ヘルスプロモーション）－急性的な疾患や病状の変化－リハビリテーション期－慢性・不可逆的疾患とともに生活する状態－エンド・オブ・ライフという，経過別の一連の状態を念頭において，高齢者への看護についてまとめた。また，自宅・医療機関・社会福祉施設といった高齢者を支える生活の場についても考慮し，医療機関だけでなく，地域の多様なケア施設，地域包括ケアに位置づけられる様々なケアサービスを視野に入れ，いずれの場においても共通する看護について言及している。

一方，『老年看護学②健康障害をもつ高齢者の看護』では，高齢者をアセスメントするための視点を重視し，老年期に多くみられる疾患をあげ，基本的な老年看護の技術について述べている。今回の改訂では，フレイル（虚弱）やロコモティブシンドローム（ロコモ），サルコペニア，スキンテアなど，近年注目されているトピックスの追加も行っている。

　このほか，本書は，国家試験出題基準を網羅した構成となっており，巻末には国家試験問題の過去問題と解答・解説も付記している。講義の際だけでなく，講義のための予習・復習や国家試験対策，ひいては看護師として看護の現場に従事する際の行動指針として，幅広く本書を活用してほしい。

　高齢者への看護サービスを提供する場は医療分野にとどまらず，保健・福祉分野にも広がっている。各々の場において，高齢者の生活の質の向上を図り，高齢者と家族がその人らしく生きることができるよう，質の高い看護支援が求められている。本書がそれについて学ぶ一助となれば幸いである。

2020 年 11 月

亀井智子

▌執筆者一覧

編集

亀井　智子	聖路加国際大学大学院看護学研究科教授

執筆（執筆順）

亀井　智子	聖路加国際大学大学院看護学研究科教授
杉本　知子	北里大学看護学部教授
鳥田美紀代	東邦大学健康科学部看護学科准教授
佐伯　恭子	千葉県立保健医療大学健康科学部看護学科講師
桑原　良子	長野保健医療大学看護学部看護学科講師
石川　和枝	帝京大学医学部附属病院看護部，皮膚・排泄ケア認定看護師
猪飼やす子	聖路加国際大学大学院看護学研究科助教
江藤　祥恵	聖路加国際大学大学院看護学研究科助教
川野かおり	和光病院看護部，老人看護専門看護師
富岡　斉実	聖カタリナ病院
河田　萌生	聖路加国際大学大学院看護学研究科助教
長谷川真澄	札幌医科大学保健医療学部看護学科教授
木島　輝美	札幌医科大学保健医療学部看護学科講師
金盛　琢也	浜松医科大学医学部看護学科講師
山本　由子	東京医療保健大学千葉看護学部看護学科准教授
鳥谷めぐみ	札幌医科大学保健医療学部看護学科講師
山元　智穂	虎の門病院看護部，老人看護専門看護師
大蔵　暢	やまと在宅診療所大崎院長
古屋　純一	昭和大学歯学部高齢者歯科学講座准教授
日髙　玲奈	東京医科歯科大学歯学部助教
川上　千春	聖路加国際大学大学院看護学研究科准教授

目次

第 **1** 章

高齢者のアセスメント

I 高齢者の特徴とアセスメントの基本

　加齢に伴う身体機能の低下は，生活環境や生活習慣，社会的背景などに影響を受け，個人差が大きいことが特徴である。高齢者では基本的に身体的機能は低下し，恒常性を維持する機能や予備力の低下があるため，正常域が狭く，正常か異常かの判断が難しい場合も多い（新体系看護学全書老年看護学①第1章「高齢者の理解」参照）。

　高齢者への看護を行ううえでは，病院，施設，在宅など高齢者の生活の場において，身体的側面，心理的側面，生活の側面，家族や介護，地域とのつながりなどの社会的側面など，高齢者の健康と生活に関与するあらゆる側面に関して情報を収集し，それらを解釈・判断し，解決が必要である看護問題や課題を明確化すること，すなわち高齢者の包括的なアセスメントが基本となる。高齢者の包括的なアセスメントでは，身体面，心理面，社会面の情報を収集したうえで上記にあげた視点から全人的にとらえるが，その際，これまでの生活と現在の生活を送るうえでの健康面と機能面に加え，特に自立や尊厳の維持などの観点からのアセスメントが重要である。

II 高齢者総合機能評価（CGA）

1. 高齢者総合機能評価（CGA）とは

　高齢者に対する医療や看護は，全人的かつ包括的なものである。そのため，単に疾患や身体的機能，障害の程度などのアセスメントを行うのみでは不十分であり，高齢者の生活の側面や社会的側面を考慮しながら，家族や生活環境を含めて総合的な視点で行うことが重要である。**高齢者総合機能評価**（comprehensive geriatric assessment；**CGA**）とは，この観点に立ち，高齢者を包括的にアセスメントする方法である。

　CGAは，1935年にイギリスの医師によって始められた。これは医学的評価のみでなく，ADL，情緒・気分，コミュニケーションなども併せて評価するものである。CGAの結果に基づいて，老人ホームへの入所や入院の継続などの判断を行うことで，症状の改善がみられたとされている。その後1984年，アメリカの医師がCGAは生命予後や機能予後を改善するための評価手法であることを発表し，それ以来，北米に急速に広まっていった[1]。CGAの有効性に関するメタアナリシス（複数の研究を統計的に解析した研究）の結果からは，一般内科ケアにおいてCGAを行わない患者群と比較して，CGAを受けた患者群は12か月後までの生存や，在宅生活を継続する者が有意に多く，施設入所者数は有意に少ないことが示され[2]，エビデンスのあるアセスメント手法であるとされている。

　わが国には1990年代初めからCGAが導入されるようになり，主に老年科などで取り

1 高齢者の
アセスメント

高齢者のくらし
を支える援助

高齢者特有の
症状と看護

高齢者特有の
疾患と看護

高齢者の
家族への看護

事例による
看護過程の展開

表 1-1 CGA のメリット

- 治療可能な状況の早期発見
- 過剰な薬剤の整理
- リハビリテーションサービスへの紹介
- より適切な社会サービスの紹介
- 高齢者満足度の向上
- ナーシングホームへの入所を防ぐこと
- 認知機能の維持・改善
- 身体的・精神的・社会的状況の改善
- 再入院の予防

出典／鳥羽研二監，長寿科学総合研究 CGA ガイドライン研究班：高齢者総合的機能評価ガイドライン，厚生科学研究所，2003.
Epstein, A. M., Hall, J. A., Besdine, R., et al. : The emergence of geriatric assessment units : the "new technology
of geriatrics", Annals of Internal Madicine, 106（2）：299-303，1987.

入れられている。また，2000（平成 12）年の介護保険法の施行により，要介護認定の認定
調査項目にも包括的なアセスメントの視点が取り入れられている[3]。

　CGA は生活の場において，高齢者のもつ機能を包括的に評価し，それに応じたケアを
提供することで，高齢者と家族の QOL（quality of life：生活の質）を改善することを目的と
している。CGA のメリットは，表 1-1 のようにまとめられる。

2. 高齢者総合機能評価（CGA）によるアセスメント

　CGA によりアセスメントする領域は，身体的機能（日常生活動作），心理的機能，社会的
機能である（図 1-1）。CGA の評価領域，評価項目，評価尺度について表 1-2 に示すととも
に，代表的な評価尺度について以下に解説する。

　CGA でのアセスメントに際して，高齢者の各機能を評価する尺度は，病院や施設など
の各機関で統一した尺度と測定用具を用い，高齢者ケアチームに関与するすべての職種が
評価内容を理解し，十分な情報の共有を行い，解釈にずれが生じないようにする。評価に
際して，評価尺度および測定用具は，病院や施設などの各機関で統一し，信頼性，妥当性，
再現性，評価者間一致率などが確立されているものを使用することが望ましい。

　また，CGA の評価結果については，高齢者ケアチームに関与するすべての職種が内容
を理解し，十分な情報共有を行い，解釈にずれが生じないようにする。そのうえで，看護

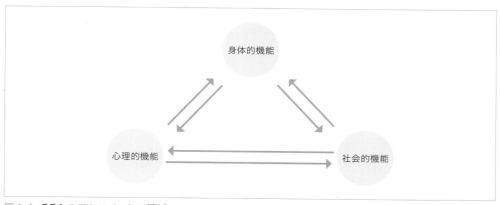

図 1-1 CGA のアセスメントの領域

表1-2 高齢者総合機能評価（CGA）の評価領域，評価項目，評価尺度

領域	評価項目	評価尺度の例
身体的機能（日常生活動作）		
• basic ADL（BADL: 基本的ADL）	食事，歩行，移動，排泄，更衣，整容，入浴	• バーセルインデックス（Barthel index） • カッツインデックス（Katz index） • FIM（functional independence measure: 機能的自立度評価表）
• instrumental ADL（IADL: 手段的ADL）	電話，買い物，調理，洗濯，服薬管理，旅行，社会活動	• Lawton IADL 尺度
• 転倒・バランス	過去6か月以内の転倒経験，歩行動作，姿勢反射，柔軟性	• TUG（timed up and go）テスト • functional reach（FR）
• 視力	視力，視覚	• 視力検査
• 聴力	純音聴力，語音聴力	• 聴力検査
• 言語機能	発語，構音	• 標準失語症検査（standard language test of aphasia; SLTA） • 構音障害評価
• 栄養状態	身長，体重	• BMI（body mass index） • 簡易栄養状態評価表（MNA®: mini nutritional assessment）
• 薬剤管理	服薬中の処方薬の名称，非処方薬の名称	
心理的機能		
• 認知機能	認知症の程度	• 長谷川式認知症スケール（HDS-R） • MMSE（mini mental state examination） • CDR（clinical dementia rating） • FAST分類（functional assessment staging of Alzheimer's disease）
• 認知症の行動・心理症状	認知症の行動・心理症状	• DBDスケール（dementia behavior disturbance scale） • DST（delirium screening tool） • MDAS（memorial delirium assessment scale）
• 情緒	うつ，不安	• GDS15（geriatric depression scale 15）
	意欲	• vitality index
	生活の質（QOL）	• WHOQOL-26 • SF-36
社会的機能		
• 社会的機能	居住環境，経済状態 家族，家族構成，介護者・介護負担，高齢者虐待	• Zarit 介護負担尺度日本語版（J-ZBI） • 高齢者虐待リスク評価

計画や実際のケアに生かしていくことが重要である。

3. 高齢者総合機能評価（CGA）に用いる評価尺度

1 身体的機能（日常生活機能）

❶基本的日常生活動作（BADL）

　身体的機能では，基本的日常生活動作（basic activities of daily living：BADL）を評価し，自立の程度を評価・判断する。評価には，バーセルインデックス（Barthel Index），カッツインデックス（Katz index），FIM（functional independence measure：機能的自立度評価表）な

ど標準化されたツールを用いる。

▶ バーセルインデックス　バーセルインデックス（表1-3）では，食事，車椅子からベッドへの移動，整容，トイレ動作，入浴，歩行，階段昇降，着替え，排便コントロール，排尿コントロールの機能について，「できるADL」を評価する。評価項目数は各2～4項目で，配点は0点，5点，10点，15点であるが，同じ「自立」であっても得点は異なり，移乗や移動動作の配点が高い。合計は0点（最低点）～100点（最高点）に分布する。

▶ カッツインデックス　カッツインデックス（表1-4）は，入浴，更衣，トイレ移動，移乗，排尿・排便コントロール，食事の6項目からなり，これらの動作が自立しているかを評価する。

▶ FIM（機能的自立度評価表）　FIM（functional independence measure；機能的自立度評価表）（図1-2）は，1983年にKeithとGrangerら[4]によって開発されたADLの評価法である。運動ADL（13項目）と認知ADL（5項目）について，手助けが必要な程度を7（完全自立）～1（25%

表1-3　バーセルインデックス（Barthel index）

	点数	質問内容
食事	10	自立。必要に応じて自助具を使用して，食物を切ったり，調味料をかけたりできる
	5	食物を切ってもらう必要があるなど，ある程度介助を要する
	0	上記以外
車椅子とベッド間の移動	15	移動のすべての段階が自立している（ブレーキやフットレストの操作を含む）
	10	移動の動作のいずれかの段階で最小限の介助や，安全のための声かけ，監視を要する
	5	移動に多くの介助を要する
	0	上記以外
整容	5	手洗い，洗顔，髪梳き，歯磨き，髭剃りができる
	0	上記以外
用便動作	10	用便動作（便器への移動，衣服の始末，拭き取り，水洗操作）が介助なしにできる
	5	安定した姿勢保持や衣服の着脱，トイレットペーパーの使用などに介助を要する
	0	上記以外
入浴	5	すべての動作を他人の存在なしに遂行できる（浴槽使用でもシャワーでも良い）
	0	上記以外
平地歩行	15	少なくとも45m，介助や監視なしに歩ける（補助具や杖の使用は可。車輪付き歩行器は不可）
	10	最小限の介助や監視下で少なくとも45m歩ける
	5	歩行不可能だが，自力で車椅子を駆動し少なくとも45m進める
	0	上記以外
階段昇降	10	1階分の階段を介助や監視なしに安全に上り下りできる（手すりや杖の使用は可）
	5	介助や監視を要する
	0	上記以外
更衣	10	すべての衣服（靴の紐結びやファスナーの上げ下ろしも含む）の着脱ができる（治療用の補装具の着脱も含む）
	5	介助を要するが，少なくとも半分以上は自分で，標準的な時間内にできる
	0	上記以外
排便コントロール	10	随意的に排便でき，失敗することはない。坐薬の使用や浣腸も自分でできる
	5	時に失敗する。もしくは坐薬の使用や浣腸は介助を要する
	0	上記以外
排尿コントロール	10	随意的に排尿できる。必要な場合は尿器も使える
	5	時に失敗する。もしくは尿器の使用などに介助を要する
	0	上記以外

出典／鳥羽研二監：高齢者総合的機能評価ガイドライン．厚生科学研究所．2003．p.136．
Mahoney, F. I., Barthel, D.：Functional evalution：The Barthel Index, Maryland State Medical Journal, 14：61-65．1965．

1 高齢者のアセスメント
2 高齢者のくらしを支える援助
3 高齢者特有の症状と看護
4 高齢者特有の疾患と看護
5 高齢者の家族への看護
6 事例による看護過程の展開

表1-4 カッツインデックス（Katz index）

A	食事，排尿・排便自制，移乗，トイレに行く，更衣および入浴のすべてにおいて自立
B	上記の1つを除いてすべて自立
C	入浴および他の1つを除いてすべて自立
D	入浴，更衣および他の1つを除いてすべて自立
E	入浴，更衣，トイレに行くおよび他の1つを除いてすべて自立
F	入浴，更衣，トイレに行く，移乗および他の1つを除いてすべて自立
G	6つの活動すべてに介助を要する
その他	2つ以上の活動で介助を要するが，上記のC，D，E，Fに分類できない

出典／鳥羽研二監：高齢者総合的機能評価ガイドライン，厚生科学研究所，2003，p.137.
Katz, S., et al.：Studies of illness in the aged. The index of ADL：a standardized measure of biological and psychosocial function, JAMA, 185（12）：914-919，1963.

未満しか自分で行わない）の7段階で評価する。

FIMはどの疾患にも適応でき，評価者はリハビリテーションの専門職である必要はない。実際に「している」状況を記録することで，介助量を測定していく。ADLのすべての内容をチェックするものではなく，生活を営んでいくために必要最小限の項目を把握するために用いられる。

❷手段的日常生活動作（IADL）

手段的日常生活動作（instrumental activities of daily living：IADL）とは，「道具」を使用したADLのことを指す。IADLは日常生活における基本的な自立の状態を把握するうえで重要な評価である。

IADLの評価には，ロートン（Lawton）らのIADL尺度などを用いる（表1-5）。評価項目は，電話を使用する能力，買い物，食事の準備，家事，洗濯，移送の形式，服薬管理，財産取り扱い能力について，「自分で完全に行える」「簡単なことはできるが完全には行えない」などの段階で評価する。評価項目数は，3〜5項目で，配点は0か1，また男女の性別によって評価項目が異なるようになっている。女性では，食事の準備，家事，洗濯が評価項目に含まれるが，男性ではこれらは含まれない。そのため，合計点も男性では0〜5点であるが，女性は0〜8点に分布するようになっている。

❸転倒・バランス

転倒は，過去6か月以内の転倒経験，歩行能力，姿勢反射，柔軟性などについて評価する。転倒経験では，転倒した場所，時間，転倒の状況，転倒後のけがの有無，治療の有無などの情報を収集する。過去の転倒経験は，転倒の予測因子となるため，転倒予防策を検討するうえで大切な情報である。

▶ **TUGテスト** TUG（timed up and go）テスト（図1-3）は，1991年にポードシアドロ（Podsiadlo）らによって開発され，歩行・移動能力，バランス能力，敏捷性，一連の動作を円滑に行えるかなどにより，移動能力や運動器の安定性を評価する指標の一つである。椅子に座った状態から立ち上がり，3m先に立てた目印に向かって素早く歩き，そこを回って席まで戻り，着座するもので，それに要する時間を計測して評価する。走らないように

1 高齢者のアセスメント
2 高齢者のくらしを支える援助
3 高齢者特有の症状と看護
4 高齢者特有の疾患と看護
5 高齢者の家族への看護
6 事例による看護過程の展開

【機能的自立度評価表】

セルフケア		入院時	退院時	フォローアップ
A. 食事	箸 スプーンなど			
B. 整容				
C. 入浴				
D. 更衣（上半身）				
E. 更衣（下半身）				
F. トイレ動作				
排泄コントロール				
G. 排尿				
H. 排便				
移乗				
I. ベッド				
J. トイレ				
K. 風呂，シャワー	風呂 シャワー			
移動				
L. 歩行，車椅子	歩行 車椅子			
M. 階段				
コミュニケーション				
N. 理解	聴覚 視覚			
O. 表出	音声 非音声			
社会的認知				
P. 社会的交流				
Q. 問題解決				
R. 記憶				
合　計				

注意：空欄は残さないこと。リスクのために検査不能の場合はレベルⅠとする。

【機能的自立度評価表の評価尺度】

自立—活動に際して他人の介助は必要ない
7（完全自立）：ある活動を構成しているすべての課題を典型的に，一部を修正することなく，補助具または介助なしに適度な時間内に安全にできる。
6（修正自立）：ある動作に際して次のうち1つ以上が必要である。―補助具の使用，普通以上の時間，安全（危険）性の考慮。
介助—活動に際して他人の監視または介助を要す。またはその動作を行わない。
部分介助—患者が半分（50％）以上の労力を行う。必要な介助レベルは以下のとおり。
5（監視または準備）：患者は身体的接触のない待機，指示または促し以上の介助は必要ない。または介助者が必要な物品を準備したり装具を装着したりする。
4（最小介助）：患者は手で触れる程度以上の介助は必要ない。そして患者が75％以上の労力を行う。
3（中等度介助）：患者は触れる程度以上の介助が必要。または50％以上75％未満の労力を行う。
完全介助—患者は半分（50％）未満の労力しか行わない。最大または全介助が必要である。必要な介助のレベルは以下のとおり。
2（最大介助）：患者は50％未満の労力しか行わないが，少なくとも25％は行っている。
1（全介助）：患者は25％未満の労力しか行わない。

Copyright 1990, Research Foundation of the State University of New York
出典／伊藤利之，鎌倉矩子編：ADLとその周辺：評価・指導・介護の実際，医学書院，1994．p.23-24.

図 1-2 FIM（機能的自立度評価表）

表1-5 手段的日常生活動作（IADL）尺度

項目	採点	男性	女性
A　電話を使用する能力			
1.　自分から電話をかける（電話帳を調べたり，ダイヤル番号を回すなど）		1	1
2.　2，3のよく知っている番号をかける		1	1
3.　電話に出るが自分からかけることはない		1	1
4.　まったく電話を使用しない		0	0
B　買い物			
1.　すべての買い物は自分で行う		1	1
2.　小額の買い物は自分で行える		0	0
3.　買い物に行くときはいつも付き添いが必要		0	0
4.　まったく買い物はできない		0	0
C　食事の準備			
1.　適切な食事を自分で計画し準備し給仕する			1
2.　材料が供与されれば適切な食事を準備する			0
3.　準備された食事を温めて給仕する，あるいは食事を準備するが適切な食事内容を維持しない			0
4.　食事の準備と給仕をしてもらう必要がある			0
D　家事			
1.　家事を一人でこなす，あるいは時に手助けを要する（例：重労働など）			1
2.　皿洗いやベッドの支度などの日常的仕事はできる			1
3.　簡単な日常的仕事はできるが，妥当な清潔さの基準を保てない			1
4.　すべての家事に手助けを必要とする			1
5.　すべての家事にかかわらない			0
E　洗濯			
1.　自分の洗濯は完全に行う			1
2.　靴下をゆすぐなど簡単な洗濯をする			1
3.　すべて他人にしてもらわなければならない			0
F　移送の形式			
1.　自分で公的機関を利用して旅行したり自家用車を運転する		1	1
2.　タクシーを利用して旅行するが，そのほかの公的輸送機関は利用しない		1	1
3.　付き添いがいたり皆と一緒なら公的輸送機関で旅行する		1	1
4.　付き添いか皆と一緒で，タクシーか自家用車に限り旅行する		0	0
5.　まったく旅行しない		0	0
G　自分の服薬管理			
1.　正しいときに正しい量の薬を飲むことに責任がもてる		1	1
2.　あらかじめ薬が分けて準備されていれば飲むことができる		0	0
3.　自分の薬を管理できない		0	0
H　財産取り扱い能力			
1.　経済的問題を自分で管理して（予算，小切手書き，掛金支払い，銀行へ行く）一連の収入を得て，維持する		1	1
2.　日々の小銭は管理するが，預金や大金などでは手助けを必要とする		1	1
3.　金銭の取り扱いができない		0	0

採点法は各項目ごとに該当する右端の数値を合計する（男性0〜5，女性0〜8点）

出典／Lawton, M. P., Brody. E. M.: Assessment of older people; self maintaining and instrumental activities of daily living, Geroulologist, 9（3）：179-186, 1969.

行い，折り返し地点で曲がるときや着座の際に転倒しないように留意する。杖などの補助具を使用している場合は，補助具名を記録して使用したまま実施する。健常な60〜80歳代の高齢者の平均は8〜11秒である[5]。日本運動器科学会では，正常との境界となるカットオフ値を11秒[6]としており，それを上回る場合，**運動器不安定症**としている。

▶ **ファンクショナルリーチ**　ファンクショナルリーチ（functional reach：FR，図1-4）は，自然な立位姿勢から，膝を曲げずに上肢をできるかぎり前方へ移動（リーチ）させて，その

1
高齢者の
アセスメント

2
高齢者のくらし
を支える援助

3
高齢者特有の
症状と看護

4
高齢者特有の
疾患と看護

5
高齢者の
家族への看護

6
事例による
看護過程の展開

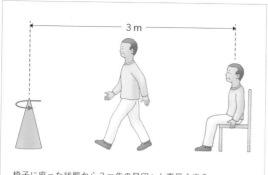

椅子に座った状態から3m先の目印へと素早く歩き，
目印を折り返し地点として着座するまでの時間を計測する。

図1-3 TUGテスト

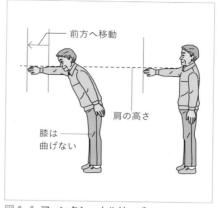

図1-4 ファンクショナルリーチ

到達距離（FR距離）を測定するもので，身体の動的バランスを評価する。到達距離が15cm未満の高齢者では，25cm以上の高齢者に対して転倒の危険が4倍となるとされている[7]。

❹視力

視力と視覚について，視力，視野，光覚，両眼視，色覚，調節力などで評価する。

❺聴力

聴力は聴力検査によって評価する。防音室でヘッドホンを両耳に当て，周波数125～8000Hzの高さの異なる音の聞こえを左右の耳を別々に評価する**純音聴力**と，言葉の聞き取りの能力である**語音聴力**を評価する方法がある。

❻言語・会話能

言語・会話能とは発語，構音の機能のことをいう。一度獲得した，言葉を聞く，話す，読む，書くといった言語機能について，大脳言語野の障害などにより何らかの機能低下が生じた状態を**失語症**という。

失語症では，標準失語症検査（standard language test of aphasia：SLTA）が代表的な検査である。これは，聞く，話す，読む，書く，計算の5大項目からなり，失語症のタイプを鑑別できる。また，この検査をもとにリハビリテーションの計画を立てたり，あるいは回復状態の把握なども行われたりする。

❼栄養状態

栄養に関する指標をもとに，高齢者が低栄養に陥っていないか栄養状態を評価する。スクリーニングでは，簡易栄養状態評価表（Mini Nutritional Assessment：MNA®，図1-5）などを用いる。

また，身長，体重からはBMI（body mass index）などを用いて肥満度を評価する。

皮下脂肪厚，血液生化学検査によるアルブミン値，血清総たんぱくなども栄養状態の指標になる。皮下脂肪厚から全身の脂肪量を推定することができる。

簡易栄養状態評価表
Mini Nutritional Assessment
MNA®

Nestlé
NutritionInstitute

氏名: _____ 性別: _____

年齢: _____ 体重: _____ kg 身長: _____ cm 調査日: _____

スクリーニング欄の口に適切な数値を記入し、それらを加算する。11 ポイント以下の場合、次のアセスメントに進み、総合評価値を算出する。

スクリーニング

A 過去3ヶ月間で食欲不振、消化器系の問題、
そしゃく・嚥下困難などで食事量が減少しましたか?
0 = 著しい食事量の減少
1 = 中等度の食事量の減少
2 = 食事量の減少なし □

B 過去3ヶ月間で体重の減少がありましたか?
0 = 3 kg 以上の減少
1 = わからない
2 = 1〜3 kg の減少
3 = 体重減少なし □

C 自力で歩けますか?
0 = 寝たきりまたは車椅子を常時使用
1 = ベッドや車椅子を離れられるが、歩いて外出はできない
2 = 自由に歩いて外出できる □

D 過去3ヶ月間で精神的ストレスや急性疾患を
経験しましたか?
0 = はい 2 = いいえ □

E 神経・精神的問題の有無
0 = 強度認知症またはうつ状態
1 = 中程度の認知症
2 = 精神的問題なし □

F BMI 体重 (kg) ÷ [身長 (m)]²
0 = BMI が 19 未満
1 = BMI が 19 以上、 21 未満
2 = BMI が 21 以上、 23 未満
3 = BMI が 23 以上 □

スクリーニング値:小計 (最大:14 ポイント) □□

12-14 ポイント: 栄養状態良好
8-11 ポイント: 低栄養のおそれあり (At risk)
0-7 ポイント: 低栄養

「より詳細なアセスメントをご希望の方は、引き続き質問 G〜Rにおすす
みください。」

アセスメント

G 生活は自立していますか (施設入所や入院をしていない)
1 = はい 0 = いいえ □

H 1日に4種類以上の処方薬を飲んでいる
0 = はい 1 = いいえ □

I 身体のどこかに押して痛いところ、または皮膚潰瘍がある
0 = はい 1 = いいえ □

Ref.
Vellas B, Villars H, Abellan G, et al. *Overview of MNA® - Its History and Challenges.* J Nut Health Aging 2006; 10: 456-465.
Rubenstein LZ, Harker JO, Salva A, Guigoz Y, Vellas B. Screening for Undernutrition in Geriatric Practice: *Developing the Short-Form Mini Nutritional Assessment (MNA-SF).* J. Geront 2001; 56A: M366-377.
Guigoz Y. The Mini-Nutritional Assessment (MNA®) *Review of the Literature – What does it tell us?* J Nutr Health Aging 2006; 10: 466-487.
® Société des Produits Nestlé, S.A., Vevey, Switzerland, Trademark Owners
© Nestlé, 1994, Revision 2006. N67200 12/99 10M
さらに詳しい情報をお知りになりたい方は、
www.mna-elderly.com にアクセスしてください。

J 1日に何回食事を摂っていますか?
0 = 1 回
1 = 2 回
2 = 3 回 □

K どんなたんぱく質を、どのくらい摂っていますか?
・乳製品 (牛乳、チーズ、ヨーグルト) を毎日1品
以上摂取 はい □ いいえ □
・豆類または卵を毎週2品以上摂取 はい □ いいえ □
・肉類または魚を毎日摂取 はい □ いいえ □
0.0 = はい、0〜1 つ
0.5 = はい、2 つ
1.0 = はい、3 つ □.□

L 果物または野菜を毎日2 品以上摂っていますか?
0 = いいえ 1 = はい □

M 水分 (水、ジュース、コーヒー、茶、牛乳など) を1日どのくらい
摂っていますか?
0.0 = コップ 3 杯未満
0.5 = 3 杯以上 5 杯未満
1.0 = 5 杯以上 □.□

N 食事の状況
0 = 介護なしでは食事不可能
1 = 多少困難ではあるが自力で食事可能
2 = 問題なく自力で食事可能 □

O 栄養状態の自己評価
0 = 自分は低栄養だと思う
1 = わからない
2 = 問題ないと思う □

P 同年齢の人と比べて、自分の健康状態をどう思いますか?
0.0 = 良くない
0.5 = わからない
1.0 = 同じ
2.0 = 良い □.□

Q 上腕 (利き腕ではない方) の中央の周囲長(cm) : MAC
0.0 = 21cm 未満
0.5 = 21cm 以上、22cm 未満
1.0 = 22cm 以上 □.□

R ふくらはぎの周囲長 (cm) : CC
0 = 31cm未満
1 = 31cm 以上 □

評価値:小計 (最大:16 ポイント) □□.□
スクリーニング値:小計 (最大:14 ポイント) □□
総合評価値 (最大:30 ポイント) □□.□

低栄養状態指標スコア

24〜30 ポイント	□	栄養状態良好
17〜23.5 ポイント	□	低栄養のおそれあり (At risk)
17 ポイント未満	□	低栄養

図1-5 簡易栄養状態評価表 (MNA®)

❽薬剤管理

慢性疾患などをもつ高齢者には、薬剤が複数処方されていることも多い。処方されてい

る薬剤の種類，作用，使用方法，注意点の理解度を評価するとともに，残薬の状況などから薬剤の自己管理状態を把握し，評価する。自己購入して使用している非処方薬や，サプリメントについても把握する。

2 │ 心理的機能

❶認知

　認知症と診断されている場合は，認知症の程度を評価する。認知症とは診断されていない場合であっても，認知機能の低下が認められる場合もあるため，認知機能についてスクリーニングを行う。下記の評価スケールはあくまでも認知機能のスクリーニングであり，診断するものではないため，スクリーニングにより認知機能の低下が確認された場合は，医師による確定診断を受ける。

▶ 長谷川式認知症スケール（HDS-R）

　長谷川式認知症スケール（Hasegawa's dimentia scale for rivised：HDS-R，表 1-6）は，わが国で開発された認知症スクリーニングテストである。1991 年に長谷川式簡易知能評価スケールを改訂し，2004 年に名称が変更された。一般的に 21 〜 30 点「異常なし」，16 〜 20 点「認知症の疑いあり」，11 〜 15 点「中程度の認知症」，5 〜 10 点「やや高度の認知症」，0 〜 4 点「高度の認知症」と判定する。

▶ MMSE　MMSE（mini mental state examination，表 1-7）は，入院者用の認知機能の障害の測定を目的として，1975 年にフォルステイン（Folstein）らが開発した尺度である。一般に 27 〜 30 点は異常なし，24 〜 26 点は軽度認知症の疑いがあるとされ，23 点以下ではどちらかというと認知症の疑いが強いと判定される。

▶ CDR　CDR（clinical dementia rating）は，認知症の重症度をスクリーニングする方法で，記憶，見当識，判断力と問題解決，社会適応，家族状況および趣味，介護状況の 6 項目について，患者や周囲の人からの情報により評価する。それらを総合して「健常（CDR：0）」「認知症の疑い（CDR：0.5）」「軽度認知症（CDR：1）」「中等度認知症（CDR：2）」「重度認知症（CDR：3）」の 5 段階で評価する [8), 9)]。CDR によるスクリーニングを行うためには，専門的なトレーニングが必要である。

▶ FAST 分類　FAST 分類（functional assessment staging of Alzheimer's disease，表 1-8）は，具体的な症状をもとにして，アルツハイマー型認知症の進行経過を正常から重度までの 7 つのステージに分けたものである。たとえば軽度認知症は，FAST 分類ではステージ 4 となる。

❷認知症の行動・心理症状

　認知症をもつ人の行動・心理症状（behavioral and psychological symptoms of dementia：BPSD）は，認知症の種類や，本人が置かれている環境により症状の出方が左右される。また，複数の症状が重複する場合もあり，人によって様々な症状が認められる。

▶ DBD スケール　DBD スケール（dementia behavior disturbance scale）は，Mona Baumgarten

1 高齢者の アセスメント

2 高齢者のくらしを支える援助

3 高齢者特有の 症状と看護

4 高齢者特有の 疾患と看護

5 高齢者の 家族への看護

6 事例による 看護過程の展開

表1-6 長谷川式認知症スケール（HDS-R）（旧改訂長谷川式簡易知能評価スケール）

1	お歳はいくつですか？　（2年までの誤差は正解）		0　1
2	今日は何年の何月何日ですか？　何曜日ですか？ （年月日，曜日が正解でそれぞれ1点ずつ）	年 月 日 曜日	0　1 0　1 0　1 0　1
3	私たちがいまいるところはどこですか？ （自発的にでれば2点，5秒おいて家ですか？　病院ですか？　施設ですか？　のなかから正しい選択をすれば1点）		0　1　2
4	これから言う3つの言葉を言ってみてください。あとでまた聞きますのでよく覚えておいてください。 （以下の系列のいずれか1つで，採用した系列に○印をつけておく） 1：a）桜　b）猫　c）電車　　2：a）梅　b）犬　c）自動車		0　1 0　1 0　1
5	100から7を順番に引いてください。（100引く7は？　それからまた7を引くと？　と質問する。最初の答えが不正解の場合，打ち切る）	(93) (86)	0　1 0　1
6	私がこれから言う数字を逆から言ってください。（6-8-2，3-5-2-9を逆に言ってもらう。3桁逆唱に失敗したら，打ち切る）	2-8-6 9-2-5-3	0　1 0　1
7	先ほど覚えてもらった言葉をもう一度言ってみてください。 （自発的に回答があれば各2点，もし回答がない場合以下のヒントを与え正解であれば1点） a）植物　b）動物　c）乗り物		a：0　1　2 b：0　1　2 c：0　1　2
8	これから5つの品物を見せます。それを隠しますのでなにがあったか言ってください。 （時計，鍵，タバコ，ペン，硬貨など必ず相互に無関係なもの）		0　1　2 3　4　5
9	知っている野菜の名前をできるだけ多く言ってください。 （答えた野菜の名前を右欄に記入する。途中で詰まり，約10秒間待っても出ない場合にはそこで打ち切る）0～5＝0点，6＝1点，7＝2点，8＝3点，9＝4点，10＝5点		0　1　2 3　4　5
		合計得点	

出典／加藤伸司，他：改訂長谷川式簡易知能評価スケール（HDS-R）の作成，老年精神医学雑誌，2（11）：1342，1991．

らによって開発され，溝口らによって検証された信頼性の高い尺度である。認知症にしばしば認められる行動の障害の28項目（表1-9）について，介護者などの観察によって評価する。各項目の評価は5段階で，「まったくない（0点）」，「ほとんどない（1点）」「ときどきある（2点）」，「よくある（3点）」「常にある（4点）」の配点から総得点（最高112点）を算出する。0点以外は異常であり，得点が高いほど行動上の障害の頻度が高いことを示す。

▶ DST　DST（delirium screening tool，表1-10）は，せん妄のスクリーニング用ツールである。意識・覚醒・環境認識のレベル7項目，認知の変化2項目，症状の変動2項目の計11項目を評価する。

▶ MDAS　MDAS（memorial delirium assessment scale，表1-11）は，せん妄の重症度評価のための尺度である。意識障害，見当識障害，短期記憶障害，順唱・逆唱（3つの数字を言った後，それを繰り返す，また逆の順序を言う）の障害，注意の集中と注意の転換の障害，思考障害，知覚障害，妄想，精神運動抑制もしくは精神運動興奮，睡眠覚醒リズムの障害の10項目を評価する。

1 高齢者のアセスメント

高齢者のくらしを支える援助

高齢者特有の症状と看護

高齢者特有の疾患と看護

高齢者の家族への看護

事例による看護過程の展開

表1-7 MMSE（認知機能の障害の測定）

	質問内容	回答	得点
1（5点）	今年は何年ですか	年	
	いまの季節は何ですか		
	今日は何曜日ですか	曜日	
	今日は何月何日ですか	月	
		日	
2（5点）	ここは何県ですか	県	
	ここは何市ですか	市	
	ここは何病院ですか		
	ここは何階ですか	階	
	ここは何地方ですか（例：関東地方）		
3（3点）	物品名3個（相互に無関係） 検者は物の名前を1秒間に1個ずつ言う，その後，被験者に繰り返させる。 正答1個につき1点を与える。3例すべて言うまで繰り返す（6回まで）。 何回繰り返したかを記せ。	回	
4（5点）	100から順に7を引き（5回まで），あるいは「フジノヤマ」を逆唱させる。		
5（3点）	3で提示した物品名を再度復唱させる。		
6（2点）	（時計を見せながら）これは何ですか （鉛筆を見せながら）これは何ですか		
7（1点）	次の文章を繰り返させる。 「みんなで，力をあわせて綱を引きます」		
8（3点）	（3段階の命令） 「右手にこの紙をもってください」 「それを半分に折りたたんでください」 「机の上に置いてください」		
9（1点）	（次の文章を読んで，その指示に従ってください） 「眼を閉じなさい」		
10（1点）	（何か文章を書いてください）		
11（1点）	（つぎの図形を描いてください）		
		得点合計	

出典／Folstein, M. F., Folstein, S. E., McHugh, P. R. : "Mini-mental state". A practical method for grading the cognitive state of patients for the clinician, Jornal of Psychiatric Research, 12（3）：189-198．1975．
小澤利男，他編著：高齢者の生活機能評価ガイド，医歯薬出版，1999．p.37．

❸情緒

（1）うつ，不安

　老年期は，身近な人との死別，社会的役割の喪失など，心理的にネガティブな体験をすることの多い時期である。そのため，気分がふさぐ，意欲が出ない，人と会いたくない，食欲がなくなる，その結果，体重が減少する，自殺について考える，などの状態に陥ることがある。

表 1-8 FAST 分類（アルツハイマー型認知症の進行度分類）

1	正常	
2	年相応	物の置き忘れなど。
3	境界状態	熟練を要する仕事の場合では，機能低下が同僚によって認められる。新しい場所に旅行することは困難。
4	軽度のアルツハイマー型認知症	夕食に客を招く段取りをつけたり，家計を管理したり，買い物したりする程度の仕事でも支障をきたす。
5	中等度のアルツハイマー型認知症	介助なしでは適切な洋服を選んで着ることができない。入浴させるときにもなんとか，なだめすかして説得することが必要なこともある。
6	やや高度のアルツハイマー型認知症	不適切な着衣。入浴に介助を要する。入浴を嫌がる。トイレの水を流せなくなる。失禁。
7	高度のアルツハイマー型認知症	最大約 6 語に限定された言語機能の低下。理解しうる語彙はただ 1 つの単語となる。歩行能力の喪失。着座能力の喪失。笑う能力の喪失。昏迷および昏睡。

出典／ Reisberg, B., et al. : Functional staging of dementia of the Alzheimer type, Annals of the New York Academy of Sciences, 435 : 481-483, 1984.

表 1-9 DBD スケール（認知症の行動障害の尺度）の項目

❶ 同じことを何度も何度も聞く
❷ よく物をなくしたり，置き場所を間違えたり，隠したりしている
❸ 日常的な物事に関心を示さない
❹ 特別な理由がないのに夜中起き出す
❺ 特別な根拠もないのに人に言いがかりをつける
❻ 昼間，寝てばかりいる
❼ やたらに歩き回る
❽ 同じ動作をいつまでも繰り返す
❾ 口汚くののしる
❿ 場違いあるいは季節に合わない不適切な服装をする
⓫ 不適切に泣いたり笑ったりする
⓬ 世話をされるのを拒否する
⓭ 明らかな理由なしに物を貯め込む
⓮ 落ちつきなくあるいは興奮してやたら手足を動かす

⓯ 引き出しやタンスの中身を全部出してしまう
⓰ 夜中に家の中を歩き回る
⓱ 家の外に出ていってしまう
⓲ 食事を拒否する
⓳ 食べ過ぎる
⓴ 尿失禁する
㉑ 日中，目的なく屋外や屋内をうろつき回る
㉒ 暴力を振るう（殴る，かみつく，引っかく，蹴る，唾をはきかける）
㉓ 理由もなく金切り声をあげる
㉔ 不適当な性的関係をもとうとする
㉕ 陰部を露出する
㉖ 衣服や器物を破ったり壊したりする
㉗ 大便を失禁する
㉘ 食物を投げる

出典／溝口環，他：DBD スケールによる老年期痴呆患者の行動異常評価に関する研究，日本老年医学会雑誌，30（10）：835-840，1993. 一部改変.

▶ **GDS15**　GDS15（geriatric depression scale 15，表 1-12）は，ヤサベージ（Yesavage）が開発した，高齢者のうつをスクリーニングする評価指標である。当初は 30 項目で開発されたが，その後 15 項目，および 5 項目の短縮版が開発されている。GDS15 では，5 点以上がうつ傾向，10 点以上がうつ状態と判定される。

（2）意欲

　意欲とは，物事を積極的に行おうとする気持ちのことであり，高齢者の意欲の低下は身体活動性の低下や食欲の低下とも関連するため，身体状況とも関連するとされている[10]。高齢者の意欲を評価するスケールに，vitality index（表 1-13）がある。

（3）生活の質（QOL）

　高齢者にとっての生活の質（QOL）とは，高齢者がどのくらい自分らしい生活を送り，満足感や幸福感を見いだしているかを指すことが多い。

▶ **WHOQOL-26**　WHOQOL-26 は QOL の評価尺度である。「過去 2 週間にどのように

表1-10 DST（せん妄スクリーニングツール）

A：意識・覚醒・環境認識レベル

現実感覚	夢と現実の区別がつかなかったり，ものを見間違えたりする。たとえば，ゴミ箱がトイレに，寝具や点滴のびんがほかのものに，さらに天井のしみが虫に見えたりするなど。	①	ある
		②	なし
活動性の低下	話しかけても反応しなかったり，会話や人とのやりとりがおっくうそうにみえたり，視線を避けようとしたりする。一見すると「うつ状態」のようにみえる。	①	ある
		②	なし
興奮	ソワソワとして落ち着きがなかったり，不安な表情を示したりする。あるいは，点滴を抜いてしまったり，興奮し暴力をふるったりする。ときに，鎮静処置を必要とすることがある。	①	ある
		②	なし
気分の変動	涙もろかったり，怒りっぽかったり，焦りやすかったりする。あるいは，実際に，泣いたり，怒ったりするなど感情が不安定である。	①	ある
		②	なし
睡眠―覚醒のリズム	日中の居眠りと夜間の睡眠障害などにより，昼夜が逆転していたり，あるいは，一日中，明らかな傾眠状態であり，話しかけても，ウトウトしていたりする。	①	ある
		②	なし
妄想	最近新たに始まった妄想（誤った考えを固く信じている状態）がある。たとえば，家族や看護師*がいじめる，医者に殺されるなどと言ったりする。	①	ある
		②	なし
幻覚	幻覚がある。現実にない声や音が聞こえる。実在しないものが見える。現実的にはあり得ない，不快な味やにおいを訴える（口がいつもにがい，しぶい，イヤなにおいがするなど），体に虫が這っているなどと言ったりする。	①	ある
		②	なし

＊出典の「看護婦」を「看護師」に変更した。

B：認知の変化

見当識障害	見当識（時間・場所・人物などに関する認識）障害がある。例えば，昼なのに夜だと思ったり，病院にいるのに，自分の家だと言うなど，自分がどこにいるのかわからなくなったり，看護スタッフを孫だと言うなど，身近な人の区別がつかなかったりするなど。	①	ある
		②	なし
記憶障害	最近，急激に始まった記憶の障害がある。たとえば，過去の出来事を思い出せない，さっき起こったことも忘れるなど。	①	ある
		②	なし

C：症状の変動

現在の精神症状の発症パターン	現在ある精神症状は，数日から数週間前に，急激に始まった。あるいは，急激に変化した。	①	ある
		②	なし
症状の変動性	現在の精神症状は，1日のうちでも出たり引っ込んだりする。たとえば，昼頃は精神症状や問題行動もなく過ごすが，夕方から夜間にかけて悪化するなど。	①	ある
		②	なし

せん妄の可能性あり

【検査方法】

1）最初に，「A：意識・覚醒・環境認識のレベル」について，上から下へ「①ある ②なし」についてすべての項目を評価する。
2）次に，もし，A列において，1つでも「①ある」と評価された場合，「B：認知の変化」についてすべての項目を評価する。
3）次に，もし，B列において，1つでも「①ある」と評価された場合，「C：症状の変動」についてすべての項目を評価する。
4）「C：症状の変動」のいずれかの項目で「ある」と評価された場合，「せん妄の可能性あり」，ただちに，精神科にコンサルトする。

★注意：このツールは，患者面接や病歴聴取，看護記録，さらに家族情報などによって得られる全情報を用いて評価する。さらにせん妄の症状は，1日のうちでも変転するため，少なくとも24時間を振り返って評価する。

出典／町田いづみ，他：せん妄スクリーニング・ツール（DST）の作成，総合病院精神医学，15（2）：150-155，2003．を基に作成。

表 1-11 MDAS（せん妄の重症度評価のための尺度）

◆ 検者は患者の現時点での周囲とのやりとり，あるいは過去数時間にわたる患者の行動や体験に基づいて，以下にあげるせん妄の重症度を評価する。

項目	概要	評価のための尺度	
①意識障害	現時点の周囲（検者，室内にいる他の人やもの）に対する覚醒度および周囲とのやりとりを評価する（たとえば患者に周囲の状況を説明するように求めてみる）。	□ 0：なし	患者は言われなくても周囲の状況を十分に把握しており，適切なやりとりができる。
		□ 1：軽度	患者は周囲の状況の内いくつか把握していない点がある。もしくは自然に検者と適切なやりとりができない。強い刺激を与えると完全に覚醒し，適切なやりとりができる。面接は長引くが，ひどく中断することはない。
		□ 2：中等度	患者は周囲の状況のうち，いくつかのことについてあるいは全く把握していない。もしくは自発的には検者と適切なやりとりができない。強い刺激を与えても完全には覚醒せず，適切なやりとりができない。面接は長引くが，ひどく中断することはない。
		□ 3：重度	患者は周囲の状況について全く把握しておらず，検者との自発的なやりとりもないし，検者に気づくこともなく，最大の刺激を与えても面接は困難ないし不可能である。
②見当識障害	見当識に関する以下の10項目について質問する。（年・月・日・曜日・季節・何階・病院の名称・区市町村・都道府県・地方）	□ 0：なし	正答 9～10 項目
		□ 1：軽度	正答 7～8 項目
		□ 2：中等度	正答 5～6 項目
		□ 3：重度	正答 4 項目以下
③短期記憶障害	検者は 3 つの単語（たとえば「りんご・テーブル・明日」「空・タバコ・正義」）を 1 個ずつ言う。その後，患者に繰り返させ，別の課題を経て約 5 分後に再度復唱させる。	□ 0：なし	3 単語の即時再生と遅延再生が可能
		□ 1：軽度	3 単語の即時再生は可能だが，1 単語だけ遅延再生が不可能
		□ 2：中等度	3 単語の即時再生は可能だが，2～3 単語の遅延再生が不可能
		□ 3：重度	1 単語以上の即時再生が不可能
④順唱，逆唱の障害	まず 3 数字の順唱，次に 4 数字，5 数字の順唱，続いて 3 数字，4 数字の逆唱を行う。ただし，正答できた場合のみ次の段階に進むこと（例えば「6-8-2」「3-5-2-9」「1-7-4-6-3」など）。	□ 0：なし	少なくとも 5 数字の順唱と 4 数字の逆唱が可能
		□ 1：軽度	少なくとも 5 数字の順唱と 3 数字の逆唱が可能
		□ 2：中等度	4～5 数字の順唱は可能だが，3 数字の逆唱は不可能
		□ 3：重度	3 数字の順唱のみ可能
⑤注意の集中と注意の転換の障害	患者の注意力が変動する・話の筋道がそれる・外部からの刺激により注意が散漫になる・課題に夢中になりすぎる，などのために検者が質問を言い換えたり，何度も繰り返し行う必要があるかどうかによって面接中に評価する。	□ 0：なし	上記のいずれも認められない。患者の注意の集中とその転換は正常である。
		□ 1：軽度	注意力の問題が 1～2 度生じるが面接が長引くことはない。
		□ 2：中等度	注意力の問題がしばしば生じ面接は長引くが，ひどく中断することはない。
		□ 3：重度	注意力の問題が常にあり面接は中断し，困難ないし不可能である。
⑥思考障害	まとまりのない，的外れな，支離滅裂な話，あるいは脱線した，迂遠な，誤った論法などによって面接中に評価する。患者に多少複雑な質問をしてみる（たとえば「あなたのからだは今どういう状態なのか教えて下さい」）。	□ 0：なし	患者の話は理路整然としておりまとまりがある。
		□ 1：軽度	患者の話についていくのがやや困難である。質問に対する答えはやや的外れであるが，面接が長引くほどではない。
		□ 2：中等度	解体した思考や話が明らかに存在し，面接は長引くが中断することはない。
		□ 3：重度	解体した思考や話のために，検査が非常に困難ないし不可能である。

感じたか」「過去 2 週間にどのくらい満足したか」，あるいは「過去 2 週間にどのくらいの頻度で経験したか」を，「まったくない」「少しだけ」「多少は」「かなり」「非常に」な

項目	概要	評価のための尺度	
⑦知覚障害	面接中，場にそぐわない行動から推測される誤解，錯覚，幻覚。患者自らが認める場合もある。過去数時間ないし前回評価以後の期間において，看護者や家族の話，診療録よりうかがえるそれらの症状も同様に評価する。	□0：なし	誤解，錯覚，幻覚は認めない。
		□1：軽度	睡眠に関連した誤認，錯覚，あるいは一過性の幻覚が時折出現するが，場にそぐわない行動は認めない。
		□2：中等度	幻覚，頻繁な錯覚が数回出現するが，場にそぐわない行動はわずかで，面接は中断されない。
		□3：重度	頻繁で激しい錯覚ないし幻覚があり，場にそぐわない行動が持続するため，面接は中断され，身体的ケアもひどく妨げられる。
⑧妄想	面接中，場にそぐわない行動から推測される妄想を評価する。患者自らが訴える場合もある。過去数時間ないし前回評価以後の期間において，看護者や家族の話，診療録からうかがえるそれらの症状も同様に評価する。	□0：なし	誤った解釈や妄想は認めない。
		□1：軽度	誤った解釈や疑念が認められるが，明らかな妄想観念や場にそぐわない行動は認めない。
		□2：中等度	患者自らが妄想を認める。場にそぐわない行動が妄想の証拠になることもある。ただし，妄想は面接の中断や身体的ケアの妨げになるほどではなく，その寸前にとどまる。
		□3：重度	持続的な激しい妄想を認め，その結果，場にそぐわない行動につながったり，面接が中断されるか，身体的ケアが著しく妨げられる。
⑨精神運動抑制もしくは精神運動興奮	過去数時間にわたる活動性ならびに面接中の活動性について評価し，以下のいずれかに○印をつけること。 a：低活動型 b：過活動型 c：混合型	□0：なし	正常な精神活動
		□1：軽度	抑制は動作がやや遅いことからかろうじて気づく程度。興奮はかろうじて気づく程度か，単にじっとしていられないように見えるのみ。
		□2：中等度	抑制が明らかに存在し，動作回数の著しい減少や動作の著しい遅延を認める（患者が自発的に動いたり話したりすることはほとんどない）。興奮が明らかに存在し，患者は絶えず動いている。抑制・興奮いずれにおいても結果的には検査に要する時間が長くなる。
		□3：重度	抑制は重度。患者は刺激なしには動くことも話すこともしない。緊張病像の場合もある。 興奮は重度。患者は絶えず動き，刺激に対して過度に反応し，監視や抑制を必要とする。検査を完遂することは困難ないし不可能である。
⑩睡眠覚醒リズムの障害	適切な時間帯に入眠し，かつ覚醒していられるかどうかを，面接中の直接観察，ならびに過去数時間ないし前回評価以後の期間における睡眠覚醒リズム障害についての看護者，家族，患者の話，診療録記載によって評価する。ただし朝方に評価する時だけは前夜の観察を参考にする。	□0：なし	夜間よく眠り，日中も覚醒を維持できる。
		□1：軽度	適切な睡眠・覚醒状態からの軽度の逸脱。夜間の入眠困難と一時的な中途覚醒があり，薬物を内服すれば睡眠は良好となる。日中は時々眠気がある程度，もしくは面接中傾眠ではあるが容易に完全覚醒できる。
		□2：中等度	適切な睡眠・覚醒状態からの中等度の逸脱。夜間，中途覚醒を繰り返し，再入眠しにくい。日中に長い居眠り状態が多い，もしくは面接中傾眠状態で強い刺激を与えないと完全覚醒しない。
		□3：重度	適切な睡眠・覚醒状態からの重度の逸脱。夜間は眠らず，日中はほとんど眠って過ごす。もしくは面接中いかなる刺激を与えても完全覚醒しない。

出典／Breitbart, W., et al.：The Memorial Delirium Assessment Scale, Journal of Pain and Symptom Management 13：128-137, 1997. Matsuoka, Y., Miyake, Y., Arakaki, H., et al.：Clinical utility and validation of the Japanese version of Memorial Delirium Assessment Scale in a psychogeriatric inpatient setting, General Hospital Psychiatry, 23（1）：36-40, 2001. を基に作成.

どの5段階で回答するもので，身体的領域，心理的領域，社会関係領域，環境領域の4つの領域のQOLを評価する。

▶ SF-36　SF-36はアメリカで作成された健康関連の評価尺度で，現在170か国語以上に翻訳されて国際的に広く使用されている。SF-36は，①身体機能，②日常役割機能（身体），③からだの痛み，④全体的健康感，⑤活力，⑥社会生活機能，⑦日常役割機能（精神），⑧

表1-12 GDS15（高齢者のうつの評価指標）

No.	質問事項	回答	
1	毎日の生活に満足していますか	いいえ	はい
2	毎日の活動力や周囲に対する興味が低下したと思いますか	はい	いいえ
3	生活が空虚だと思いますか	はい	いいえ
4	毎日が退屈だと思うことが多いですか	はい	いいえ
5	大抵は機嫌よく過ごすことが多いですか	いいえ	はい
6	将来の漠然とした不安に駆られることが多いですか	はい	いいえ
7	多くの場合は自分が幸福だと思いますか	いいえ	はい
8	自分が無力だなあと思うことが多いですか	はい	いいえ
9	外出したり何か新しいことをするより家にいたいと思いますか	はい	いいえ
10	何よりもまず，もの忘れが気になりますか	はい	いいえ
11	いま生きていることが素晴らしいと思いますか	いいえ	はい
12	生きていても仕方がないと思う気持ちになることがありますか	はい	いいえ
13	自分が活気にあふれていると思いますか	いいえ	はい
14	希望がないと思うことがありますか	はい	いいえ
15	周りの人があなたより幸せそうに見えますか	はい	いいえ

1, 5, 7, 11, 13には「はい」に0点，「いいえ」に1点を，2, 3, 4, 6, 8, 9, 10, 12, 14, 15にはその逆を配点し合計する。
5点以上がうつ傾向，10点以上がうつ状態とされている。

出典／Yesavage, J.A.：Geriatric Depression Scale, Psychopharmacology Bulletin, 24（4）：709-711, 1988.Niino, N., Imaizumi, T., Kawakami, N.：A Japanese translation of the Geriatric Depression Scale, Clinical Gerontology, 10：85-87, 1991.

表1-13 vitality index（高齢者の意欲の評価指標）

設問（点数）	質問内容	回答	得点
1（2点）	起床（Wake up） ＊いつも定時に起床している ＊起こさないと起床しないことがある ＊自分から起床することがない	2 1 0	
2（2点）	意志疎通（Communication） ＊自分から挨拶する，話しかける ＊挨拶，呼びかけに対し返答や笑顔がみられる ＊反応がない	2 1 0	
3（2点）	食事（Feeding） ＊自分で進んで食べようとする ＊促されると食べようとする ＊食事に関心がない，全く食べようとしない	2 1 0	
4（2点）	排泄（On and Off Toilet） ＊いつも自ら便意尿意を伝える，あるいは自分で排便，排尿を行う ＊時々尿意，便意を伝える ＊排泄に全く関心がない	2 1 0	
5（2点）	リハビリ，活動（Rehabilitation, Activity） ＊自らリハビリに向かう，活動を求める ＊促されて向かう ＊拒否，無関心	2 1 0	
合計得点			/10

除外規定：意識障害，高度の臓器障害，急性疾患（肺炎など発熱）がある場合
出典／鳥羽研二監，長寿科学総合研究CGAガイドライン研究班著：高齢者総合的機能評価ガイドライン，厚生科学研究所，2003.

1
高齢者の
アセスメント

2
高齢者のくらし
を支える援助

3
高齢者特有の
症状と看護

4
高齢者特有の
疾患と看護

5
高齢者の
家族への看護

6
事例による
看護過程の
展開

心の健康，の 8 つの上位項目と 36 の下位項目で構成される包括的な QOL の評価尺度である。

3 | 社会的機能

　高齢者の社会的機能には，生活環境，経済状態，趣味や生きがい，社会的役割，家族機能には家族構成，介護者，家族内の役割，介護ニーズ，介護者の負担感などが含まれる。

▶ **Zarit 介護負担尺度日本語版**　介護負担感の尺度に，荒井らが日本語版として作成した Zarit 介護負担尺度日本語版（J-ZBI，表 1-14）がある。この尺度は，介護負担を「親族を介護した結果，介護者が情緒的，身体的健康，社会生活および経済状態に関して被った被害の程度」と定義し，身体的，心理的な負担，経済的困難などを総括して測る尺度として作成されたものである。介護力とともに，介護者の負担感を評価して，退院調整や在宅ケアの継続性の検討，介護者のレスパイト（休息）の必要性の検討などに用いることができる。高齢者への虐待は，介護者，ケア提供者のいずれにも加害者となるリスクがある。高齢者虐待発見チェックリスト（表 1-15）などを参考に，そのサインを見落とさないようにする必要がある。

＊＊＊

　以上のような CGA による包括的な多職種アセスメントを行い，チームによるケアの具体的な計画に生かしていく。

Ⅲ 高齢者のフィジカルアセスメント

　看護職が行う高齢者のフィジカルアセスメントは，高齢者総合機能評価（CGA）のなかでも主に身体面の状況をアセスメントするものであり，高齢者との関係性をつくる最初の段階で実施される。そのため，プライバシーに配慮したうえで，高齢者や家族と適切にコミュニケーションを図り，高齢者が不安なく治療などに取り組めるよう進めていく。

A 生活面のアセスメント

1. 面接の方法

　面接は，部屋の窓は閉め，静かでプライバシーが守られる場所で行う。看護師と高齢者とは正面を向いて向かい合って座り，看護師は高齢者にとって聞きとりやすいよう声のトーンをやや低く，はっきりとゆっくりとした声で進める。補聴器を使用している高齢者では，補聴器の使用状況を確認し，聞こえていることを確認する。補聴器を使用していない場合は，聴覚支援のために補助具や筆談を活用するなど，高齢者への情報伝達を確実に

表1-14 Zarit介護負担尺度日本語版（J-ZBI）

各質問について，あなたの気持ちに最も当てはまると思う番号を○で囲んで下さい。

	思わない	たまに思う	時々思う	よく思う	いつも思う
1. 患者さんは，必要以上に世話を求めてくると思いますか	0	1	2	3	4
2. 介護のために自分の時間が十分にとれないと思いますか	0	1	2	3	4
3. 介護のほかに，家族や仕事などもこなしていかなければならず「ストレスだな」と思うことがありますか	0	1	2	3	4
4. 患者さんの行動に対し，困ってしまうと思うことがありますか	0	1	2	3	4
5. 患者さんのそばにいると腹が立つことがありますか	0	1	2	3	4
6. 介護があるので家族や友人と付き合いづらくなっていると思いますか	0	1	2	3	4
7. 患者さんが将来どうなるのか不安になることがありますか	0	1	2	3	4
8. 患者さんはあなたに頼っていると思いますか	0	1	2	3	4
9. 患者さんのそばにいると，気が休まらないと思いますか	0	1	2	3	4
10. 介護のために，体調を崩したと思ったことがありますか	0	1	2	3	4
11. 介護があるので自分のプライバシーを保つことができないと思いますか	0	1	2	3	4
12. 介護があるので自分の社会参加の機会が減ったと思うことがありますか	0	1	2	3	4
13. 患者さんが家にいるので，友達を自宅によびたくてもよべないと思ったことがありますか	0	1	2	3	4
14. 患者さんは「あなただけが頼り」というふうにみえますか	0	1	2	3	4
15. いまの暮らしを考えれば，介護にかける金銭的な余裕がないと思うことがありますか	0	1	2	3	4
16. 介護にこれ以上の時間は割けないと思うことがありますか	0	1	2	3	4
17. 介護が始まって以来，自分の思いどおりの生活ができなくなったと思うことがありますか	0	1	2	3	4
18. 介護をだれかに任せてしまいたいと思うことがありますか	0	1	2	3	4
19. 患者さんに対して，どうしていいかわからないと思うことがありますか	0	1	2	3	4
20. 自分は今以上にもっと頑張って介護するべきだと思うことがありますか	0	1	2	3	4
21. 本当は自分はもっとうまく介護できるのになあと思うことがありますか	0	1	2	3	4

	全く負担ではない	多少負担に思う	世間なみの負担だと思う	かなり負担だと思う	非常に大きな負担である
22. 全体を通してみると，介護をするということはどれくらい自分の負担になっていると思いますか	0	1	2	3	4

出典／荒井由美子：介護負担度の評価，総合リハビリテーション，30（11）：1005-1009，2002，p.1006.
Arai, Y., et al.：Reliability and validity of the Japanese version of the Zarit Caregiver Burden Interview. Psychiatry Clin Neurosciences51：281-287，1997.

1 高齢者の アセスメント

2 高齢者のくらし を支える援助

3 高齢者特有の 症状と看護

4 高齢者特有の 疾患と看護

5 高齢者の 家族への看護

6 事例による 看護過程の展開

表1-15 高齢者虐待発見チェックリスト（抜粋）

> 虐待が疑われる場合の「サイン」として，以下のものがあります。複数のものにあてはまると，疑いの度合いはより濃くなってきます。これらはあくまで例示ですので，このほかにも様々な「サイン」があることを認識しておいてください。

〈身体的虐待のサイン〉

チェック欄	サイン例
	身体に小さなキズが頻繁にみられる。
	太腿の内側や上腕部の内側，背中などにキズやみみずばれがみられる。
	回復状態が様々な段階のキズ，あざなどがある。
	頭，顔，頭皮などにキズがある。
	殿部や手のひら，背中などに火傷や火傷跡がある。
	急におびえたり，恐ろしがったりする。
	「怖いから家にいたくない」などの訴えがある。
	キズやあざの説明のつじつまが合わない。
	主治医や保健，福祉の担当者に話すことや援助を受けることに躊躇する。
	主治医や保健，福祉の担当者に話す内容が変化し，つじつまが合わない。

〈心理的虐待のサイン〉

チェック欄	サイン例
	かきむしり，かみ付き，ゆすりなどがみられる。
	不規則な睡眠（悪夢，眠ることへの恐怖，過度の睡眠など）を訴える。
	身体を萎縮させる。
	おびえる，わめく，泣く，叫ぶなどの症状がみられる。
	食欲の変化が激しく，摂食障害（過食，拒食）がみられる。
	自傷行為がみられる。
	無力感，あきらめ，投げやりな様子になる。
	体重が不自然に増えたり，減ったりする。

出典／東京都：高齢者虐待防止に向けた体制構築のために：東京都高齢者虐待対応マニュアル，2006.より一部抜粋.

行ってコミュニケーションが円滑に行えるよう，工夫する。

　認知症あるいは認知機能が低下している高齢者では，特にわかりやすく質問を行う。高齢者が質問への答えをはぐらかしたり，答えられない場合もあるため，家族からの情報が重要となる。家族や介護者がいる場合は，なるべく同席してもらい，高齢者が安心して答えられるように支援してもらうとともに，家族や介護者からの情報も収集する。

2. 面接の内容

1 病歴と経過，合併症

　これまでの健康にかかわる情報として，現在の主傷病にかかわる発症からの経過，治療歴，処方薬，服薬経過，合併症，過去の既往歴，手術歴などを収集する。

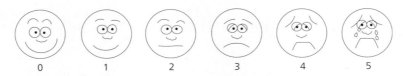

出典／ Wong, D, L., Hockenberry-Eaton, M., Wilson, D., et al.：Wong's essentials of pediatric nursing, 6th edition, Mosby, 2001, p.1301.

図1-6 Wong-Baker フェイスペインスケール

2 │ 自覚症状

　高齢者の症状は複数であることが多く，また，症状は主観的な体験であるため，客観化できるように把握する。現在の自覚的な症状，症状がある部位，症状が出現するパターンや状況，痛みやその程度を収集する。痛みがある場合は，人の顔の表情で痛みを推測するWong-Baker フェイスペインスケール（図1-6）などを用いて，その程度を把握する。

　全身の倦怠感をもつ高齢者も多いため，睡眠と休息の時間，エネルギー摂取量なども収集する。

3 │ 生活歴，日常生活の状況，生活リズム

　これまでの生活背景，住んでいた場所，長年の生活習慣，現在の起床から睡眠までの1日の活動と休息のパターン，趣味や日課としている活動，食事時間，休息時間，就寝時間などを収集し，高齢者自身の生活リズムを把握する。

4 │ 家族・介護者の状況

　家族構成，同居者・別居者の有無，主介護者・副介護者，各家族員の居住場所，家族間の関係性，介護への意欲や協力の程度などを収集し，退院後に介護が必要である場合，家族の協力が得られるのか把握する。

B 全身のアセスメント

1. 高齢者のフィジカルアセスメントの基本と留意点

　フィジカルアセスメントに際しては，問診，視診，聴診，触診，打診と各種測定結果を組み合わせて，系統的，また包括的に行う。
- **問診**：面接して現在と過去の身体面，心理面，社会面の情報を集めるために，系統的に質問を行い，病状や症状，既往歴や家族歴などの情報を収集する。
- **視診**：顔色や創の状態，関節の可動性などを視覚とともに嗅覚なども用いて観察する。

表 1-16　高齢者のフィジカルアセスメントの留意点

- 身体面，心理面，社会面から，包括的にアセスメントを行う。
- 触診などで身体に触れる場合，高齢者が理解できるように説明し，同意を得てから行う。
- 身体面のアセスメントの際，身体の露出は極力少なくして保温に留意するが，観察する部位はしっかりと露出する。
- 看護師の手，聴診器などが冷たい場合は，不快に感じない程度まで温めてから行う。
- 認知機能の低下などにより医療者の指示が理解できない場合には，目を見ながら近くで話し，ゆっくりとわかりやすく説明するなどの工夫が必要である。
- できない点のみでなく，できる点にも目を向けてアセスメントする。
- 症状や苦痛が身体面，心理面，社会面，日常生活面にどのように影響しているのかを検討する。
- 家族の話や訴えも情報収集するが，本人の話や訴えとは分けてとらえる。
- 検査値は成人の基準値があてはまらないことがあるため，判断は総合的に行う。

- **聴診**：胸部や腹部の音を，体外から聴診器などを用いて聞いて判断する。
- **触診**：手で皮膚などを触れて，皮膚の温度，張り，硬さ，振動などを観察する。
- **打診**：身体の表面を軽く叩いて，その音によって身体内部の状態を把握する。

　高齢者のフィジカルアセスメントにおいては，表 1-16 に示す事項などに留意する必要がある。

　触診を行う際には，手や聴診器などが冷たいと高齢者は驚いたり不快に感じるため，手や使用する器具は不快にならない程度に温めてから行う。また，認知機能が低下した高齢者では，呼吸を医療者の指示に合わせて行うことが難しい場合や，観察部位を露出することを嫌がる場合もあるため，わかりやすい言葉を用いて高齢者が理解し，安心できるように説明する。

　身体機能の面では，できない点ばかりでなく，できる点にも目を向けてアセスメントする。また，病状や身体症状などの影響は，心理面，社会面，日常生活面の観点から広く検討する。その際，看護師が客観的に収集した情報と，高齢者が話したり訴えたりした主観的情報，また家族からの話や訴えは区別して収集する。

　高齢者のバイタルサインズや血液検査の結果などの判断には，成人の基準値をあてはめられない場合があるため，正常と異常の判断には基準値との比較のみでなく，個別の経過をみて行うことも必要である。

2. 全身の外観のアセスメント

　立位，座位，歩行時などの姿勢を観察し，バランスや転倒リスクを検討する。

　面接時の顔色，苦しそうな表情がみられないか，痛みや苦痛などで眉間にしわがよっていないか，表情や会話に活気があるか観察する。

　面接時の服装が季節や気温と合っているか（認知機能低下の推測），過度に汚れていないか（虐待の推測），履物の種類やサイズが合っているか（転倒リスクの検討），一人で来所したのか，同行者があるのかなどを観察する。

1 高齢者のアセスメント

2 高齢者のくらしを支える援助

3 高齢者特有の症状と看護

4 高齢者特有の疾患と看護

5 高齢者の家族への看護

6 事例による看護過程の展開

3. 循環器系のアセスメント

1 | 加齢による循環器系の解剖的変化と機能の低下

　高齢者では一般的に，心拍出量の低下，動脈硬化に伴う高血圧や起立性低血圧，心弁膜の繊維化・石灰化・硬化による収縮期雑音を生じることがある。

2 | 循環器系のアセスメント

　循環器系のアセスメントでは，脈拍数，血圧，体温などの測定と心音の聴取をとおして評価する。

▶ 脈　脈のリズム，数，緊張，期外収縮（結代）を触知する。全身の動脈（図1-7）を触知して，末梢までの血液循環を確認する。

▶ 血圧　高齢者では血圧は日内変動があり，左右差がみられることもある。また，起立性低血圧を起こしやすい。測定にあたって，麻痺がある人の場合，数値に影響が生じるため，麻痺側では計測は行わない。

▶ 心音　心音の聴診では，心雑音，心拍の規則性を聴診する。大動脈弁，肺動脈弁，三尖弁，僧帽弁の閉鎖不全による心雑音，不整脈の有無を確認する。聴診は，圧迫感を与えないように高齢者の正面からではなく，側方から行う。

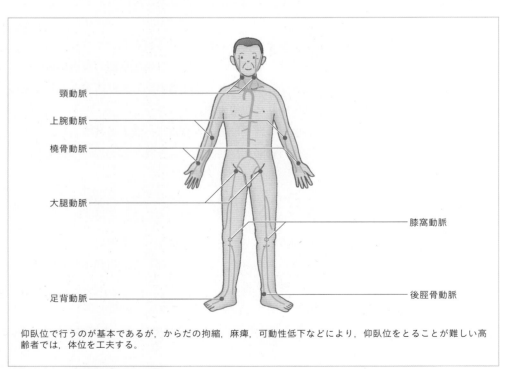

仰臥位で行うのが基本であるが，からだの拘縮，麻痺，可動性低下などにより，仰臥位をとることが難しい高齢者では，体位を工夫する。

図1-7　全身の動脈触知部位

4. 呼吸器系のアセスメント

1 加齢による呼吸器系の解剖的変化と機能の低下

　高齢者では，肋骨や肋間筋の弾力性低下により胸郭（きょうかく）の可動性が低下する。また，円背姿（えんばい）勢により，吸気の低下が生じることもある。

2 呼吸器系のアセスメント

　呼吸器系のアセスメントでは，呼吸数，呼吸の深さ，呼吸リズム，努力呼吸の有無，経皮的酸素飽和度（SpO_2），爪床（そうしょう）や口唇（こうしん）チアノーゼの有無などから呼吸状態と酸素化の状態をアセスメントする。

▶ 聴診　前胸部右側から左側，上から下へ，その後，背面を順序良く呼吸音を聴診する（図1-8）。気管支音，気管支肺胞音，肺胞音，副雑音を聴取する。聴診により換気状態，気管・気管支の閉塞（へいそく），分泌物貯留，無気肺，胸水の有無を把握する。呼吸音の大きさ，副雑音の有無，種類を左右比較しながら1吸気呼気サイクルを膜型の聴診器で聴診する。

▶ 視診　胸郭運動と左右差，呼吸補助筋の使用の有無，呼吸様式（胸式呼吸か腹式呼吸か），呼吸や深呼吸に伴う胸郭運動と左右差の有無，胸郭の形態では樽状胸，陥没の状態などを観察する。頸部（けいぶ）の観察では，頸静脈怒張，鎖骨上窩（さこつじょうか）の陥没状況を確認する。

▶ 触診・打診　胸郭の触診・打診では，胸水貯留，横隔膜位置の推定を行う。触診では，呼吸補助筋の緊張，胸郭の協調性，胸郭の柔軟性を確認し，そのほかにも後頭下筋群，僧帽筋，胸鎖乳突筋，斜角筋，肋間筋，大胸筋，三角筋などを観察する。腹部の触診・打診（どちょう）では，横隔膜，腹斜筋，腹直筋を観察し，背部の触診・打診では，菱形筋，広背筋，脊柱起立筋などを触診し，それぞれ，触診部位の振動の有無によって，呼吸補助筋群の動きと使用の有無をアセスメントする。

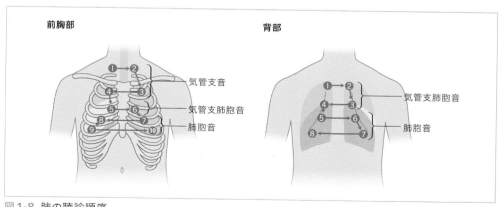

図1-8　肺の聴診順序

1 高齢者のアセスメント
2 高齢者のくらしを支える援助
3 高齢者特有の症状と看護
4 高齢者特有の疾患と看護
5 高齢者の家族への看護
6 事例による看護過程の展開

5. 消化器系のアセスメント

1 | 加齢による消化器系の解剖的変化と機能の低下

高齢者では一般的に，腹壁が弛緩し薄くなるが，腹部への脂肪沈着が増加すると触診しづらくなる。

2 | 消化器系のアセスメント

高齢者では，腸蠕動の低下による便秘，胃液分泌の低下による胸やけ，逆流性食道炎，嚥下機能の低下による誤嚥などが起こりやすい。消化器系のアセスメントでは，腹部の観察のほか，食欲，排便回数，便の硬さ，排ガスの状態の観察により，こうした症状などがないかをアセスメントする。

▶ 腹部 腹部の観察は，視診，聴診，打診，触診の順に進めることが一般的である。観察に際しては，ベッド上で臥位をとり両膝を立てた姿勢で行い，聴診などは右上腹部，左上腹部，右下腹部，左下腹部の順で行う。

視診では，腹部の形，表面の状態を観察する。

聴診では，腸蠕動音，腹大動脈・左右腎動脈の血管音を聴取する。腸蠕動音では，亢進，減弱，消失および振水音を聴取する。

打診では，腹部膨満があり，便の停滞している部位では濁音，ガスが貯留している部位では鼓音が聴取される。

触診では，腹部の硬さ，圧痛（触れると痛む）部位，腫瘤触知の有無を把握する。

6. 運動器系のアセスメント

1 | 加齢による運動器系の解剖的変化と機能の低下

高齢者では，脊柱後彎，胸の前後径の増加による姿勢の変化，筋量と筋力の減少，関節炎，関節の疼痛や可動性の制限により，運動機能の低下がみられる。

2 | 運動器のアセスメント

四肢の筋力の観察方法として，左右の握力測定，徒手筋力テストなどを行う。

関節可動域は，四肢の屈曲，伸展，内転，外転，内旋，外旋，回内，回外の状態を観察する（図1-9）。

姿勢では，立位がとれる高齢者では，開眼での立位の姿勢，左右バランス，ふらつきを観察する。歩行可能な高齢者では，歩幅，歩行速度，すり足，腕ふり，前傾姿勢，方向転換について観察する（図1-3 参照）。

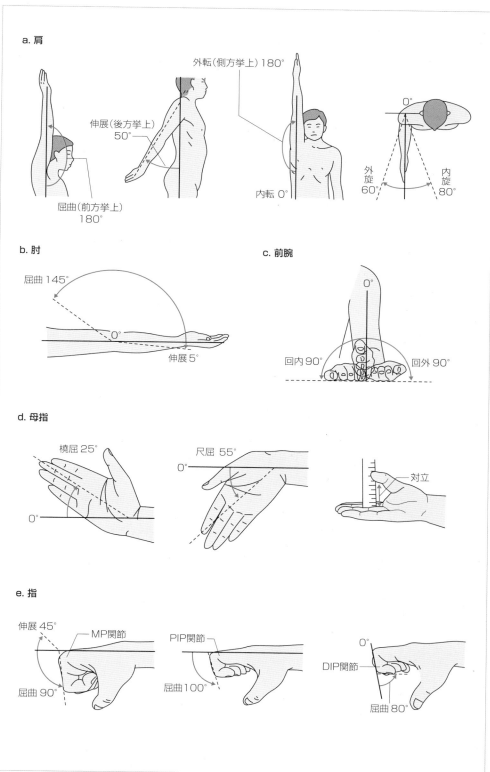

1 高齢者のアセスメント

2 高齢者のくらしを支える援助

3 高齢者特有の症状と看護

4 高齢者特有の疾患と看護

5 高齢者の家族への看護

6 事例による看護過程の展開

a. 肩

外転(側方挙上)180°

伸展(後方挙上) 50°

屈曲(前方挙上) 180°

内転 0°

0°

外旋 60° 内旋 80°

b. 肘

屈曲 145°

0°

伸展 5°

c. 前腕

0°

回内 90° 回外 90°

d. 母指

橈屈 25°

0°

尺屈 55°

0°

対立

e. 指

伸展 45° MP関節

屈曲 90°

PIP関節

屈曲 100°

0°

DIP関節

屈曲 80°

図 1-9 関節可動域

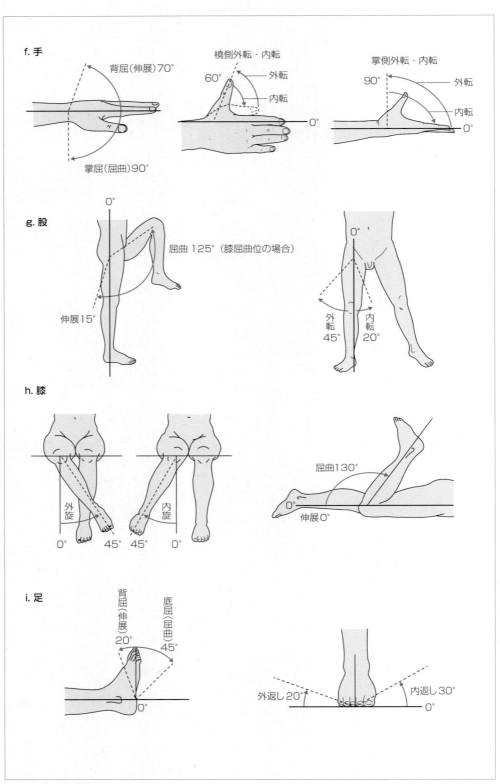

図1-9（つづき）

7. 皮膚のアセスメント

1 加齢による皮膚の解剖的変化と機能の低下

　皮膚は表皮，真皮，皮下組織の3層からなるが，加齢に伴い，皮脂・セラミド，NMF（natural moisturizing factor，自然保湿因子）の低下，角質層の菲薄化，ホルモン分泌低下の影響により皮脂分泌機能の衰退が生じ，角質の水分保持機能の減退とも相まって，皮膚のバリア機能が障害されたドライスキンの状態になりやすい。また，摩擦，圧迫，栄養不良，仙骨の突出，介護力不足などの原因により，褥瘡を生じやすい。

2 皮膚のアセスメント

▶ 皮膚　皮膚の観察では，皮膚の厚さ，脆弱性，発赤，腫脹，出血，創の有無，老人性紫斑（毛細血管からの血液の漏出），末梢血管拡張，あざ，皮膚の乾燥，たるみ，しわ，疣贅（イボ），日光の過敏性などについて観察する。また，四肢，踵部，殿部，腹部の皮膚について，皮疹，湿疹，亀裂，落屑，臭気，湿潤，浸軟状態がないか観察する。

　ドライスキンにより皮膚のバリア機能が破綻した状態は，水分保持機能が衰退し，皮膚の瘙痒感を生じやすい。瘙痒感は就寝時に特に生じやすいため，睡眠の妨げにもつながる。皮膚の乾燥の程度，かさつきからは，栄養状態や脱水の有無を判断する。皮膚の瘙痒感，搔破痕，点状痂皮，出血，尿失禁・便失禁の有無，使用しているおむつの種類や通気性，おむつ交換の頻度を把握する。

　過去の皮膚疾患の既往，寝たきりや，車椅子での座位時間が長い高齢者では，殿部・背部の皮膚発赤，湿潤，褥瘡の深さを観察する。

　皮膚の触診では，皮膚の知覚，温度感覚，痛覚を観察する。これらは加齢に伴い，感覚が鈍くなる。

▶ 爪　爪は加齢に伴い成長速度が遅くなり，黄変し，光沢を失う。爪が薄くなり，亀裂を生じやすくなる。足の爪は肥厚する。

▶ 体毛　毛髪では，色素の脱灰から，白髪化が進む。腋毛，恥毛は細くなり，数も減少する。眉毛，鼻毛，耳毛は粗くなる。女性では，顔面の毛が増加することがある。

▶ 虐待のサイン　皮膚の観察をとおして，虐待のサイン（表1-15参照）を見落とすことがないように留意する。からだに複数のあざや傷がある，それらの説明のつじつまが合わない，火傷がある，からだや皮膚から異臭がする，爪や髪が伸びている，褥瘡がある場合など，身体的虐待やネグレクト（世話の放棄）のサインとみることができる。

8. 排泄・失禁のアセスメント

1 加齢による排泄機能の低下

　高齢者の排泄機能の低下は，人としての尊厳にかかわる。高齢者の膀胱容量は低下し，また，排尿筋の収縮力の低下により，残尿量の増加や頻尿などの傾向が生じる。また，尿道括約筋の収縮力低下によって尿漏れが生じやすくなる。

　一方，腸管粘膜の萎縮，吸収機能の低下などによって腸の蠕動運動が低下するため，便秘傾向となる。また，外肛門括約筋の弛緩が便失禁の原因となる。

2 排泄・失禁のアセスメント

▶ 排尿　尿意の有無，日中と夜間の排尿回数，便意，排便回数，便の状態，失禁の有無，失禁の理由，尿失禁がある場合，どのようなときに尿が漏れるか，尿の漏れで困ったことがあるかを確認する。男性では，前立腺肥大の有無，排尿に時間がかかるか，尿の勢いや出方，排尿時痛，残尿感などを確認する。

　薬物の使用については，利尿薬を使用していれば排尿回数が増加し，抗コリン薬，膀胱平滑筋弛緩薬などの使用では排尿回数を減少させるため，薬物の服用について確認する。

　残尿がある場合，導尿，膀胱の超音波エコーなどを用いて残尿測定を行う。トイレの場所や排泄動作の理解が困難であることによる失禁がある場合，認知機能の評価を併せて行う。

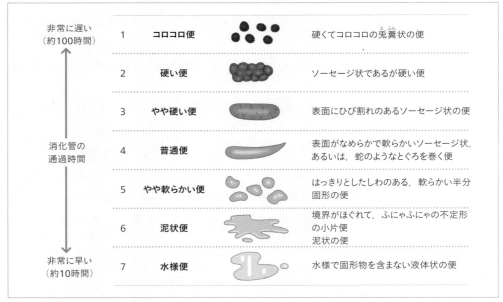

非常に遅い（約100時間）	1	コロコロ便		硬くてコロコロの兎糞状の便
	2	硬い便		ソーセージ状であるが硬い便
	3	やや硬い便		表面にひび割れのあるソーセージ状の便
消化管の通過時間	4	普通便		表面がなめらかで軟らかいソーセージ状，あるいは，蛇のようなとぐろを巻く便
	5	やや軟らかい便		はっきりとしたしわのある，軟らかい半分固形の便
	6	泥状便		境界がほぐれて，ふにゃふにゃの不定形の小片便 泥状の便
非常に早い（約10時間）	7	水様便		水様で固形物を含まない液体状の便

図 1-10　ブリストルスケール

▶排便　高齢者の排便については，排便習慣，便秘，下痢など排便障害の有無を観察する。ブリストルスケール（図1-10）は，イギリスのブリストル大学で1997年に開発された「便」の基準を示したスケールで，便の状態を7種類に分類し判断する。

9. 栄養状態のアセスメント

1　加齢による栄養状態の低下

　咀嚼や嚥下機能，味を感じる力の低下，唾液や消化液の分泌量低下，腸蠕動の低下などにより，高齢者は食欲低下や低栄養を生じやすい。低栄養をきたすと体重減少や筋量低下などにつながり，感染症に罹患したり，日常生活に影響を及ぼしたりする。

2　栄養状態のアセスメント

　食欲，咀嚼力，唾液分泌量，味覚，嗜好，食事摂取回数，食事時間の規則性，食事摂取量，摂取している食品のバランス，調理担当者，食事を共にする人の有無，1年間の体重増減量を問診する（図1-5参照）。

　身長と体重からのアセスメントでは，測定結果の経時的な変化やBMI*の値に着目する。BMI 18.5未満，または半年の間に体重が2〜3kg減少した場合は，低栄養のリスクがある。このほか，体脂肪の指標として上腕三頭筋部の皮下脂肪厚を，筋量の指標として上腕周囲長の測定を行う。皮下脂肪厚測定は，上腕後部の上腕三頭筋，肩甲骨下部，臍横部で行う。上腕後部の場合，上腕の中点より2cm上の腕の背側の皮膚をつまみ，皮下脂肪厚計（キャリパー）でその厚さを測定する（図1-11）。上腕周囲長も図1-11のように測定する。

　血液生化学データでは，血中総たんぱく，アルブミン，トランスフェリン，コリンエステラーゼ，総コレステロールは栄養状態の指標になるため，これらを確認する。長期の栄

中点の測定
肩峰と尺骨肘頭との中点をメジャーで測定する。

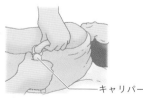
皮下脂肪厚の測定
中点より2cm上を皮下脂肪厚計（キャリパー）を用いて測定する。

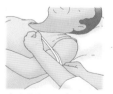
上腕周囲長の測定
中点より2cm上の周囲長を測定する。

図1-11　上腕三頭筋部　皮下脂肪厚と上腕周囲長の測定

＊BMI：「体重（kg）／身長（m）の2乗」で求められる体格を表す指数。

表1-17 高齢期における食事摂取基準：参照体位（身長，体重）・推定エネルギー必要量（kcal/日）

		参照身長（cm）	参照体重（kg）	身体活動レベル		
				Ⅰ（低い） 生活の大部分が座位で，静的な活動が中心の場合	Ⅱ（ふつう） 座位中心の仕事だが，職場内での移動や立位での作業・接客等，通勤・買物での歩行，家事・軽いスポーツ，のいずれかを含む場合	Ⅲ（高い） 移動や立位の多い仕事への従事者。あるいは，スポーツ等余暇における活発な運動習慣をもっている場合
男性	65〜74歳	165.2	65.0	2,050	2,400	2,750
	75歳〜	160.8	59.6	1,800	2,100	−
女性	65〜74歳	152.0	52.1	1,550	1,850	2,100
	75歳〜	148.0	48.8	1,400	1,650	−

資料／厚生労働省：「日本人の食事摂取基準（2020年版）」策定検討会報告書，2019，p.11，76，84．

表1-18 高齢期における食事摂取基準；マクロ栄養素

栄養素	単位	指標	男性			女性		
			50〜64歳	65〜74歳	75歳〜	50〜64歳	65〜74歳	75歳〜
たんぱく質	g/日	推奨量	65	60		50		
脂質	%エネルギー	目標量	20〜30			20〜30		
飽和脂肪酸	%エネルギー	目標量	7以下			7以下		
n-6系脂肪酸	g/日	目安量	10	9	8	8		7
n-3系脂肪酸	g/日	目安量	2.2		2.1	1.9	2.0	1.8
炭水化物	%エネルギー	目標量	50〜65			50〜65		
食物繊維	g/日	目標量	21以上	20以上		18以上	17以上	

推奨量：母集団に属するほとんどの人（97〜98%）が充足すると考えられる量
目安量：特定の集団において不足状態を示す人がほとんど観察されない量（推奨量が算定できない場合に一定の栄養状態を維持するのに十分な量）
目標量：生活習慣病の一次予防のために現在の日本人が当面の目標とすべき摂取量
資料／厚生労働省：「日本人の食事摂取基準（2020年版）」策定検討会報告書，2019，p.126，149，150，151，164，165．

養状態の指標には，血中半減期の長い血清アルブミン値を，短期的な栄養状態の評価にはRTP（rapid turnover protein）を用いる。

　老年期に必要なエネルギー摂取量は身体活動量によって異なるが，表1-17の値が推奨されている。必要エネルギーが充足されないと，筋などの体たんぱく質量や蓄積脂肪が低下していく。これは身体機能や生活の質の低下にもつながるため，老年期の栄養状態のアセスメントを行い，表1-18の食事摂取基準を満たすような食事を勧めることは重要である。

▌ 10. 感覚器のアセスメント

1 ｜ 視覚の機能の低下とアセスメント

　個人差はあるものの，加齢とともに視力や視覚は低下する。瞳孔反応低下による暗順応の低下や水晶体の弾力低下，水晶体透過率の低下，瞳孔縮小による網膜への光量の減少，

1 高齢者のアセスメント

2 高齢者のくらしを支える援助

3 高齢者特有の症状と看護

4 高齢者特有の疾患と看護

5 高齢者の家族への看護

事例による看護過程の展開

視細胞の減少，視神経などの中枢神経に至る神経回路の機能の衰退などが起因している。視力は，視力検査により正しく把握する。視力低下時は，白内障の進行や緑内障による視野障害なども併せて確認する。老視の程度，視野，色覚についても把握する。日常生活上，視力や視野，色覚で問題になることはないか，本人と家族に聴取する。

2 | 聴覚の機能の低下とアセスメント

　加齢に伴い高音域の聴力から低下し，徐々に低音域も低下する（図1-12）。高齢者本人は聴力低下に気づいていないことも多いため，聞き返しや聞き間違いが増えたり，見当違いの返答をしていないか，それによりコミュニケーション上の支障が生じていないか，家族にも質問する。

　聴力の支障に関連のある耳介，外耳道，鼓膜の状態，外耳道の発赤，耳漏，耳出血，耳垢（じこう）などについても観察する。補聴器を使用している場合は，使用時間や状況，取り扱い方，管理方法について確認する。

　平衡（へいこう）感覚は，内耳の前庭器官である三半規管（つかさど）が司っている。三半規管の機能低下により，めまいが起こりやすくなる。めまいは，内耳や前庭神経の障害により生じる末梢性めまい，脳幹や小脳，大脳の障害によって浮動性，動揺性のめまいが生じる中枢性めまいに分けられ

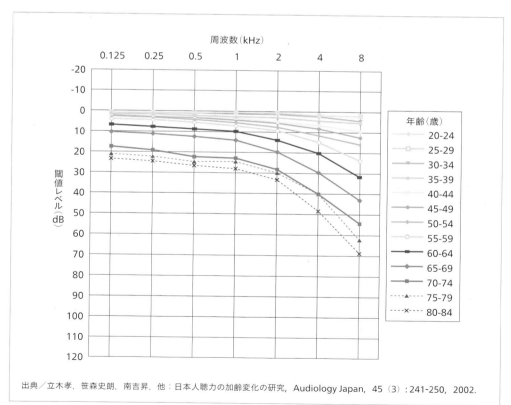

出典／立木孝，笹森史朗，南吉昇，他：日本人聴力の加齢変化の研究，Audiology Japan, 45（3）：241-250, 2002.

図1-12 日本人の聴力の加齢性変化

る。平衡感覚の低下により身体バランスの保持力が低下するため，転倒しやすくなる。

3 | 味覚の低下とアセスメント

　味覚は，老年期には個人差はあるが全般的に低下する。また，栄養摂取の偏りによって亜鉛の摂取量が不足すると，味蕾の新陳代謝が低下し，味覚が障害される。また，一部の薬剤，ストレスでも味覚が低下することがある。

　味覚に関するアセスメントでは，口腔内を観察し，保清状態，歯と歯肉の状態，舌，舌苔，口腔内の潰瘍，口内炎，義歯，義歯があたる部分がないかなどを評価する。

4 | 嗅覚の低下とアセスメント

　嗅覚は，物の腐敗やガス漏れに気づくなど，生活上の不具合に気づくために必要である。また，嗅覚は味覚とも関連する。食物の香りがわからなくなると味覚にも影響し，食欲低下による栄養摂取不足にもつながる。高齢者では，加齢に伴う嗅細胞の減少により，においの識別が難しくなるといわれている。

　嗅覚のアセスメントでは，鼻づまり，鼻汁，鼻出血の有無などの観察を行う。また，日常生活において，食品のにおいや腐敗臭をかぎ分けられているかを確認する。

■ 11. 睡眠のアセスメント

1 | 加齢による睡眠の変化

　高齢者の睡眠は浅く，中途覚醒や早朝覚醒が増加し，熟眠感がないなどの自覚につなが

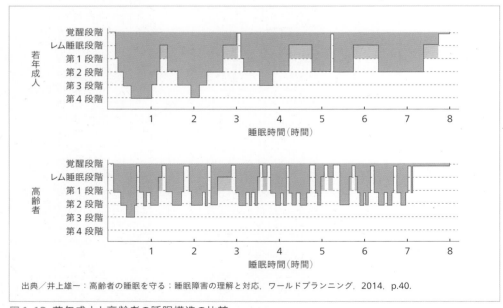

出典／井上雄一：高齢者の睡眠を守る；睡眠障害の理解と対応，ワールドプランニング，2014，p.40.

図1-13　若年成人と高齢者の睡眠構造の比較

1 高齢者の アセスメント

2 高齢者のくらし を支える援助

3 高齢者特有の 症状と看護

4 高齢者特有の 疾患と看護

5 高齢者の 家族への看護

6 事例による 看護過程の展開

表1-19 睡眠障害

種類		概要
不眠症	入眠障害	入眠するまでの時間が長く，なかなか寝付けない
	中途覚醒	入眠後に覚醒し，再入眠できなくなる
	熟眠困難	十分に睡眠時間をとっているにも関わらず，目覚めた時に十分な睡眠をとれていないように感じる
	早朝覚醒	自らが望む起床時間よりも早く覚醒し，その後再入眠できない
ナルコレプシー		場所や時間・状況を選ばずに強い眠気の発作が生じる

る。ノンレム睡眠が減って，浅いレム睡眠が増える（図1-13）ため，尿意などで覚醒しやすくなる。このほかにも，高齢者では，様々な心理的ストレスや活動性の低下，生活の単調さなど睡眠が浅くなる要因がある。また，特に認知症高齢者では，睡眠・覚醒・体内時計の調節にかかわる神経伝達物質の量が変化し，睡眠障害となる危険性が高いといわれている。

　眠りが浅く，中途覚醒が増えることで，睡眠の質が低下し，日中に眠気が生じるなど，昼夜逆転が起こることがある。

2 ｜ 睡眠のアセスメント

　睡眠時間，覚醒時間，中途覚醒回数，熟眠感，睡眠の満足度，日中の眠気などを把握する。主な睡眠障害には，表1-19 のようなものがある。

文献
1) 鳥羽研二監，長寿科学総合研究 CGA ガイドライン研究班：高齢者総合的機能評価ガイドライン，厚生科学研究所，2003.
2) Ellis, G., et al.：Comprehensive geriatric assessment for older adults admitted to hospital, The Cochrane database of systematic reviews, 7（7）：1-84, 2011.
3) 前掲書1).
4) Keith, R. A., et al.：The functional independence measure；a new tool for rehabilitation, Advances in Clinical Rehabilitation, 1：6-18, 1987.
5) Podsiadlo, D., Richardson, S.：The time "Up & Go"；a test of basic functional mobility for frail elderly persons, Journal of the American Geriatrics Society, 39（2）：142-148, 1991.
6) 日本運動器科学会：Timed Up & Go Test（TUG）について，http://www.jsmr.org/TUG.html（最終アクセス日：2016/6/30).
7) Duncan, P. W., et al.：Functional reach；predictive validity in a sample elderly male veterans, Journal of Gerontology, 47（3）：93-98, 1992.
8) Morris, J. C.: The Clinical Dementia Rating（CDR）；current version and scoring rules, Neurology, 43（11）：2412-2414, 1993.
9) 日本神経学会監：認知症疾患治療ガイドライン 2010，医学書院，2010.
10) 前掲書1).

第 ② 章

高齢者のくらしを
支える援助

I 高齢者へのコミュニケーションの援助

1. コミュニケーションの援助を行う意義

コミュニケーションとは，言語，文字，表情，身振りなどの，視覚や聴覚でとらえることのできる媒体を用いて情報，思考，または感情を伝達し，共有するプロセスのことをいう。

看護師は，患者である高齢者から情報を収集し，その分析と統合を行って看護計画を立案・実践し，高齢者の表情や態度，言動などから実践した看護の評価を行うが，これらすべての過程において，高齢者と看護師の間でコミュニケーションが交わされる必要がある。また，看護を提供する際には，看護師による高齢者への十分な説明と，高齢者からの同意の獲得が求められるが，この過程においてもコミュニケーションは欠かせない。つまり，高齢者の尊厳を守るという観点からしても，看護師と高齢者の間における円滑なコミュニケーションが重要になる。

2. コミュニケーションの援助を行う目的

通常，コミュニケーションは，情報などの伝達により，人と人が意思疎通を図るために営むものである。しかし，病院や高齢者ケア施設で活動する看護師は，療養生活を送るなかで，必要となる情報を伝えて高齢者の理解を得るだけでなく，高齢者の行動や思考のパターンに変化を起こしてセルフケア能力を高めることを目指し，コミュニケーションの援助に取り組むことも多い。

わが国では，高齢者本人を中心に据え，複数の医療専門職などで構成されたチームにより医療を提供する機会が増しているが，その際には，コミュニケーションをとおして高齢者本人の生きてきた歴史や価値観を明らかにし，抱えているニーズを引き出し，療養生活における目標の設定を行う。このような，看護師を含む医療従事者のかかわりは，治療やリハビリテーションへの高齢者の主体的な参加を促すのみでなく，医療従事者との信頼関係を構築するうえでの基盤になる。

3. コミュニケーションの援助を行う根拠

家族との団らんや友人・知人との雑談時に喜びや楽しみを感じる高齢者が多いという報告[1]があるように，親しい者との間で営むコミュニケーションが，高齢者の健やかな生活を支える重要な要素となる。

老化の進行に伴い，高齢者のからだには様々な変化が出現するようになるが，その変化はコミュニケーションにも影響を及ぼす。たとえば，視聴覚機能の低下は情報の正確な受信を困難にするため，重要な情報を見落としたり，誤った解釈をしたりする機会が増える（第4章X-D「白内障」，E「難聴」参照）。また，高齢者のなかには認知症を患う者が多く含ま

れるが，認知症の進行に伴って情報の伝達能力や処理能力は低下し（表1-8参照，後出表4-3参照），とりわけ，認知症が重度になると話すことのできる言葉の数が少なくなるため，他者とのコミュニケーションの機会が失われがちになる。このような状況が続くことで発語を担う器官の萎縮や衰退が進行し，言語機能はいっそう低下するため，看護師はコミュニケーションの援助を行い，高齢者の心身の健康の保持・増進に取り組む必要がある。

4. コミュニケーションの援助のためのアセスメント

コミュニケーションの援助を行う際には，コミュニケーションを阻害する要因を明らかにし，状況に合わせた援助を行う必要がある（表2-1，図2-1）。

また，高齢者自身がコミュニケーションをとることへの意欲を失わないような支援も重

表2-1 コミュニケーションの援助のためのアセスメント項目と評価

アセスメント項目	評価
見ることに影響する要因 ①視力 ②視野 ③以下の症状の有無 　・複視　・霧視 　・羞明　・色覚異常　・変視症 ④眼鏡やコンタクトレンズの使用の有無 ⑤点字の使用の有無	・視力や視野は正常か（世界保健機関では，眼鏡の使用などによる矯正視力が0.05以上0.3未満の状態をロービジョンと定義している）。 ・左右差はあるか。 ・いつもの見え方との違いはあるか。 ・③の症状がある場合，どの程度の苦痛を感じているか。 ・④の用具は自立して使用できているか。 ・④の用具の使用により，視力はどのくらい改善するか。 ・⑤の使用により，情報の伝達がどのくらい円滑に行えるようになるか。
聞き取ることに影響する要因 ①聴力 ②以下の症状の有無 　・耳閉感　・耳鳴り ③補聴器や人工内耳の使用の有無 ④手話や筆談，身振りなどの実施の有無	・聴力は正常か（正常：25dB未満，軽度難聴：25dB以上40dB未満，中等度難聴：40以上70dB未満，重度難聴：90dB以上[2]）。 ・話の内容は正確に聞き取れているか。 ・左右差はあるか。 ・いつもの聞こえ方との違いはあるか。 ・②の症状がある場合，どの程度の苦痛を感じているか。 ・③の用具は自立して使用できているか。 ・③の用具の使用により，聴力はどのくらい改善するか。 ・④の実施により，情報の伝達がどのくらい円滑に行えるようになるか。
理解し伝えることに影響する要因 ①以下の症状の有無 　・構音障害　・失語症 　・意識障害　・流涎　・嗄声 　・口腔内の乾燥　・口腔内の疼痛 　・歯牙の欠損（義歯の使用） ②コミュニケーションノートなどの活用の有無	・適切な声の大きさか。 ・発音は明瞭か。 ・情報は正確に伝えられているか。 ・会話の抑揚，リズムは適切か。 ・義歯を使用した場合に，会話の明瞭さはどの程度改善するのか。 ・②の用具の使用により，情報の伝達がどのくらい改善できるのか。
コミュニケーションに対する思いや受け止め ①表情 ②言動 ③態度	・コミュニケーションに楽しみや満足を感じることができているか。 ・コミュニケーションに苦痛を感じていないか。
コミュニケーションを実施する環境 ①明るさ ②空間の広さ ③騒音の程度	・適切な明るさが保たれた空間か。 ・コミュニケーションに参加する人数に相応しい空間の広さか。 ・騒音が情報伝達の妨げになっていないか。

1 高齢者のアセスメント

2 高齢者のくらしを支える援助

3 高齢者特有の症状と看護

4 高齢者特有の疾患と看護

5 高齢者の家族への看護

6 事例による看護過程の展開

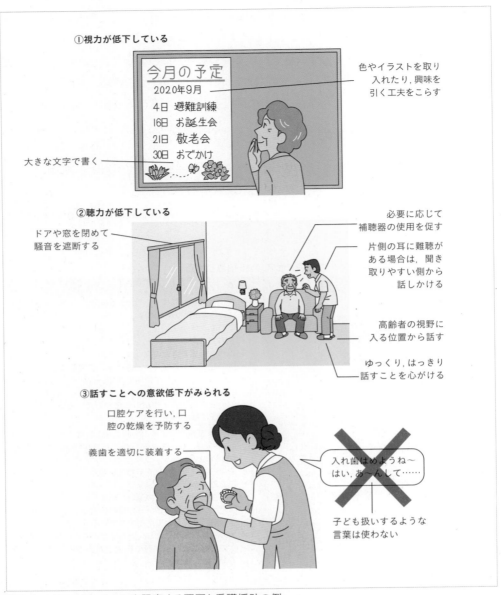

図2-1 コミュニケーションを阻害する要因と看護援助の例

要である。近年，認知症高齢者へのコミュニケーションのための手法として，バリデーション*やユマニチュード*などの技法が高齢者ケアの場に取り入れられつつある。

---

* **バリデーション**：認知症患者の言動を共感し受け止めることに重きを置いた手法。「事実に基づいた言葉を使う」「本人の言うことを繰り返す（リフレージング）」「触れる（タッチング）」など14のテクニックからなる。
* **ユマニチュード**：「見る」「話す」「触れる」「立つ」をケアの柱にした手法。正面から近づき，しっかりと視線を合わせ続けることが，認知機能の低下した人とのコミュニケーションにおいて必要となることなどがあげられる。

高齢者への基本動作の援助

┃ 1. 基本動作の援助を行う意義

　基本動作は，「起き上がり，座位保持，立位保持」などの起居にかかわる動作，「歩行」などの移動動作，および「乗り移る」ことを表す移乗動作からなり，食事や排泄，入浴や整容などの日常生活動作の基盤をなすものである。

　基本動作の遂行自体が療養生活のなかで目的として認識される機会は少ないものの，この動作を行う機会が増すことで身体機能の維持・強化が図られ，高齢者の有する能力に応じた自立した生活の実現を目指すことができる。

┃ 2. 基本動作の援助を行う目的

　病院や高齢者ケア施設で療養生活を送る高齢者のなかには，1日の大半をベッド上で過ごしている者もいる。これらの高齢者に基本動作の援助を行うことにより，ベッドから離床して過ごす時間がつくられるだけでなく，休息をする場所と食事をする場所の区別がつけられ，療養生活にメリハリをつけることができる。さらに，高齢者の気分転換を促し，疾病からの回復に意欲をもつきっかけになる。

　このように，食事や排泄といった日常生活動作のためだけでなく，高齢者が「その人らしい生活」を営むうえで，基本動作の援助は欠くことができないものである。

┃ 3. 基本動作の援助を行う根拠

　病院や高齢者ケア施設に入院・入所をしている高齢者の生活は単調になりやすく，からだを動かす機会も少ない。

　「生活不活発病」とよばれることもある**廃用症候群**は，不動や低運動に起因して生じる2次障害のことである。高齢者が不活発な生活を続けることにより，身体機能の低下は急速に進行する。したがって，基本動作の援助を実施し，身体活動の機会を提供することにより，身体機能面に関する廃用症候群を防ぐことができる。それだけでなく，高齢者の活動範囲の狭小化や自尊感情の低下を防ぎ，精神機能面に関する廃用症候群の予防にも役立つ。

┃ 4. 基本動作の援助のためのアセスメント項目

　基本動作を安全・安楽に行うためには，表2-2 のような項目についてアセスメントを行い，適切な看護援助（図2-2）を行うとよい。基本動作に対する看護援助に加え，体力低下が認められる高齢者では，座位の時間や歩行距離を徐々に延長することで持久力を増強し，基本動作の遂行能力を高めることも肝要である。

1 高齢者のアセスメント
2 高齢者のくらしを支える援助
3 高齢者特有の症状と看護
4 高齢者特有の疾患と看護
5 高齢者の家族への看護
6 事例による看護過程の展開

表 2-2 基本動作の援助のためのアセスメント項目と評価

アセスメント項目	評価
基本動作を行うことに対する制限 ①病状と治療の内容（医師による安静度の指示を含む） ②運動機能の低下 ・関節可動域の制限　・筋力低下　など ③認知機能の低下 ・記憶の障害　・遂行機能の障害 ・失行　など ④心肺機能の低下 ・息切れ　・動悸 ・起立性低血圧　など ⑤感覚機能の低下 ・知覚の障害（深部知覚，表在知覚） ・平衡感覚の障害　・視覚の障害 ・聴覚の障害　など	・基本動作の実施に伴い，病状の変化や症状の増悪は生じていないか。 ・医師による安静度の指示を守ることができているか。 ・②～⑤のために基本動作の遂行がどの程度困難となっているか。
基本動作の遂行能力 ①実施方法とその自立度 ②実施頻度 ③動作の円滑さ ④動作の安定性 ⑤座位，立位，歩行の持続時間（耐久性） ⑥歩行できる距離と歩行の速度 ⑦歩行補助用具などの使用状況	・これまでの習慣や高齢者の有する能力を踏まえたうえで，実施可能な方法を選択しているか。 ・安全に実施できているか。 ・正しい順序で実施できているか。 ・他者の援助は必要か。どの程度の援助が必要か。 ・車椅子や歩行補助用具などが必要な状態か。適切な用具を選択し，使用しているか。 ・それぞれの基本動作は，高齢者が日常生活を営むなかでの実用レベルに達しているか。
基本動作を遂行することに対する思い・意欲 ①表情 ②言動 ③態度	・苦痛を示す言動や表情はないか。 ・自ら基本動作に取り組もうとしているか。 ・基本動作の援助が必要な高齢者の場合，動作への協力がみられるか。また，援助を提供することへの拒否などを示す言動はないか。
基本動作を行う環境 ①設備 ②備品	・高齢者の体格や有する能力に配慮し，安全・安楽に実施できるよう環境が整えられているか（例：ベッドや椅子の高さ，手すりの設置場所など）。 ・設備や備品の破損や劣化はないか（例：車椅子のブレーキの破損，車椅子のタイヤの空気の漏れなど）。 ・設備や備品は適切に設置されているか（例：手すりのぐらつきなど）。

III 高齢者への転倒・転落予防の援助

1. 転倒・転落予防の援助を行う意義

　からだのバランスを失い，足底以外の部分が床面に着いた状態を**転倒**といい，高い位置から低い位置に転げ落ちることを**転落**という。

　いったん転倒を経験した高齢者のなかには，骨折などの重篤なけがの有無を問わず，転倒に対する恐怖心を抱き過度に活動を控えてしまう状態，つまり「転倒後症候群」がみられる場合がある。また，転倒・転落に伴う骨折は，歩行機能の低下をもたらす要因になるため，その予防に向けた援助を行うことは，高齢者の健康寿命の延伸と QOL（quality of life，生活の質）の維持・向上につながる。

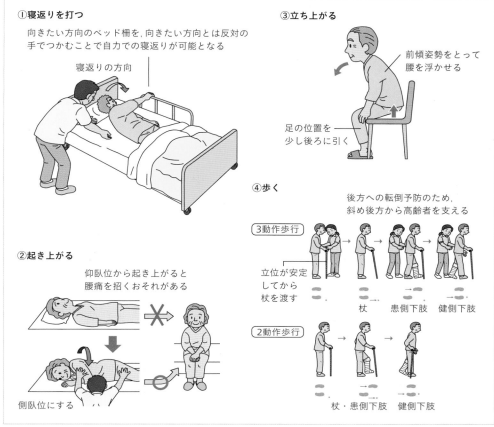

高齢者の
アセスメント

2
高齢者のくらし
を支える援助

高齢者特有の
症状と看護

高齢者特有の
疾患と看護

高齢者の
家族への看護

事例による
看護過程の展開

①寝返りを打つ

向きたい方向のベッド柵を, 向きたい方向とは反対の
手でつかむことで自力での寝返りが可能となる

寝返りの方向

②起き上がる

仰臥位から起き上がると
腰痛を招くおそれがある

側臥位にする

③立ち上がる

前傾姿勢をとって
腰を浮かせる

足の位置を
少し後ろに引く

④歩く

後方への転倒予防のため,
斜め後方から高齢者を支える

3動作歩行

立位が安定
してから
杖を渡す

杖　患側下肢　健側下肢

2動作歩行

杖・患側下肢　健側下肢

図2-2　基本動作の看護援助の例

2. 転倒・転落予防の援助を行う目的

　病院や高齢者ケア施設などで発生する事故のうち, 転倒・転落の占める割合は非常に高
い。これらの場に入院・入所している高齢者のなかには, 疾病などの影響で生活環境に潜
む様々な危険を察知することや, その危険を自らの力で回避することが困難な者が多い。
したがって, 高齢者に対して転倒・転落予防の援助を行うことは, 安全で快適な療養環境
の提供につながる。

3. 転倒・転落予防の援助を行う根拠

　転倒・転落の多くは, 高齢者の意図的な行動をきっかけとして発生する。そのため, か
つての日本では, 「意図的な行動」の制止を目的とした身体拘束が行われてきた。しかし,
身体拘束を行うことで関節の拘縮や筋力低下といった身体機能の低下が生じ, 転倒・転落
の危険性がいっそう高くなる。
　また, 身体拘束は人間としての尊厳をおびやかし, 多大な精神的苦痛を高齢者とその家

族に与えることになるため，このような手段を用いることなく，転倒・転落の予防に努めることが重要になる。

■ 4. 転倒・転落予防のためのアセスメント項目

　ティディクサー（Tideiksaar, R.）[3] および眞野ら[4] は，転倒が生じる要因を内的なものと外的なものに分けて示している。特にティディクサーは，内的要因について「加齢に伴う変化」「病気」「薬物」の３つの視点から，外的要因については「まわりの環境」「設備」「履物」「状況的要因」の４つの視点からとらえるように説明している。

　ティディクサーの指摘を参考にしつつ，内的要因と外的要因からみるアセスメント項目を表2-3，4，看護援助の例を図2-3 に示す。

表2-3 転倒・転落予防のためのアセスメント項目と評価（内的要因）

アセスメント項目	評価
骨・関節系の要因 ①筋力 ②持久力 ③骨関節機能 ④心肺機能 ⑤協調性 ⑥①～⑤に影響を与える疾患や症状など	● 円滑に動作が行えているか。 ● 動作の実施後に疲労を感じていないか。 ● 麻痺や拘縮はないか。 ● 動作時に身体が動揺していないか。 ● 急に上体を起こした場合にめまいや失神が生じていないか。
感覚器系の要因 ①視覚 ②聴覚 ③深部覚 ④前庭覚 ⑤①～④に影響を与える疾患や症状など	● 身の回りの状況を適切に把握しているか。 ● 目を閉じた状態であっても，姿勢を保つことができるか。 ● 暗い場所での歩行は安定しているか。 ● めまいは生じていないか。
神経系の要因 ①遂行機能 ②注意 ③記憶 ④意識 ⑤半側空間無視 ⑥①～⑤に影響を与える疾患や症状など	● 適切な方法，順序で動作を実施できるか。 ● 集中して動作を遂行することができるか。 ● 落ち着いて動作を遂行することができるか。 ● 必要な歩行補助用具を忘れずに使用できるか。 ● 意識は清明で十分に覚醒した状態にあるか。
感情の要因 ①転倒恐怖感 ②興奮 ③抑うつ	● 転倒への不安や恐怖を感じていないか。 ● 移動・移乗動作を行うことに対して消極的になっていないか。
薬物の要因 ①降圧剤 ②抗うつ剤 ③鎮静剤 ④睡眠導入剤 ⑤血糖降下剤	● 薬剤の副作用（めまい，ふらつき，眠気，集中力の低下，脱力感など）が出現していないか。 ● 薬剤はいつ服用したのか。

表2-4 転倒・転落予防のためのアセスメント項目と評価（外的要因）

アセスメント項目	評価
屋内・外の環境 ①明るさ ②段差 ③床や地面の状態 ④動線上の床に置かれた障害物 ⑤移動・移乗動作の実施のために確保できるスペースの広さ　など	• 室内は適切な明るさに保たれているか（まぶしさや暗さを感じていないか）。 • 段差の解消が必要な部分はあるか。 • 滑りやすさをもたらす状況（床の水濡れ，浴室内の石けんの泡）はないか。 • スペースが狭く，移乗・移動動作を行うときにやりにくさを感じていないか。
設備・歩行補助用具 ①ベッドや家具などの安定性 ②ベッドや椅子の高さ ③歩行補助用具の選択と使用方法 ④設備・歩行補助用具の破損の状況　など	• ベッドや床頭台のキャスターは固定されているか。 • 高齢者の身体機能や体格などに適した歩行補助用具が選択できているか。 • 歩行補助用具の使用方法は適切か。 • 設備や歩行補助用具の破損はないか。
履物・衣服 ①履物のサイズ，種類 ②衣服のサイズ，素材　など	• 適切なサイズの靴を選択し，使用しているか。 • 脱げやすい履物（例：スリッパなど）を使用していないか。 • 衣服が移乗・移動動作の妨げになっていないか。
看護・介護の状況 ①移動・移乗動作時の介助方法	• 適切な方法で移乗・移動動作の介助を行っているか。

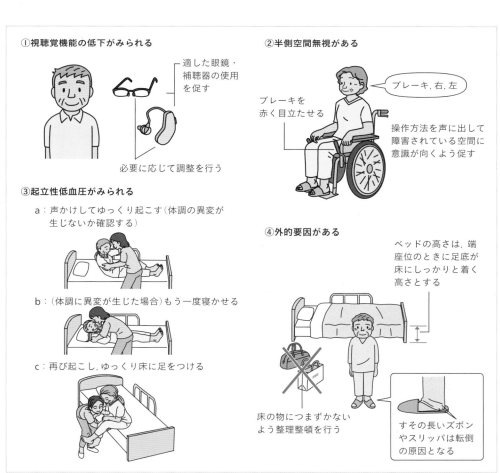

図2-3 転倒・転落が生じる要因と予防のための看護援助の例

IV 高齢者への排泄（排尿・排便）の援助

1. 排泄の援助を行う意義

　排泄は，食べることや寝ることと同じく，人間にとって欠かせない生理的現象に伴う生活行為である。また，排泄は通常プライバシーの保たれた個室で行われるものであり，人に見られたら恥ずかしいという羞恥心を伴う。「下の世話にはなりたくない」という高齢者も多く，高齢者の尊厳を守るという点からも排泄の援助は重要である。

　さらに，排泄ケアは1日に何度も繰り返される実施頻度の高いケアである。また，排泄が自立している場合には，尿意や便意の知覚をきっかけとしてトイレに行ったり，その後の予定を考慮して早めにトイレに行ったりするなど，排泄のタイミングを自分自身でコントロールしながら生活している。そのため，機能障害により排泄を自分でコントロールできない場合には，日常生活への影響が大きく，QOLにも影響する。また，尿失禁や頻尿などの排泄機能の障害やそれに伴う排泄に関連した失敗体験，おむつ使用などの体験は，閉じこもりの原因となり，活動意欲の低下につながる可能性もある。高齢者本人の生活に即した適切な排泄の援助は，有意義な社会生活を営む観点からも重要である。

　高齢者は「大切な家族に下の世話をさせたくない」と思い，一方で，家族は「自宅で介護するのであれば，排泄が自立していることが条件」という場合も多く，特に在宅で介護する場合には，排泄の自立の程度が在宅介護の可能性を検討する際の基準や条件になることもある。したがって，在宅介護に向けた支援としても排泄の援助は重要である。

2. 排泄の援助を行う目的

　高齢者に排泄の援助を行う目的は，主に以下の7点があげられる。

①低下した，あるいは障害された排泄機能（排尿する，排便する，老廃物を体内にためて，スムーズに出す）を補う。

②安全，安楽に排泄する。

③排泄物の付着による不衛生な状況の発生や2次的な皮膚障害の発生を予防する。

④排泄の援助をとおして日常生活の自立や拡大，活性化を図る。

⑤排泄に関する観察結果を健康状態の把握に役立てる。

⑥高齢者の自尊心を守る。

⑦要介護状態の高齢者においては，介護状況の改善や介護負担の軽減への寄与を図る。

3. 排泄の援助を行う根拠

　高齢者に排泄の援助を行うことが必要な根拠となる具体的な問題点は，主に以下の5点がある。

表2-5 尿失禁のタイプ

尿失禁のタイプ	特徴	原因
切迫性尿失禁	強い尿意を感じ，我慢できずに，漏れてしまう状態	● 脳卒中などに伴う神経障害 ● 過活動膀胱 ● 尿路感染　など
腹圧性尿失禁	重いものを持つ，くしゃみをするなど，腹圧がかかると尿が出てしまう状態	● 尿道括約筋の緩みや骨盤底筋群の脆弱化 ● 骨盤内臓器下垂 ● 運動不足，出産経験，肥満　など
溢流性尿失禁	膀胱内に尿が充満し，あふれ出てしまう状態	● 前立腺肥大による尿道の閉塞 ● 糖尿病などの神経障害　など
機能性尿失禁	泌尿器には問題がないが，認知機能の低下や運動機能の低下により適した場所や方法で排泄ができず漏れてしまう状態	● 脳卒中後の運動機能障害 ● 認知症に伴う見当識障害，失行，実行機能障害　など

①高齢者は，尿失禁（表2-5），夜間の頻尿，便秘，下痢など，排尿・排便に関連する障害を有していることが多い。

②高齢者は，脳血管障害による麻痺や運動器の障害により，排泄場所までの移動や排泄動作に影響する機能障害を有していることが多い。

③高齢者は，尿意や便意を言葉で伝えることが難しい，トイレの場所や使い方を忘れてしまう，一連の排泄動作の手順や方法がわからないなど，排泄行動に必要な認知機能の障害を有していることが多い。

④皮膚の脆弱性や全身状態の悪化に伴い，不適切な排泄ケアが尿路感染や褥瘡などの2次障害の原因になる。

⑤高齢者の自律性を尊重した排泄ケアは，高齢者の尊厳を保ち日常生活の活性化や生活意欲の向上につながる。

4. 排泄の援助のためのアセスメント項目

　排泄には様々な身体機能が関連している。なぜなら排泄は，尿意（便意）を感じ，排泄の場所（トイレ）を認識し，トイレに移動し，衣類を脱ぎ，排泄を行い，後始末をする，という一連の流れとしてとらえることができるからである。排泄の援助のためのアセスメントを行う場合には，これらの一連の排泄にかかわる機能を意識しながら行う（表2-6，図2-4）。一連の流れのなかのどの部分に障害があり，どの部分は自分でできるのかをアセスメントすることで，できない部分は援助によって補い，できる部分は高齢者自身の能力を発揮してもらうというように，援助方法を検討する際にも役立てることができる。

　また，排泄は食物や水分の摂取，消化吸収とも密接に関連している。尿量や排尿回数，尿の色や性状，におい，排尿時痛の有無，排便の回数や頻度，性状などについて観察を行い，濃縮した色の濃い尿がみられる場合には，飲水を促して尿路感染や脱水を予防する，不消化な残渣が排便中にみられる場合には，摂食機能に合わせた消化の良い食事内容を工夫するなど，観察したことをケアに生かすことが重要である。

表2-6 排泄の援助のためのアセスメント項目

アセスメント項目	評価
尿意や便意を正しく認識し，排泄行動に結びつける能力 ①尿意・便意の有無 ②尿意・便意の知覚をきっかけとした排泄行動への移行 ③尿意・便意のコントロール（尿意・便意をある程度我慢できる）	• 尿意・便意の知覚があるか。 • 高齢者本人が自身の尿意・便意を伝えることができているか。 • 高齢者本人が自身の排泄パターンを把握できているか。 • トイレ（またはポータブルトイレ）で排泄できているか。 • 尿失禁・便失禁などはないか。
排泄のタイミングや場所の認識 ①適切な排泄のタイミングを計る ②排泄する場所（トイレやポータブルトイレ）の正しい認識	• 高齢者本人の生理的な排泄リズムが阻害されていないか。 • 排泄により日常生活に悪影響が生じていないか。 • トイレ（またはポータブルトイレ）の場所がわかっているか。 • 在宅看護の場合，排泄ケアのタイミングが介護者の生活の妨げになっていないか。
トイレの適切な使い方の認識 ①便座の座り方や使い方の理解	• 排泄の際に，混乱した様子や困った様子がみられないか。 • トイレの使い方がわからないことに起因した失禁や排泄動作の失敗がみられないか。
トイレまでの移動動作 ①トイレ（排泄場所）までの移動 ②トイレのドアの開閉	• トイレに移動して排泄するまでの間に失禁がみられないか。 • トイレまでの移動が安全に行えているか。 • それぞれに適した移動手段が検討されているか。
トイレ内での排泄動作 ①衣類の上げ下げの動作 ②便座に腰掛け，便座から立ち上がるまでの動作 ③便座の向きに合わせて，からだの向きを変える動作 ④排泄中の安定した姿勢の保持	• トイレでの一連の排泄動作が安全にできているか。 • トイレでの一連の排泄動作において，残存機能を使っているか。 • トイレでの一連の排泄動作を理解しスムーズに排泄できているか。
「ためて」「出す」という排泄機能 ①尿失禁や頻尿，便秘，下痢，便失禁などの障害の有無と状況 ②排泄に適した姿勢 ③適度な腹圧をかけ，排泄物を体外に排出する	• 尿失禁や便秘・下痢はないか（ある場合は，改善傾向にむかっているか） • 頻回な尿意や便意の出現がみられないか。 • 排尿・排便回数の増加により，日常生活に支障がでていないか。 • スムーズに排尿・排便がなされているか。 • 排泄後，本人にすっきり感がみられるか。
排泄後の後始末 ①排泄が終わったという認識の有無 ②陰部や肛門部の清潔の保持 ③日頃の下着の汚染状況	• 排泄後，排泄物を拭き取り，陰部や肛門部の清潔を保つことができているか。 • 排泄部による下着などの汚染がないか。 • 汚物を拭き取ったトイレットペーパーやおむつなどの処理が適切になされているか。 • （後始末が不十分な場合）本人なりに困らない範囲で対処ができているか。
排泄に関する本人や介護者の認識 ①排泄ケアを受けることやおむつやパッドを使用することに対する高齢者の受け止め ②失禁や夜間頻尿などの排泄障害に対する高齢者の考え ③排泄の援助を行うことに対する介護者の受け止め	• 高齢者や家族が排泄に関する考えや希望を伝えることができているか。 • 高齢者の羞恥心や希望を考慮した排泄ケアが実施されているか。
トイレや手洗い場の構造・トイレ環境 ①高齢者の移動能力に適したトイレの場所（あるいはポータブルトイレの設置場所） ②高齢者の能力に合わせた排泄動作の自立を助ける福祉用具の導入や工夫 ③排泄動作を行うための，あるいは排泄介助を受けるための十分な空間	• 残存機能が生かせるようなトイレ環境になっているか。 • 安全に排泄できるトイレ環境になっているか。

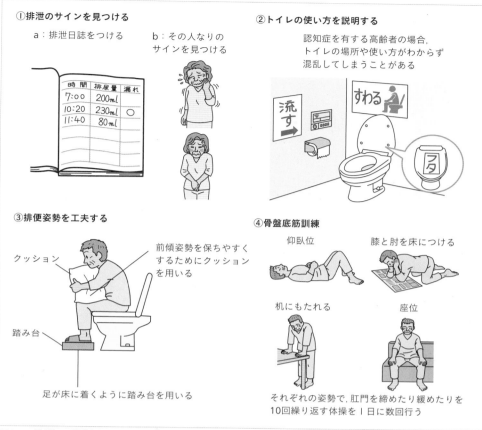

高齢者の
アセスメント

2 高齢者のくらし
を支える援助

高齢者特有の
症状と看護

高齢者特有の
疾患と看護

高齢者の
家族への看護

事例による
看護過程の展開

①排泄のサインを見つける
　a：排泄日誌をつける
　b：その人なりの
　　　サインを見つける

時間	排尿量	漏れ
7:00	200mL	
10:20	230mL	○
11:40	80mL	

②トイレの使い方を説明する

認知症を有する高齢者の場合，
トイレの場所や使い方がわからず
混乱してしまうことがある

流す　すわる　フタ

③排便姿勢を工夫する

クッション
前傾姿勢を保ちやすく
するためにクッション
を用いる

踏み台

足が床に着くように踏み台を用いる

④骨盤底筋訓練

仰臥位　　膝と肘を床につける

机にもたれる　　座位

それぞれの姿勢で，肛門を締めたり緩めたりを
10回繰り返す体操を1日に数回行う

図2-4　排泄の看護援助の例

5. 排泄の援助の実際

表2-7に排泄の援助に関するケアの目標と根拠およびポイントを示した。

表2-7　排泄の援助の目標と根拠およびポイント

大目標	小目標	根拠・ポイント
排泄行為が自立して行える	排泄に伴う一連の行為について，「できること」「支援が必要なこと」をアセスメントし，後者を援助する。	排泄には，認知機能や運動機能など多くの機能が関連しており，個人によって支援を必要とする状況が異なるため。
	高齢者本人の残存機能を生かせるような排泄環境を調整する。	高齢者の能力が発揮できる環境を整えれば，直接的な介助が不要となったり，介助量を軽減できる場合もあるため。
	排泄上の問題を高齢者自身が解決できる方法を提案し共に考える（例：多少の尿失禁は吸水性パッドを使用し自身で取り替える）。	排泄ケアの道具には，機能・形状・価格帯など多くの種類がある。高齢者の機能障害や残存機能に合わせた使用を検討する。
排泄の自立により，行動範囲が拡大し，生活が活性化する	日常生活のリズムと排泄パターンを観察し，失禁する前のタイミングで声をかける。	排泄に関する失敗経験から，活動への意欲が低下したり閉じこもりがちになることを防ぐため。
		利尿薬を内服している場合は，薬の作用時間を考慮する。

表2-7 （つづき）

大目標	小目標	根拠・ポイント
	排泄をリハビリテーションの機会ととらえ，本人の残存機能をできるだけ使ってもらう。	排泄場所までの歩行・便座への移乗・衣類の上げ下げなど，排泄に伴う動作は日常生活での動作につながるものが多い。
排泄動作が安全に行える	排泄場所への移動や排泄動作が安全に行える環境を整える。	失禁しないようにとの焦りから「ふだんであればできること・していること」を安定して行えないことがある。
	トイレ内での転倒や便座・車椅子からの転落，状態の悪化などが生じた際に発見が遅れないよう，見守りを行う。	排泄はプライバシーが守られる個室で行われることが多い。何かあった際に知らせることができるコールやベルの設置やトイレの鍵を外からでも開けられるタイプのものとすることなども有用である。
排泄障害によって活動や休息が制限されない	頻尿に伴う制限や負担をどの程度感じているか，高齢者本人の自覚を尋ねてみる。	高齢者では，加齢に伴う膀胱蓄尿機能の低下や膀胱容量の減少などにより，少なからず頻尿の傾向が生じる。
	尿意の訴えが頻繁な場合，原因をアセスメントし，適切な治療・対応を行う。	過活動膀胱や神経因性膀胱，尿路感染症，男性の場合には前立腺肥大症などの病態が影響している可能性がある。
尿失禁を緩和・予防する	頻尿や尿失禁などがある場合には，失禁しても困らない方法（例：吸水性パッド）を提案してみる。	加齢などによる排泄機能低下を補う用具を使用したり援助者の支援を受けつつ，高齢者自身が自立性をもって排泄を行えることが重要である。
	尿失禁のタイプをアセスメントし，それに応じたケアを行う。	尿失禁のタイプは表2-5参照。
便秘や下痢を予防し，スムーズな排便ができる	高齢者の便意のタイミングや生活リズムに合わせて，排便習慣を整える	起床時や食後など生理的に腸蠕動が活発になる時間帯にトイレへ行く，尿意・便意がなくても毎朝食後にトイレに座る習慣をつけるなど，日常生活のなかに排泄の援助を組み込むとよい。
	便秘予防のために十分な水分摂取を促す。	心不全などにより飲水制限がある場合には，水分摂取量に注意する。
	便秘の場合，適度な運動を促したり，腹部マッサージを行ったりする。	高齢者では，運動機能の障害や全身的な脆弱性により，運動量・活動量が低下している者が多い。
排泄障害などによる自尊感情の低下を防ぐ	排泄に関して困っていることや不安・希望などを確認する。	介護者への申しわけなさや羞恥心などから，排泄について話をしたり，希望を伝えたりすることに抵抗をもっている可能性がある。
	プライバシーに配慮した声掛けや援助を行う。	集団生活の場においては，排泄援助の際には周囲から見えないようにして行う。
	体調が悪いときなどに排泄ケア用品を一時的に使用した場合，体調の回復に合わせてそれらを使用せずに排泄を行うなど，自立に向けた取り組みを行う。	必要のないおむつやポータブルトイレの使用は高齢者の自尊心を傷つける。自律性を奪い，高齢者の残存機能を低下させるおそれもある。
排泄援助に伴う介護負担を軽減する	介護者に話を聞いたり，介助の場面を見せてもらうなどして，介護者が実際に行っている排泄援助の方法について情報収集する。	在宅で介護を行う場合，ケアを実施するのは家族などの介護者であるため，高齢者本人はもちろんのこと，介護者の排泄ケアに対する考えや意向を尊重した方法を検討する必要がある。介護者の介護力や希望によっては，ホームヘルパー（訪問介護員）などのサービス導入を検討する。
	排泄援助の一連の流れにおいて，介護者と高齢者本人がどこに負担や困難・心配を抱えているかを確認する。	
	介護者のライフスタイルを踏まえ，それに合った排泄援助が行えているか（行えそうか）確認する。	
	排泄動作の一連の介助方法や食生活の注意点などを，介護者と共に確認する。	排泄援助は，その他のケアと比較して1日に実施する回数が多く，介護者にとっては負担の大きいケアである。介護者の負担軽減を視野に入れて，ケア方法を検討する。

高齢者のアセスメント 1

2 高齢者のくらしを支える援助

高齢者特有の症状と看護 3

高齢者特有の疾患と看護 4

高齢者の家族への看護 5

事例による看護過程の展開 6

V 高齢者への清潔・整容の援助

1. 清潔・整容の援助を行う意義

　清潔とは衛生的であることを指し，**整容**は身だしなみを整えることを意味する。私たちは社会のマナーとしてこれらを幼少時から教育され基本的な生活習慣として清潔・整容の行動を身につけ，毎日行っている。

　からだを衛生的に保ち，身だしなみを整えるための具体的な方法には，入浴，洗髪，整髪，洗顔，歯磨き，髭剃りなどがある。これらの援助を行うことにより，からだに付着した汚れや分泌物を取り除いて感染を予防したり，高齢者が爽やかな気分を味わうことができたりする。また，身だしなみを整えることで他者から好感をもたれ，好ましい人間関係を築くことが可能になる。

2. 清潔・整容の援助を行う目的

　病院や高齢者ケア施設に入院・入所中の高齢者では，他者と接する機会の減少や体調がすぐれないことなどが理由となり，清潔・整容の行動がおろそかになりやすい。しかし，起床後の洗面や就寝前の歯磨きといった清潔・整容の援助を行うことで時間的な区切りがつけられ，生活リズムを整えることができる。さらに，清潔・整容の行動を実施すること自体がリハビリテーションとなり，日常生活動作能力の維持・向上につながる。

　入浴や清拭を行うことは患者の全身を観察できる機会となり，看護師による異常の早期発見や健康状態の評価に役立つ。また，入浴による温熱作用や静水圧作用が血液循環の改善をもたらし，浮力作用が関節の負担を軽減するように，基本的な生活習慣としての営みの支援にとどまらず，高齢者の健康の維持や自立した生活の継続に向けた一助となる。

3. 清潔・整容の援助を行う根拠

　清潔・整容の援助を行い，からだを清潔に保つことは，感染予防に取り組むうえで欠くことができない。しかし，治療上の制限や身体・認知機能の低下の影響により，高齢者が自分自身で清潔・整容の行動に取り組めない場合もある。

　幼少時から繰り返し行ってきた清潔・整容の行動が自立して行えなくなることは，高齢者の自尊感情を低下させる要因になる。また，自尊感情の低下は，清潔・整容の行動に取り組む意欲をいっそう低下させるため，このような悪循環を断ち切るためにも，看護師による清潔・整容の援助が重要になる。

表2-8 清潔・整容の援助のためのアセスメント項目と評価

アセスメント項目	評価
身体と衣服の状況 ①頭髪・頭皮 ②体幹・四肢・顔面の皮膚 ③口腔内の粘膜・歯・舌 ④耳介・鼻腔 ⑤陰部 ⑥髭 ⑦爪 ⑧着衣	• 身体や衣服の汚染はないか。 • 着衣の乱れはないか。 • 体格や気候に適した衣服を着用しているか。 • 臭気はないか。 • 不快感を抱くことなく過ごすことができているか。 • 頭髪，髭，爪，鼻毛，耳毛の伸びはないか。 • 発疹や脱毛などの異常はないか。 • 皮膚が乾燥していたり，湿潤していたりする状態にないか。
実施できる能力 ①自立度 ②実施方法 ③実施のタイミングと頻度	• 他者の援助が必要か。どの程度の援助が必要か。 • これまでの習慣や高齢者の有する能力，体調や治療内容を踏まえたうえで，実施可能な方法を選択できているか。 • 使用している道具の選択は適切か。 • 正しい順序で実施できているか。 • 安全に実施できているか。 • 安楽に実施できているか。
思い・意欲 ①表情 ②言動 ③態度	• 清潔・整容の必要性を理解できているか。 • 自ら取り組もうとする行動がみられるか。 • 衣服や髪形は本人の好みを重視して選択し，整えているか。 • 援助が必要な高齢者では，援助の拒否や羞恥心を示す言動がみられないか。 • 清潔・整容の行動後に体調の変化や体力の消耗，疼痛などが生じていないか。
環境 ①設備 ②備品	• 高齢者の体格や有する能力に配慮し，安全・安楽に行えるよう環境が整えられているか（例：洗面台の高さ，浴槽の深さなど）。 • 設備や備品の破損や劣化はないか。

4. 清潔・整容の援助のためのアセスメント項目

　清潔・整容の行動への意欲やとらえ方は，高齢者がこれまでに培ってきた価値観に大きく影響を受ける。高齢者本人が清潔・整容の行動をとりたいと思っても，それらの行動をとることが難しいこともあるため，看護師は的確にアセスメントを行い（表2-8），必要な看護援助（図2-5）を行うことが求められる。

Ⅵ　高齢者への休息・睡眠の援助

1. 休息・睡眠の援助を行う意義

　睡眠とは，心身の休息のために営むものであり，意識水準の低下が生じるものの外的な刺激に反応し，いつでも覚醒できる能力が備わった状態をいう。

　休息・睡眠が果たす役割として，身体活動に必要なエネルギーの消費を抑える，脳やからだを疲労から回復させるといった点をあげることができる。病院や高齢者ケア施設で療養する高齢者のなかには，疾病などの影響により体力の消耗が認められる場合がある。このような状態からの早期回復を期待して，休息・睡眠の援助が行われることも多い。

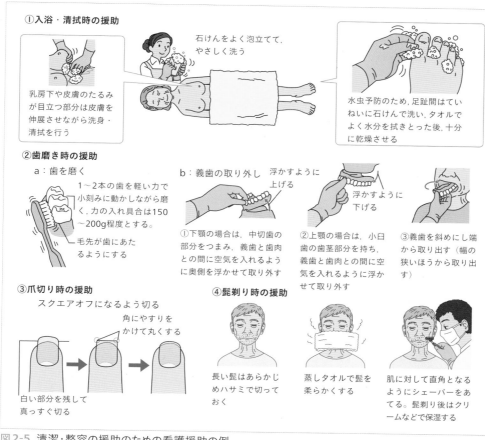

高齢者の
アセスメント

2 高齢者のくらし
を支える援助

高齢者特有の
症状と看護

高齢者特有の
疾患と看護

高齢者の
家族への看護

事例による
看護過程の展開

① 入浴・清拭時の援助

石けんをよく泡立てて，やさしく洗う

乳房下や皮膚のたるみが目立つ部分は皮膚を伸展させながら洗身・清拭を行う

水虫予防のため，足趾間はていねいに石けんで洗い，タオルでよく水分を拭きとった後，十分に乾燥させる

② 歯磨き時の援助

a：歯を磨く

1〜2本の歯を軽い力で小刻みに動かしながら磨く．力の入れ具合は150〜200g程度とする。

毛先が歯にあたるようにする

b：義歯の取り外し

浮かすように上げる

浮かすように下げる

① 下顎の場合は，中切歯の部分をつまみ，義歯と歯肉との間に空気を入れるように奥側を浮かせて取り外す

② 上顎の場合は，小臼歯の歯茎部分を持ち，義歯と歯肉との間に空気を入れるように浮かせて取り外す

③ 義歯を斜めにし端から取り出す（幅の狭いほうから取り出す）

③ 爪切り時の援助

スクエアオフになるよう切る

角にやすりをかけて丸くする

白い部分を残して真っすぐ切る

④ 髭剃り時の援助

長い髭はあらかじめハサミで切っておく

蒸しタオルで髭を柔らかくする

肌に対して直角となるようにシェーバーをあてる。髭剃り後はクリームなどで保湿する

図2-5 清潔・整容の援助のための看護援助の例

2. 休息・睡眠の援助を行う目的

　高齢者本人が眠れないことに苦痛を感じておらず，かつ日常生活を送るうえで支障がなければ，休息や睡眠が療養生活上の問題として取り上げられることは少ない。しかし，良好な睡眠が得られない状態が長期に続くと，頭痛や肩こりといった身体的苦痛，あるいは不安や焦燥感の増強などがみられたりする。また，日中に強い眠気が出現して昼夜逆転の状態となれば，他者との交流の機会の減少や集中力の低下に伴う事故も発生するようになる。さらに，せん妄を発症する危険要因の一つに不眠があげられているように，新たな症状の出現や，すでに抱えている疾患の症状の悪化を招き，高齢者のQOLを低下させるため，これらを予防するうえでも休息・睡眠の援助は重要である。

3. 休息・睡眠の援助を行う根拠

　睡眠は2種類に分けられる。一つは**レム睡眠**という。レム睡眠時の脳は覚醒に近い状態にあり，骨格筋の緊張低下や急速眼球運動がみられるという特徴がある。もう一つは**ノン**

レム睡眠という。ノンレム睡眠時には脳の活動低下が認められるが，成長ホルモンの分泌などが行われている。なお，ノンレム睡眠は深さによって4段階に分けられるが，高齢者では深いノンレム睡眠の時間が減少するため，全体的に浅い眠りとなる（図1-13参照）。

老化の影響を受けると，睡眠と覚醒（かくせい）のタイミングにも変化がみられるようになる。睡眠と覚醒のタイミングの調整には，視交叉上核に存在する体内時計が関与するが，高齢者ではその機能低下が生じたり，疼痛（とうつう）などの不快な症状をもたらす疾患に罹患（りかん）していたりすることが多いため，休息・睡眠に対する問題を抱えやすくなる。したがって，高齢者がいきいきと健康的な生活を送れるよう，活動と休息・睡眠のバランスを保ちながら生活リズムを整える援助が必要になる。

■ 4. 休息・睡眠の援助のためのアセスメント項目

不眠の原因は，5つのPとよばれる「生理的な要因（physiological）」「心理的な要因（psychological）」「薬理学的な要因（pharmacological）」「身体的な要因（physical）」「精神医学的な要因（psychiatric）」のいずれかにあてはまる。この点を参考にしながら，睡眠の援助のためのアセスメント項目と例を表2-9，図2-6にまとめた。睡眠の看護援助では，睡眠日誌をつけるように促すほか，「健康づくりのための睡眠指針2014」（表2-10）を参考に，生活習慣と睡眠に関する教育的支援を行う。

表2-9 休息・睡眠の援助のためのアセスメント項目

アセスメント項目	評価
睡眠・休息の状況 ①総睡眠時間 ②午睡の有無と時間 ③中途覚醒の有無 ④早朝覚醒の有無 ⑤熟眠感の有無	● 総睡眠時間は何時間か。 ● 午睡の時間は適切か。 ● 就寝から起床までの間に何回目が覚めたか。 ● 離床した時間は何時か。 ● 起床後に熟眠感を感じることができているか。 ● 起床後に疲労感の改善を実感できているか。
日中の活動の状況 ①行っている活動の内容とその取り組みの状況 ②活動のために費やす時間 ③活動の実施頻度 ④活動に伴う疲労感の有無と程度	● 活動に集中して取り組めているか。 ● 活動を行うなかで倦怠感や眠気を感じていないか。 ● 活動の終了後に適度な疲労を感じることができているか。 ● 日光を浴びる機会はあったか。
服用している薬剤や摂取している嗜好品 ①服用している薬剤の種類と量 ②薬剤を服用した時刻 ③カフェイン摂取の有無と時間，量 ④アルコール摂取の有無と時間，量 ⑤ニコチン摂取の有無と喫煙したタバコの本数	● 薬剤は正しく服用できているか。 ● 睡眠を促す薬剤の効果は適切か。 ● 喫煙やアルコール，カフェインの摂取の程度はどうか。
睡眠・休息を阻害する疾患，症状，状態 ①以下の症状の有無と程度 　●疼痛（頭痛，腹痛，関節痛など）●瘙痒感 ●呼吸困難 　●咳嗽 ●頻尿 ●悪心 ●下痢 ●胸部絞扼感など ②以下の疾患の有無と病状 　●睡眠時無呼吸症候群 ●レストレスレッグス症候群 　●周期性四肢運動障害など ③ストレスの有無と程度	● 睡眠・休息に影響を及ぼす疾患や症状に対して適切な治療を受けているか。 ● 親しい人や配偶者との死別体験などのライフイベントをきっかけに，不眠が生じていないか。

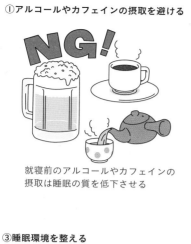
①アルコールやカフェインの摂取を避ける

NG!

就寝前のアルコールやカフェインの
摂取は睡眠の質を低下させる

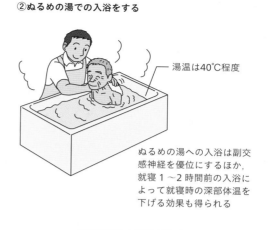
②ぬるめの湯での入浴をする

湯温は40℃程度

ぬるめの湯への入浴は副交
感神経を優位にするほか，
就寝1～2時間前の入浴に
よって就寝時の深部体温を
下げる効果も得られる

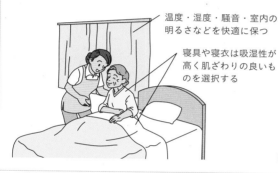
③睡眠環境を整える

温度・湿度・騒音・室内の
明るさなどを快適に保つ

寝具や寝衣は吸湿性が
高く肌ざわりの良いも
のを選択する

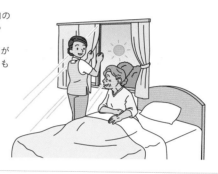
④起床後は太陽光を浴びる

図2-6 休息・睡眠の援助のための看護援助の例

表2-10 健康づくりのための睡眠指針2014

❶良い睡眠で，からだもこころも健康に。
❷適度な運動，しっかり朝食，ねむりとめざめのメリハリを。
❸良い睡眠は，生活習慣病予防につながります。
❹睡眠による休養感は，こころの健康に重要です。
❺年齢や季節に応じて，ひるまの眠気で困らない程度の睡眠を。
❻良い睡眠のためには，環境づくりも重要です。
❼若年世代は夜更かし避けて，体内時計のリズムを保つ。
❽勤労世代の疲労回復・能率アップに，毎日十分な睡眠を。
❾熟年世代は朝晩メリハリ，ひるまに適度な運動で良い睡眠。
❿眠くなってから寝床に入り，起きる時刻は遅らせない。
⓫いつもと違う睡眠には，要注意。
⓬眠れない，その苦しみをかかえずに，専門家に相談を。

資料／厚生労働省：健康づくりのための睡眠指針2014.

1 高齢者の アセスメント

2 高齢者のくらし を支える援助

3 高齢者特有の 症状と看護

4 高齢者特有の 疾患と看護

5 高齢者の 家族への看護

6 事例による 看護過程の展開

VII 高齢者への環境整備

1. 環境整備を行う意義

　環境とは，高齢者のまわりを取り巻く外界の状況のことをいう。私たちは，自分の住まいや居場所に心地良さと過ごしやすさを求め，様々な工夫を取り入れながら生活をしている。しかし，老化の進行や慢性疾患の罹患（りかん）などにより，高齢者には身体機能や認知機能の低下がみられるようになる。

　これらの機能の低下は，環境を認知する際に影響を及ぼすのみでなく，それに適応・対処する際にも影響する。つまり，高齢者は環境の影響を受けやすいばかりでなく，その変化にうまく合わせることができず，不適応状態に陥る危険性が高くなるため，環境を整備することが重要になる。

2. 環境整備を行う目的

　清潔で快適な環境となるような支援を行うことにより，高齢者の心身機能の回復が促されるだけでなく，高齢者の有する能力に応じ，可能な限り自立した生活を安全に送ることができるようになる。それとともに，要介護状態にある高齢者の世話をする家族や医療・介護職員の負担軽減を図ることも可能になる。

　また，高齢者のライフスタイルや好みを踏まえながら環境整備を行うことは，自己実現のニードの充足にもつながる。

3. 環境整備を行う根拠

　認知症をもつ高齢者は，環境の影響を特に受けやすい。たとえば，認知症の中核症状の一つである見当識障害（けんとうしき）は場所の判断を困難にするため，入院に伴う急激な生活環境の変化に対して不安や戸惑いを感じることが非常に多くなる。

　高齢者ではうつ病の有病率が高いといわれるが，その危険要因の一つとして，配偶者との死別といった人的環境の変化があげられている。同じく，高齢者の有病率が高い熱中症は，気温や湿度といった環境の影響が発症のきっかけとなることが多い。これらから，認知症の有無に限らず，高齢者に起こりやすい疾患の予防や，質の高い生活の実現のために，環境の整備は必要不可欠である。

4. 環境整備のためのアセスメント項目

　PEAP（professional environmental assessment protocol）は，認知症ケアユニットの環境評価のための研究ツールとして開発されたものである。この PEAP を日本の実状を踏まえて改訂したものが，PEAP 日本版 3[5) である。PEAP のなかでは，「認知症高齢者の暮らし

とケアの目標となる8つの次元」[6] が示されている。その8つの次元とは,「見当識への支援」「機能的な能力への支援」「環境における刺激の質と調整」「安全と安心への支援」「生活の継続性への支援」「自己選択への支援」「プライバシーの確保」「ふれあいの促進」である。

わが国では,人口の高齢化に伴い認知症高齢者数が今後も増加すると予測されており,環境整備を行うことがますます重視される。そのため,PEAPで掲げられた8つの次元を踏まえつつ,病院に入院,もしくは高齢者ケア施設に入所する認知症高齢者に焦点を当てた,環境整備のためのアセスメント項目,看護援助などについて表2-11,図2-7に示す。

表2-11 環境整備のためのアセスメント項目

アセスメント項目	評価
生活を営む場や状況 1）屋内 　①病室・居室の清潔さ 　②物品の配置と設備の設置の状況 　③空間の広さ 　④騒音の有無と程度 　⑤臭気の有無と程度 　⑥照明の明るさ 　⑦プライバシーへの配慮 2）屋外 　①自然環境 　②交通機関や道路 3）人的 　①看護師などのケアスタッフからの支援や交流の状況 　②家族や友人との交流の状況	● 清潔さが保たれているか。 ● 快適さを感じられる空間となっているか。 ● 安全に配慮して物品の配置や設備の設置が行われているか。 ● 多様な活動を行うために必要となるスペースは適切に確保できているか。 ● プライバシーへの配慮はなされているか。 ● ケアスタッフからの支援は適切に提供されているか。ケアスタッフがケアを提供しやすい空間になっているか。 ● 高齢者が家族や友人,ケアスタッフとの交流がもちやすくなるような配慮がなされているか。
環境を認知・判断し,適応する能力 ①環境の認知・判断に支障をきたす疾患・症状 ● 感覚器（視覚や聴覚など）の障害 ● 認知機能（注意,遂行機能など）の障害　など ②環境への適応に支障をきたす疾患・症状 ● 運動器（筋力,関節可動域など）の障害 ● 倦怠感 ● 疼痛 ● 息切れ　など	● 環境の認知や判断に支障をきたす疾患,症状はないか。 ● 環境への適応に支障をきたす疾患,症状はないか。
環境に対するとらえ方と習慣 ①思い,考え ②大切にしていることや習慣	● 満足感や安心感をもつことができるか。 ● 親しみやすさが感じられる空間になっているか。 ● 環境づくりを進めるなかで大切にしていることや習慣はあるか。そのことに配慮したうえで環境づくりを進めているか。 ● その人らしさが表現された空間となっているか。

高齢者のアセスメント

2　高齢者のくらしを支える援助

高齢者特有の症状と看護

高齢者特有の疾患と看護

高齢者の家族への看護

事例による看護過程の展開

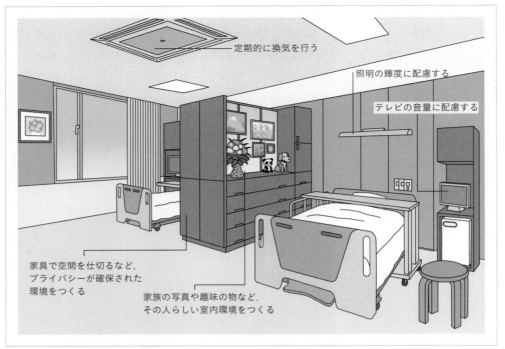

定期的に換気を行う

照明の輝度に配慮する

テレビの音量に配慮する

家具で空間を仕切るなど，
プライバシーが確保された
環境をつくる

家族の写真や趣味の物など，
その人らしい室内環境をつくる

図2-7 環境整備のための看護援助の例

VIII 高齢者への食事の援助

1. 食事の援助を行う意義

　食事とは，人間が生命を維持したり身体活動を行ったりするために，食品を摂取することをとおして必要な栄養素を体内に取り込むことである。「食べることは生きること」といわれることもある。

　しかし，高齢者は，加齢に伴い，咀嚼や嚥下機能の低下，味覚など感覚機能の低下，認知機能の低下など，栄養の取り込みに悪影響を及ぼす要因を多く抱えている。栄養の取り込みがうまくいかないと**低栄養状態**を招くことになるが，高齢者の場合，いったん低栄養状態に陥ると，活動量の減少や健康状態の悪化から QOL にも悪影響を及ぼすため，低栄養を予防することは重要である。

　また，食事は，人間にとって単にエネルギーを取り入れるだけでなく，人々が生きる文化や生活のなかに重要な位置を占める。特に高齢者にとって，食事は，料理の味を楽しんだり，食卓を囲みながら家族や友人とコミュニケーションをとったりする機会になるなど，生活のなかの楽しみとしても重要である。行動範囲が狭くなり生活が単調になりがちな高齢者にとって，食事の際に居室や病室から食堂に移動するなど寝食を分けることは，療養

生活にメリハリをつけるためのきっかけにもなる。

　さらに，高齢者の場合，加齢とともに経口摂取が難しくなっていく人も多いが，口から食べることは，料理の味を楽しむことに加え，食べる動作が脳の機能を活性化することにもなるため，可能な限り経口摂取を継続できるようにする援助も大切である。

　以上のことから，食事の援助を行うことは，低栄養状態を予防し，健康で豊かな生活を営むために重要である。

2. 食事の援助を行う目的

　食事の援助を行う目的として，以下の点をあげることができる。

①食べることを援助することによって，栄養状態ならびに身体機能の維持・向上を図り，高齢者の健康状態の回復を促す。

②食べることを援助することによって，栄養状態を良好に保ち，褥瘡や感染症などの2次的な障害の発生を防ぐ。

③食事が生きる楽しみ（生きる活力）である高齢者は多く，食べることを援助することにより，高齢者のQOLの向上を図る。

④食事の場をとおして他者との交流を図り，社会性を維持する。

3. 食事の援助を行う根拠

　バランス良く栄養を補給するために，食物を摂ることが重要であるのはいうまでもない。しかし，高齢者は，加齢の影響により，食物を体内に取り込むのに必要な咀嚼や嚥下の機能が低下したり消化吸収機能が低下したりすることで，食物の摂取量が減少したり食事内容が偏ったりする。また，高齢者のなかには複数の疾患を抱えている人も多く，服用している薬剤が食欲や摂食嚥下機能に悪影響を与えていることもある。

　このような，栄養の取り込みに直接的に関与する機能の低下だけでなく，歩行能力の低下により買い物に行くことが難しくなるなど，食べることには直接的に関与しない身体機能の低下や，年金生活による経済的な影響から食事内容が単一化することも，低栄養状態を招く要因である。

　低栄養は，筋肉量や筋力の低下，ADLの低下や活動性の低下，それらに引き続き起こる廃用症候群，免疫力の低下など様々な問題を引き起こす。こうした低栄養状態を起こす悪循環は，高齢者の生活の質を悪化させる。したがって低栄養を防ぎ，高齢者が健やかに質の高い生活を営むために，食事の援助は重要である。以下に，食事の援助を行う根拠となる具体的な問題点を示す。

①高齢者は，長年の生活のなかで培われた習慣や食事に対する嗜好が影響し，摂取する食品に偏りが生じて栄養のバランスが崩れやすい。

②食物を口腔から摂取しない状態が続くと，摂食嚥下に必要な機能がますます低下し，食べるための機能が維持できなくなる。

③必要な栄養素を体内に補給できないことにより，筋肉量などが低下して身体機能の低下を招き，寝たきりに至るリスクを高めてしまう。

④必要な栄養素を補給できず栄養状態の低下をきたした結果，褥瘡や感染症が発症するリスクを高めてしまう。

4. 食事の援助のためのアセスメント項目

　食事の援助（図2-8）の際には，その人に適した環境で食事ができるよう，周囲の環境を整える必要がある。表2-12には食事の援助の際に必要なアセスメント項目をまとめた。これらのアセスメント結果を受け，図2-8のような看護援助や摂食嚥下訓練などを行う。摂食嚥下訓練は，食べ物を用いずに行う間接訓練と食べ物を用いて行う直接訓練がある。嚥下体操（図2-9）は間接訓練の一種であるが，食前に実施すれば口腔周囲や頭部の緊張をとり，リラックスさせる効果も期待できる。

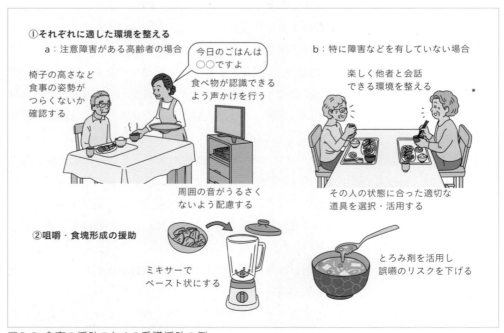

図2-8　食事の援助のための看護援助の例

表2-12 食事の援助のためのアセスメント項目と評価

アセスメント項目	評価
食事の際の周囲の環境	• （注意障害のある高齢者の場合）食事に集中できる環境かどうか。 • 食事を楽しめる環境かどうか。 • 食卓は衛生的かどうか。
食欲に影響する要因 ①服用している薬剤 ②排便の状況	• 服用している薬剤が，口渇や味覚障害などにより食欲低下を生じさせていないか。 • 便秘の有無
食べる動作 ①食べる時の姿勢 ②上肢の動き ③感覚器 ④覚醒の状態 ⑤尿意の有無	• 本人の状態に合わせた適切な自助具（図2-10）が準備されているか。 • 適切な姿勢（図2-11）を保持できているか（不適切な姿勢は疲労による食事摂取量不足，誤嚥・窒息のリスクを高める）。 • 姿勢により上肢の動きが制限されていないか。 • 感覚器からの情報は得られているか（視覚で食事の内容を，嗅覚で食事のにおいを，味覚で味を認識することで食事を楽しむことができるか）。 • 覚醒の状態はどうか（覚醒の状態が悪いと誤嚥のリスクが高くなる）。 • 義歯がある場合，装着されているかどうか。 • 食事前に排尿が済んでいるか。
摂食嚥下の状態	• 反復唾液嚥下テスト（RSST：repetitive saliva swallowing test）を実施し，嚥下機能障害をスクリーニングする（図2-12）。 • 改訂水飲みテスト（MWST：modified water swallowing test）を実施し，咽頭期の障害を評価する（表2-13）。 • 食物テスト（FT：food test）を実施し，口腔での食塊形成と咽頭への送り込みを評価する（表2-14）。 • 顔面や口唇の麻痺はないか。 • 咀嚼できているか。また舌の動き，歯や義歯の状態，口腔内の乾燥状態を確認する。 • 食事中のむせや咳込みの有無を確認する。 • 食後の咳込みや曖気の有無を確認する（食道への逆流は時間がたってから生じることもあるため注意が必要である）。
摂食嚥下機能に影響を与える要因 ①疾患 ②服用している薬剤	• 摂食・嚥下機能に影響を与える疾患（脳神経疾患［脳梗塞・脳出血など］，神経・筋疾患［パーキンソン病・筋萎縮性側索硬化症など］，認知症など）の有無を確認する。 • 服用している薬剤の作用が摂食嚥下障害の要因になっていないか。
食材の調達と調理について	• 在宅で暮らす高齢者の場合，食材の調達や調理を本人が行えるのか（難しい場合は誰がどのように行うのか）。
食習慣や嗜好 ①食習慣 ②食べ物の好き嫌いや味つけの好み	• 生まれ育った地域や長年培ってきた食習慣に関する情報（これらの情報は食事摂取量低下時や食欲不振時に活用できる）。
食事摂取量	• （病院や施設の場合）1日3食栄養バランスの考えられた食事が提供されるため，摂取量の確認を行う。 • （在宅など高齢者自身が食事を用意する場合）回数・量・栄養バランスなど食事の内容を確認する。

1 〈深呼吸〉
・ゆっくり2〜3回深呼吸する。
・息を吐くときは口すぼめ呼吸とする。

2 〈首の運動〉
・ゆっくりと右，左1回ずつ横を向き，首を回す。
・前後，左右に1回ずつ首を曲げる。

3 〈肩の運動〉
・両肩をすぼめるようにしてからすっと力を抜く
（2〜3回）。

4 〈ほおの運動〉
・口を閉じたまま，ほおを膨らませたりゆるめたりする
（2〜3回）。

5 〈舌の運動〉
・口を大きく開き舌を出したり引っ込めたりする(2〜3回)。
・舌で左右の口角を触る(2〜3回)。

6 〈発音練習〉
・パパパパ，ラララ，
カカカカと発音する。

7 〈深呼吸〉
・最後にもう一度深呼吸
をする。

図2-9 嚥下体操

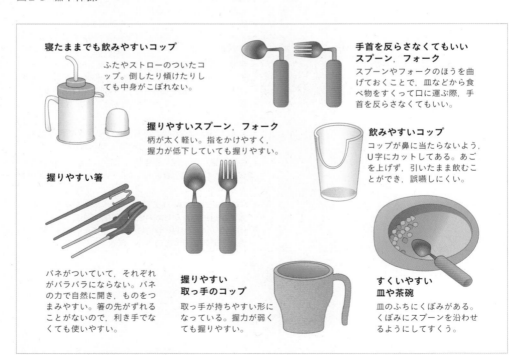

寝たままでも飲みやすいコップ
ふたやストローのついたコップ。倒したり傾けたりしても中身がこぼれない。

握りやすいスプーン，フォーク
柄が太く軽い。指をかけやすく，握力が低下していても握りやすい。

握りやすい箸
バネがついていて，それぞれがバラバラにならない。バネの力で自然に開き，ものをつまみやすい。箸の先がずれることがないので，利き手でなくても使いやすい。

握りやすい取っ手のコップ
取っ手が持ちやすい形になっている。握力が弱くても握りやすい。

手首を反らさなくてもいいスプーン，フォーク
スプーンやフォークのほうを曲げておくことで，皿などから食べ物をすくって口に運ぶ際，手首を反らさなくてもいい。

飲みやすいコップ
コップが鼻に当たらないよう，U字にカットしてある。あごを上げず，引いたまま飲むことができ，誤嚥しにくい。

すくいやすい皿や茶碗
皿のふちにくぼみがある。くぼみにスプーンを沿わせるようにしてすくう。

図2-10 食事の際に利用する自助具

1 高齢者の
アセスメント

2 高齢者のくらし
を支える援助

3 高齢者特有の
症状と看護

3 高齢者特有の
疾患と看護

3 高齢者の
家族への看護

4 事例による
看護過程の展開

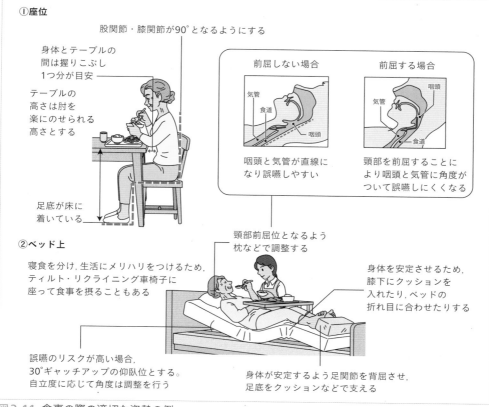

① 座位

股関節・膝関節が90°となるようにする

身体とテーブルの
間は握りこぶし
1つ分が目安

テーブルの
高さは肘を
楽にのせられる
高さとする

足底が床に
着いている

前屈しない場合

気管
食道
咽頭

咽頭と気管が直線に
なり誤嚥しやすい

前屈する場合

気管
咽頭
食道

頸部を前屈することに
より咽頭と気管に角度が
ついて誤嚥しにくくなる

② ベッド上

寝食を分け，生活にメリハリをつけるため，
ティルト・リクライニング車椅子に
座って食事を摂ることもある

頸部前屈位となるよう
枕などで調整する

身体を安定させるため，
膝下にクッションを
入れたり，ベッドの
折れ目に合わせたりする

誤嚥のリスクが高い場合，
30°ギャッチアップの仰臥位とする。
自立度に応じて角度は調整を行う

身体が安定するよう足関節を背屈させ，
足底をクッションなどで支える

図2-11 食事の際の適切な姿勢の例

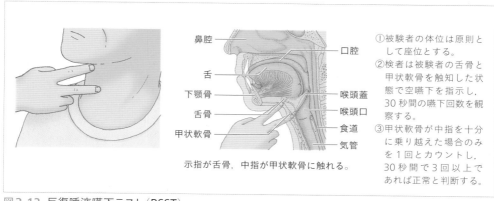

鼻腔
口腔
舌
喉頭蓋
下顎骨
喉頭口
舌骨
食道
甲状軟骨
気管

示指が舌骨，中指が甲状軟骨に触れる。

① 被験者の体位は原則と
して座位とする。
② 検者は被験者の舌骨と
甲状軟骨を触知した状
態で空嚥下を指示し，
30秒間の嚥下回数を観
察する。
③ 甲状軟骨が中指を十分
に乗り越えた場合のみ
を1回とカウントし，
30秒間で3回以上で
あれば正常と判断する。

図2-12 反復唾液嚥下テスト（RSST）

表2-13 改訂水飲みテスト（MWST）

目的	咽頭期の障害を評価する方法
方法	①冷水 3mL を口腔底に注ぎ，嚥下してもらう。 ②嚥下後に可能なら反復嚥下を 2 回してもらう。 ③評価基準が 4 以上なら最大 2 回施行を繰り返す。 ④最低点を評点とする。
評価	1：嚥下なし，むせる and/or 呼吸切迫 2：嚥下あり，呼吸切迫（不顕性誤嚥の疑い） 3：嚥下あり，呼吸良好，むせる and/or 湿声 4：嚥下あり，呼吸良好，むせない 5：4 に加え，反復嚥下が 30 秒以内に 2 回可能

出典／日高紀久江：どこまで食べられる？を把握！摂食・嚥下機能のアセスメントと評価，BRAIN NURSING，26（12）：1208，2010.

表2-14 食物テスト（food test：FT）

目的	口腔における食塊形成，咽頭への送り込みを評価する方法
方法	①プリン茶さじ 1 杯（約 4g）を舌背前部に置き嚥下してもらう。 ②嚥下後に可能なら反復嚥下を 2 回してもらう。口腔内の残留を確認する。 ③評価基準が 4 以上なら最大 2 回施行を繰り返す。 ④最低点を評点とする。
評価	1：嚥下なし，むせる and/or 呼吸切迫 2：嚥下あり，呼吸切迫（不顕性誤嚥の疑い） 3：嚥下あり，呼吸良好，むせる and/or 湿声 4：嚥下あり，呼吸良好，むせない，口腔内残留ほぼなし 5：4 に加え，反復嚥下が 30 秒以内に 2 回可能

出典／日高紀久江：どこまで食べられる？を把握！摂食・嚥下機能のアセスメントと評価，BRAIN NURSING，26（12）：1208，2010.

IX 高齢者へのセクシュアリティを考慮した援助

1. セクシュアリティを考慮した援助を行う意義

　セクシュアリティ（sexuality）とは，性に関連する考え，態度，欲望や思考を表すものであり，生物学的な性である「セックス（sex）」と，社会的・文化的な性である「ジェンダー（gender）」の影響を受ける性に関する認識や行動の総称として広い意味で使われている[7]。「セックス」が生物学的な性を意味するのに対して，「セクシュアリティ」はパーソナリティ全体にかかわるものであり，人間関係の一つの表現としての意味をもつ[8]。退職，配偶者や親しい友人との死別，世話をする立場からされる立場への家族関係の変化など，老年期においては，社会的な役割や周囲の人との関係性に変化が生じる。そのようななかで，パートナーとの良好な関係の継続や新たな関係性の構築は，高齢者の人生の後半をより豊かなものにする。

　一方で，加齢や疾患による機能障害により性欲や性行動の減少が生じる時期でもあるため，パートナーとの間で性的問題が発生しやすく，高齢者本人がセクシュアリティの問題

で悩んでいることも多い。また，老年期におけるセクシュアリティの問題は「年がいもない」「みっともない」というマイナスイメージでみられることも多く，人知れず悩んだり諦めたりしている高齢者も少なくない。医療従事者のなかにも，このような偏見は少なからず存在しているため，まずは，老年期においても性的欲求があるのは自然なことであり，セクシュアリティを考慮した援助の実施によって，高齢者の日常生活や人生が，より健康的で充実したものになるという認識をもつことが必要である。

▌ 2. セクシュアリティを考慮した援助を行う目的

　高齢者にセクシュアリティを考慮した援助を行う目的は，主に以下の4点があげられる。
①パートナーとの成熟した関係性を維持・構築することができる。
②加齢や疾患に伴う機能障害によって生じているセクシュアリティに関連した心身の苦痛を軽減することができる。
③高齢者が自身のセクシュアリティに関する考えや希望を表出することができる。
④長期的に高齢者が生活するような施設において，高齢者のセクシュアリティを考慮した環境が整う。

▌ 3. セクシュアリティを考慮した援助を行う根拠

　高齢者にセクシュアリティを考慮した援助が必要となる根拠には，主に以下の3点があげられる。
①配偶者との死別によって，それまでの親密なパートナーを喪失する年代であり，新たなセクシュアリティのあり方が求められる時期である。
②加齢や疾患による機能障害により，性欲や性行動に課題や問題が生じやすい。
③高齢者の性に対して社会的な偏見がある。

▌ 4. セクシュアリティを考慮した援助のためのアセスメント項目

　表2-15に，セクシュアリティを考慮した援助のためのアセスメント項目と看護援助の例をあげた。日本社会においては，セクシュアリティに関する話題はオープンにする傾向が少なく，ましてや現代の高齢者の年代では，これらの事柄について聞かれたり，話をしたりすることに抵抗を感じることが容易に想像できる。

　ケア提供者は，まずはセクシュアリティを考慮した援助の必要性について見極めることからスタートし，アセスメントのための情報を得る際には，高齢者本人やパートナー，家族のプライバシーや感情に配慮した方法で行う必要がある。

　セクシュアリティの概念は，性交という狭義の意味合いのみでとらえるのではなく，異性と会話する機会があるか，パートナーとのスキンシップがあるかなど，より多様な性行動のありかたを考えなければならない。また，老年期は，施設などへの長期入所によるパートナーとの離別や配偶者との死別による性的パートナーの喪失を体験する。配偶者を亡く

高齢者の
アセスメント

2　高齢者のくらし
を支える援助

高齢者特有の
症状と看護

高齢者特有の
疾患と看護

高齢者の
家族への看護

事例による
看護過程の展開

表2-15 セクシュアリティを考慮した援助のためのアセスメント項目と看護援助の例

アセスメント項目	評価	看護援助の例
セクシュアリティに関する高齢者の意識 ①高齢者本人の意識 ②加齢や疾患に伴うボディイメージの変化	• 性行動を恥ずかしいこととして否定的にとらえることなく，必要に応じて自分の希望や意思を伝えることができているか。 • 高齢者本人が自分のセクシュアリティに関する問題にどのような意識をもっているか。	• パートナーとの性生活などセクシュアリティに関する問題について，気兼ねせずに医療者に相談してもよいことを伝える。 • 必要に応じて，パートナーと性生活について話し合う機会がもてるようにサポートする。
高齢者の性行動の実態 ①性行動の状況 ②パートナー（対象が同性の場合もある）との交際の状況 ③パートナーはいるか	• パートナーとの関係に満足しているか • 思いやりや癒やしなど，精神的に満足感を得られるような異性（同性の場合もある）とのつながりがあるか。 • 性行動の有無とその頻度，肉体的満足感・性的コミュニケーション・性交痛（女性の場合）の有無。 • 日頃パートナーとどんなかかわりをもっているか。 • 現状に満足しているか，あるいは希望はあるか。	• 加齢に伴う性機能の変化について理解し，性行動のあり方をパートナーと一緒に考えられるように支援する。 • 入院中の高齢者に配偶者の面会を促すなど，パートナー（親密な他者）とのつながりを感じられるような機会がもてるように支援する。
性機能に関連する障害の有無と程度 ①加齢による変化 ②疾患やその治療に伴う障害の有無と程度	• 性機能障害はないか。また，ある場合にはそれにより精神的ストレスや苦痛が生じていないか。 • 運動機能障害により，性行動に影響を与えていないか。 • 自分やパートナーのからだを思いやり，負担にならないように性生活を営むことができているか。	• 性交痛（女性）や性欲減退，勃起障害（男性）など，性機能障害がある場合には，専門的な治療やカウンセリングが受けられるようにサポートする。 • 性行動に影響するような健康障害（心不全，呼吸器疾患，糖尿病，運動機能の障害など）を有する場合には，負担にならないような性行動について医師に相談するように勧める。
セクシュアリティに関連する環境 ①物理的環境 ②人的環境（高齢者の家族や介護者はどのようにとらえているか） ③社会的環境（セクシュアリティに関する社会の価値観や規範）	• 高齢者のプライバシーに配慮した生活空間が確保されているか。 • 高齢者の性に関する価値観をケア提供者や家族が否定していないか。	• 高齢者とパートナーがリラックスして過ごせるような環境を提供する。 • スキンシップや会話など，多様な性行動のあり方があることを援助者が理解して接する。 • 援助者や家族が高齢者の性について偏見をもたないで接する。

した高齢者の再婚については，高齢者本人や社会の偏見から，パートナーの必要性を感じていても新たなパートナーを見つけることに意欲をもてず，行動を起こせない場合もある。一方で，「あの人と添い遂げられて幸せだった」と現状においては新たなパートナーを必要としていない高齢者もいる。その場合には，死別したパートナーと過ごした人生が現在の高齢者にどのような影響を与えているのかについて考える。

5. セクシュアリティを考慮したケアの実際

　高齢者へのセクシュアリティを考慮したケアは，①パートナーとの良好な関係を維持・創造できること，②性行動に関連した苦痛や不安を軽減すること，③高齢者本人が多様なセクシュアリティのあり方に関心を向けることができるようになること，④高齢者のセクシュアリティに配慮した生活環境，療養環境を整えること，を目標に行う。

　ほかの年代であれば当然配慮されるべきセクシュアリティに関する配慮が，「高齢者は

性役割を終えている」「認知症でわからないから配慮する必要はない」というような誤った認識のもとに軽視される現状がある。また，高齢者本人もそれまでに培ってきた社会的な価値観や規範から「年寄りが性の話をするのは恥ずかしい，みっともない」と考えがちであり，希望や考え・関心をもっていてもそれを表明することをためらう可能性がある。セクシュアリティに関する希望や考えがあることは人間として当然であり，老年期を健康的に過ごすために必要であることを，援助者はもちろん，高齢者本人も理解することが肝要である。

　医療施設や高齢者ケア施設では，複数人室の場合にカーテンで区切られただけの個人スペースしか確保できないこともあり，プライバシーを保ちにくい。また，個室の場合であっても病室や居室の入り口は施錠できないことが多く，親密な会話はしにくい状況にある。プライバシーへの配慮をどのようにすべきかについて検討が必要となる。また，集団生活の生活空間を検討する際には，男性性・女性性への配慮が欠かせない。男性・女性により，居室や使用するトイレ，入浴時間や場所などの区別を行う。排泄や入浴の援助を異性の援助者が行う場合には，性的な不快感を与えないよう配慮する。高齢者本人が同性による援助を希望している場合や，異性が援助を行うことに不安を感じている場合には，高齢者の希望を優先して同性の援助者が援助を実施する。

X　高齢者への社会参加を促す援助

1. 社会参加を促す援助を行う意義

　社会参加の定義は様々であり統一されていない。しかし小林は，「個人として行うか集団の一員として行うかにかかわらず，また，財やサービスを生み出す生産的（productive）な活動であるか否かにかかわらず，家族以外の他者との相互作用を伴う活動，もしくは家族以外の他者の利益のために行われる活動のいずれかに該当する活動」[9]を社会参加として扱っている。この点を踏まえると，生活の場，労働の場，余暇の場における人と人とのかかわりを伴う自主的な活動を社会参加としてとらえることができる。

　子どもの独立後や定年退職後の期間が長期化している日本では，「子どもや孫など家族との団らんのとき」だけでなく，「趣味やスポーツに熱中しているとき」「友人や知人と食事，雑談しているとき」に喜びや楽しみを感じる高齢者が多いことが報告されている[10]。また，高齢者が就労という形で社会参加を行うことで，健康習慣や認知能力が改善される可能性があると指摘されている[11]。このように，生きがいの形成や健康状態の改善を期待して，今日では高齢者の社会参加が推し進められている。

1 高齢者のアセスメント
2 高齢者のくらしを支える援助
高齢者特有の症状と看護
高齢者特有の疾患と看護
3 高齢者の家族への看護
事例による看護過程の展開

2. 社会参加を促す援助を行う目的

社会参加の機会の減少は社会的孤立を生み出すのみでなく，孤立死といった深刻な事態を招く要因になる。また，たとえ死に至らなかったとしても，活動の場の狭小化に伴って閉じこもり傾向となり，認知症の発症や寝たきりに至るリスクを高める。

社会的孤立とは，「家族や地域社会との交流が，客観的にみて著しく乏しい状態」[12]をいう。世界有数の長寿国家となり，高齢者の単独世帯が増え続けている日本では，健康寿命の延伸と社会的孤立の予防に高い関心が寄せられている。さらに，人口減少が顕著になっている地域では，ボランティアの担い手や社会の支え手としての役割をすでに高齢者が担っている実態があるように，高齢者には社会参加をとおして様々な役割を果たすことが求められている。

3. 社会参加を促す援助を行う根拠

福祉や環境の改善などを目的としたボランティア活動に「まったく参加したことがない」と答えた日本の高齢者の割合が，35.0％であったという報告がある[13]。その一方で，労働力人口の総数に占める65歳以上者の割合が上昇しつづけている実態も明らかにされている[14]。このように，高齢者の社会参加のありようはそれぞれであり多様化している。

社会参加に取り組むにあたっては，どのような活動であっても，それに取り組む人々の健康状態が大きな影響を及ぼす。たとえば，高齢者は複数の疾患に罹患していたり，老化に伴う身体機能の低下が生じたりしていることが多い。このような健康上の理由により，意欲はあっても活動に参加できなかったり，活動に参加する意欲自体がもてなかったりす

表2-16 社会参加を促す援助のためのアセスメント項目

アセスメント項目	評価
社会参加の現状 ①活動の内容 ②活動に参加している時間と頻度 ③活動に参加することで得られる利益 ④活動への取り組み	• 参加している活動は，高齢者本人の興味や関心がある内容か。 • 参加している活動には，高齢者本人のもつ知識や技術を生かせる場面があるか。 • 活動に参加している時間や頻度は適切か。 • 活動への参加をとおして，どのような利益が高齢者本人にもたらされているか。 • 集中力を維持しながら活動に取り組めているか。
社会参加に対する意欲や思い ①活動後に感じる満足感・充実感 ②活動の継続に対する意欲 ③社会参加に対して抱く価値観	• 活動には自主的に参加できているか。 • 参加している活動に対して，満足感や充実感をもつことができているか。 • 人や社会とのつながりを維持することに対して，どのようにとらえているか。
社会参加を阻害あるいは促進する要因 ①心身の健康状態 ②交通手段 ③時間的ゆとり ④一緒に参加する友人・知人の存在	• 心身の健康状態に適した活動か。 • 活動への参加によって心身の健康状態の悪化が生じていないか。 • 活動への参加を終えた後に感じる疲労の程度は適切か。 • 活動に参加するための交通手段は確保できているか。 • 活動を共に行う友人や知人はいるか。

る場合もみられる。したがって、家族や地域社会とのつながりの確保を目指し、個々の高齢者のもてる力に応じた社会参加を促す支援が必要となる。

4. 社会参加を促すためのアセスメント項目

社会参加という用語からは、地域の行事やボランティア活動への参加をイメージすることが多い。しかし、社会参加の形は多様であり、友人との談笑も社会参加の一つとしてとらえることができる。社会参加のきっかけとしては、友人や地域住民からの誘いが多いため、高齢者が他者と交流できる場を設けるようにする（表2-16）。

文献

1) 内閣府：平成25年度 高齢者の地域社会への参加に関する意識調査結果（概要）. https://www8.cao.go.jp/kourei/ishiki/h25/sougou/gaiyo/pdf/kekka1.pdf（最終アクセス日：2020/3/12）
2) 日本聴覚医学会：難聴対策委員会報告；難聴（聴覚障害）の程度分類について、2014. https://audiology-japan.jp/cp-bin/wordpress/audiology-japan/wp-content/uploads/2014/12/a1360e77a580a13ce7e259a406858656.pdf（最終アクセス日：2020/08/04）
3) レイン・ティディクサー著、林泰史監訳：高齢者の転倒；病院や施設での予防と看護・介護、メディカ出版、2001.
4) 眞野行生、中根理恵：転倒しやすい患者のリハビリテーション；高齢者の歩行障害と転倒の要因, Journal of Clinical Rehabilitation, 7 (3)：243-247, 1998.
5) ケアと環境研究会：認知症高齢者への環境支援のための指針（PEAP日本版3）、改訂4版、2005. http://www.kankyozukuri.com/pdf/peap-ja-34.pdf（最終アクセス日：2016/4/15）.
6) 児玉桂子、他編：PEAPにもとづく認知症ケアのための施設環境づくり実践マニュアル、中央法規、2010, p.12-14.
7) 吉沢豊予子編：女性生涯看護学；リプロダクティブヘルスとジェンダーの視点から、真興交易医書出版部、2004, p.132.
8) 荒木乳根子、他：老年期のセクシュアリティに関する研究；性差を中心として、教育相談研究, 30：1-7, 1992.
9) 小林江里香：日本の高齢者の社会参加は進んだか；高頻度参加層の拡大と非参加層の縮小の視点から、老年社会科学, 36 (4)：423-432, 2015.
10) 内閣府：平成25年度 高齢者の地域社会への参加に関する意識調査結果（概要）. https://www8.cao.go.jp/kourei/ishiki/h25/sougou/gaiyo/pdf/kekka1.pdf（最終アクセス日：2020/3/12）
11) 東京大学高齢社会総合研究機構：高齢者の社会参加の実態とニーズを踏まえた社会参加促進策の開発と社会参加効果の実証に関する調査研究事業報告書、2014. http://www.iog.u-tokyo.ac.jp/wp-content/uploads/2014/05/556984f2bbf71217e5c092b690579fb8.pdf（最終アクセス日：2020/3/12）
12) 内閣府：平成23年版高齢社会白書（全文）、第1章高齢化の状況、第3節地域における高齢者の「出番」と「活躍」；社会的孤立を超えて地域の支え手に、2011. https://www8.cao.go.jp/kourei/whitepaper/w-2011/zenbun/pdf/1s3s_1.pdf（最終アクセス日：2021/8/9）
13) 内閣府：第9回高齢者の生活と意識に関する国際比較調査（全体版）、2021. https://www8.cao.go.jp/kourei/ishiki/ro2/zentai/pdf_index.html（最終アクセス日：2021/8/9）
14) 内閣府：令和3年版高齢社会白書（全体版）（PDF版）第1章高齢化の状況 第2節高齢期の暮らしの動向、2021. https://www8.cao.go.jp/kourei/whitepaper/w-2021/zenbun/03pdf_index.html（最終アクセス日：2021/8/9）

参考文献

・新井文武：歩行器、歩行補助具、リハビリナース, 7 (4)：354-358, 2014.
・久保博子：寝床内の環境制御による快眠法、ねむりと医療, 2 (2)：97-99, 2009.
・真野英秀：耳鼻咽喉科；聴覚障害を中心に、Journal of Clinical Rehabilitation, 23 (11)：1100-1105, 2014.
・山田好秋：発声・嘔吐、デンタルハイジーン, 26 (5)：424-427, 2006.
・五百住智香、他：術後急性期から回復期のリハビリテーション；脳血管障害後のコミュニケーション障害, Brain Nursing, 22 (9)：66-72, 2006.
・東口髙志監：高齢者の栄養管理を考える Vol.5 低栄養の新たな診断基準；GLIM criteria、アボットジャパン、2019. https://nutritionmatters.jp/common/pdf/disease/ENH190116CDS_GLIM.pdf

高齢者のアセスメント

2 高齢者のくらしを支える援助

高齢者特有の症状と看護

高齢者特有の疾患と看護

高齢者の家族への看護

事例による看護過程の展開

第 **3** 章

高齢者特有の
症状と看護

この章では

- 臨床現場において高齢者に特有の症状を目の前にしたときに，何が起きているのかを考え，説明することができるようにする。
- 高齢者がどのような症状に悩んでいるのか，どのようなケアをすればよいのかを理解する。

I 高齢者のめまいと看護

A 加齢によるめまいの病態と要因

1. 平衡感覚の機能

　耳には，重要な「聴覚」と「平衡感覚」の機能がある。内耳には，蝸牛と前庭，半規管がある。蝸牛は音（聴覚）の受容器，**前庭**と**半規管**は平衡感覚の受容器である。

　平衡感覚の受容器には，身体のバランスや姿勢を保つ役割がある。前庭は身体の傾き，半規管は回転運動を感知する機能となる。

　平衡感覚は，前庭，半規管，前庭神経，脳幹，視床，大脳皮質が関連する。基本的には，どの部位が障害されても，めまいは起きる。

2. めまいの病態と要因

▶ **めまいの病態**　めまいは，視覚情報と前庭系の情報との不一致，視覚情報と体性感覚情報などの入力情報との不一致によって生じる違和感である。加齢によって多くの入力機能は低下するため，その不均衡が要因となり，めまいを自覚する。

　耳鳴りや難聴は聴覚の異常によって，めまいは平衡感覚の異常によって起きる。聴覚の異常に関連する蝸牛と，平衡感覚の異常に関連する前庭は，細い管でつながり互いに影響を及ぼすため，これらの症状は多くが関連して現れる。

　めまい，難聴，耳鳴りの症状がある主な疾患には，メニエール病，内耳炎，突発性難聴などがある。

▶ **めまいの要因**　めまいには多くの要因があり，その要因は内耳（良性発作性頭位めまい症，前庭神経炎，メニエール病など），脳（脳血管障害，腫瘍など），加齢による機能低下に伴うものと大きく3つに分類することができる。

　めまいを症状とする疾患は，主に前庭系の障害となる。また，末梢性（前庭と半規管から前庭神経までの障害）と中枢性（脳幹や小脳から大脳皮質までの障害）に区別することができる。

▶ **眼振による判別**　内耳が原因となる回転性めまいでは**眼振**が起きる。眼振の方向や減衰現象によって，末梢性と中枢性を鑑別することができる。中枢神経系の疾患のめまいは，眼振はより軽度である。また，縦方向への垂直眼振は脳幹疾患を示している。

▶ **薬害性**　加齢に伴い代謝機能が低下すると，薬剤が体内に蓄積するようになる。その薬剤の有害作用の一つとしてめまいが起きる場合もある。

3. 高齢者のめまいの病態と要因

高齢者のめまいには，多くの要因がある。特に多い要因としては，起立性低血圧，椎骨脳底動脈循環不全，脳卒中，脱水がある。

❶ 起立性低血圧（自律神経機能関連のめまい）

起立性低血圧は，座位から立位（3分以内）の収縮期血圧が 20mmHg 以上低下，または拡張期血圧が 10mmHg 以上低下するときに起きる。

急激な血圧低下により，顔面蒼白や冷汗などの症状が出現することもある。また，一過性の脳血流の低下による意識消失（失神）が起きることもある。

高齢者は，心機能や腎機能の低下によって，起立性低血圧によるめまい（目の前が真っ暗になる眼前暗黒感）が出現しやすい状態にある。

❷ 椎骨脳底動脈循環不全（末梢性のめまい）

頸椎の変形や動脈硬化が要因となる。随伴症状には，一過性の意識消失や手足のしびれがある。

❸ 脳卒中（中枢性のめまい）

小脳出血では，突然の回転性めまい，悪心・嘔吐の症状が出現する。

❹ 脱水

高齢者は体液組織の変化，腎機能の変化，水電解質を調節するホルモンの変化などの要因によって，脱水が起きやすい。さらに，脱水によって循環血液量が減少し，血液の粘りが増すことにより，血栓やめまいが起きやすい状態となる。

Ⓑ めまいの症状と生活への影響のアセスメント

1. めまいの感じ方と日常生活への不安感, 随伴症状

▶ めまいの表現　めまいには，ふらふらと揺れるような不安定な感覚（**浮揺性めまい**）と，ぐるぐると回る感覚（**回転性めまい**）がある。

浮揺性めまいは，身体が不安定に浮かぶように感じるめまいといわれることが多い。めまいをどのように表現しているのかを，ていねいに観察することが重要である。

▶ めまいによる不安感　「めまいがするから，まっすぐに歩くことができない。恐くて外に出かけることができない」というように，めまいは不安を自覚する症状である。起きている症状について，共感的に聴くことが重要となる。

▶ 随伴症状　難聴，耳鳴りなどの随伴症状を確認する。ほかに悪心・嘔吐，複視，運動障害，運動失調などにも注意する。

2. 背景因子とめまいの関連

　脳血管障害の症状としてめまいがある。めまいがみられたときには，脱水や貧血，肝や腎の機能低下による全身状態の悪化にも注意する必要がある。また，めまいの背景因子となる高血圧や糖尿病などの既往歴が関連していることもあるため注意が必要である。

Ⓒめまいの予防と看護

❶生活習慣の改善
　めまいは，日常のストレスや睡眠不足，自律神経失調症などが要因となる。めまいの予防には，ゆとりある生活や規則正しい生活習慣が望まれる。
　既往に，高血圧や高脂血症などの生活習慣病があることが多い。日常の食生活や嗜好品を見直すことも予防となる。

❷随伴症状への対応
　回転性めまいは悪心・嘔吐を伴うことがある。安静な環境と体位によって安楽が得られることもある。

❸不安の軽減
　めまいによって日常の移動に不安を感じる。また，転倒への恐怖もある。日常生活の行動を知り，環境やケアをマネジメントする。

Ⅱ　高齢者の脱水と看護

Ⓐ 脱水の病態と要因

1. 脱水のメカニズム

　細胞外液のナトリウム濃度は，浸透圧調節系と容量調節系によって調整される。体内の水分が不足すると，細胞外液のナトリウム濃度が上昇し，細胞外液の浸透圧が高くなる。このことによって，視床下部にある**浸透圧受容器**（渇中枢）が刺激されて，口渇感を認知して自ら水分補給する。また，下垂体後葉からは抗利尿ホルモン（ADH）の分泌が増加し，腎臓は水分の再吸収量を増加させ，体内に水分を保持する。
　一方，細胞外液量が変化すると容量受容体や圧受容体が，神経を介してレニン・アンジオテンシン・アルドステロン系に作用し，ナトリウムの再吸収量を補正し，ナトリウムと水分のバランスを保つ。

これらの調整がうまくいかなくなったときに脱水となる。

2. 高齢者の脱水の要因

　脱水は，体液組織の変化，腎機能の変化，水電解質調節ホルモンの変化により，高齢者に起こりやすい。

　成人の体液は，水分と電解質（主にナトリウム）から構成され，細胞内液と細胞外液からなる（図3-1）。

▶ **高齢者の脱水の特徴**　加齢に伴い体内の水分量は減少する（細胞内液量の10%）。この減少の要因には，筋肉量の減少によって脂肪組織が増加したり筋肉などにおける備蓄水分量が減少したりすることなどがあげられる。また，筋肉細胞内に多く含まれるカリウム，マグネシウム，リンの量も減少する。水電解質調節ホルモンのアルドステロン分泌低下による脱水症や，高血圧の治療などの目的で使用される利尿薬が誘因となり，体内にナトリウムを保持する機能が低下する。このような体内の水分と電解質が失われた状態が脱水である。

　体液量と浸透圧は体内のナトリウム量により調節されている。加齢に伴う腎機能低下により，食塩負荷によるナトリウム排泄量が低下し，ナトリウム貯留によって血管内圧が高くなり浮腫が生じやすくなる。また，食塩制限により脱水をきたしやすい状態となる。このほか，渇中枢の感受性が低下し，脱水をきたしていても水を欲しなかったり，ADLの低下により飲水行為が不十分となってしまったりすることなども，高齢者に脱水をきたしやすくする要因である。

3. 脱水の分類

　脱水は，水分損失と水分不足が原因となるが，その分類は水分と電解質のバランスによる。

❶高張性脱水（水欠乏性脱水）

　体内の電解質より水分が多く失われる。細胞外液中の電解質と水分量が減少し，血漿浸透圧が上昇する。細胞内液と比較して，細胞外液の浸透圧が高くなり，水分が細胞内から

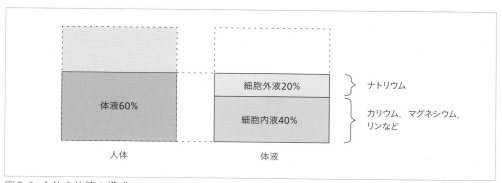

図3-1　人体の体液の構成

1 高齢者のアセスメント

2 高齢者のくらしを支える援助

3 高齢者特有の症状と看護

4 高齢者特有の疾患と看護

5 高齢者の家族への看護

6 事例による看護過程の展開

細胞外に移行するため細胞内脱水となる。軽度脱水では口渇^{こうかつ}，尿量減少がみられ，重度脱水では意識障害などの神経症状がみられる。

❷ 等張性脱水（混合性脱水）

体内の電解質と水分が同時に失われる。細胞外液は嘔吐^{おうと}や下痢，出血などの原因により急速に失われ，細胞内脱水と循環血液量減少による症状を示す。

❸ 低張性脱水（ナトリウム欠乏性脱水）

体内の水分よりも電解質が多く失われる。また，ナトリウムの摂取不足による低ナトリウム血症が起きる場合もある。細胞外液中の主にナトリウムが減少し，血漿^{けっしょう}浸透圧が低下する。細胞外液の浸透圧が低下し，水分が細胞外から細胞内に移行するため細胞外液が失われる。

細胞外液の浸透圧が低下し，抗利尿ホルモン（ADH）の分泌が抑制され，尿量低下はみられない。そのため，循環血液量の減少による血圧低下や頻脈など循環不全が生じる。

B 脱水のアセスメントと看護

1. 脱水のアセスメント

▶ **生活習慣**　なぜ脱水は高齢者に起きやすいのか，そのときにどのような症状が起きるのか，脱水症状の特徴を知る。高齢者の日頃の食事や水分摂取量を確認し，こまめに水分補給ができるように，生活習慣を整理し，脱水予防に関心が寄せられるように支援する。

▶ **症状**　自覚症状である口渇，倦怠感^{けんたいかん}，頭痛，めまいなど，他覚症状である顔色，表情，皮膚粘膜の状態（乾燥など）などを確認する。

意識状態が良い軽度の脱水では，市販の電解質飲料水の補給によって症状の改善が期待できることもある。

2. 脱水の診断と治療

脱水は，問診，視診，検査所見などの結果を統合して診断される。原因疾患の治療と輸液による治療が並行して行われる。その要因によって治療は異なる。たとえば低張性脱水のときに，水やお茶を多く補給すると，より体液の均衡が保てなくなり，改善はみられないことがある。

重度脱水では，頻脈や脈が触れなくなることもあるため，まずバイタルサインの変化を確認する。また，体重減少は脱水の重症度に影響することもある。尿はいつから出て，いつから出なくなったのかなど，排尿の状況を確認し，尿量が保てるように支援する。

3. せん妄の原因

脱水は，せん妄^{もう}が生じる全身性疾患病態の一つである。特に高齢者では，神経伝達物質

の変化・ホルモンの変化・代謝産物の変化が起こりやすく，せん妄のリスク因子が多くなることから，意識レベルの変動を考慮する必要がある。

III 高齢者のかゆみと看護

A かゆみの病態と要因

1. かゆみの定義

かゆみは，一般的には「掻きたいという欲望が生じる感覚」と定義されている。皮膚のかゆみは自覚的症状である。かゆみは皮膚の特定部位に限定されることもあるが，全身に及ぶこともある。発疹を伴わないかゆみの多くは，原因を特定することが困難となる。かゆみによる掻破行動は症状を悪化させ，皮膚の掻破により皮膚が肥厚化し，痒疹結節や色素沈着がみられる。

2. かゆみの病態

1 加齢とかゆみ

高齢者の場合，皮脂腺，汗腺の機能や角層の水分保持機能が老化により低下するため，発汗や皮脂の分泌が減少し，皮膚は乾燥しやすくなる。この皮膚の乾燥により，かゆみが生じる。角層の水分の減少により皮膚が乾燥した状態が**乾皮症**である。

また，かゆみがあるため掻破し，湿疹化することがある。乾皮症に湿疹反応が加わると**皮脂欠乏性皮膚炎**となる。乾皮症，皮脂欠乏性皮膚炎は，加齢や低湿度環境が要因となる。

寝たきりになると，皮脂欠乏性皮膚炎やおむつ皮膚炎による湿疹が多くなる。これらは，かゆみを伴う。患者がかゆみを表現することができないときには，掻破痕，掻破行動を観察し判断する。

2 皮膚瘙痒症

皮膚に発疹がないにもかかわらず，かゆみを感じる病態である。かゆみを感じるため掻破による湿疹を伴うことがある。基礎疾患に基づく皮膚瘙痒症の場合は，原疾患の治療が可能であるか否かは重要となる。皮膚瘙痒症は，かゆみを感じる範囲によって，広範囲の汎発性と限定範囲の限局性に分類される。

▶ **汎発性皮膚瘙痒症** 原因として，皮膚の乾燥，腎疾患，肝・胆道系疾患，血液疾患，内臓がん，薬剤などがある。

1 高齢者のアセスメント
2 高齢者のくらしを支える援助
3 高齢者特有の症状と看護
4 高齢者特有の疾患と看護
5 高齢者の家族への看護
6 事例による看護過程の展開

▶ 限局性皮膚瘙痒症　多くは外陰部や肛門周囲に生じる。外陰部の皮膚は敏感で薄く，浸軟や感染を起こしやすく，心理的な要因も加わり治療は複雑となる。外陰部皮膚炎は，瘙痒，熱感，掻破による痛みなどの症状を示す。尿失禁用パッドによる刺激などが原因となることもあるため，皮膚をできるだけ清潔な状態で保てるよう配慮が必要である。肛門瘙痒症は，肛門の縁と周囲皮膚への刺激により生じる。

3. かゆみの伝達経路による分類

かゆみは，末梢性のかゆみと中枢性のかゆみに分類される。

▶ 末梢性のかゆみ　掻破行動によって，IgE 抗体や補体を介して肥満細胞の脱顆粒現象が起こりヒスタミンなどが放出される。このヒスタミンは，皮膚の表皮から真皮の接合部にあるかゆみの受容体に結合し，求心性神経線維を介して脊髄に伝わり，大脳皮質感覚野においてかゆみとして認識される。

▶ 中枢性のかゆみ　内因性オピオイドが関与し，かゆみを誘発する β エンドルフィンが μ 受容体に結合して，大脳皮質においてかゆみとして認識される。

Ⓑ かゆみの症状と生活への影響のアセスメント

1. かゆみのアセスメント

高齢者のかゆみの原因は，皮膚の乾燥（ドライスキン），内臓異常，薬剤によるものが多くみられる。

主観的なかゆみを客観的に評価することは困難である。しかし，かゆみを正しく評価することは，高齢者の生活の質（QOL）の観点からも重要である。

かゆみは，いつ，どんな場合に感じるのか，生活への影響についてもアセスメントし，原因疾患と症状の改善を目的にケアを検討する。乾皮症に基づく瘙痒症は，ドライスキンを予防すると改善がみられることが多い。基礎疾患に基づく瘙痒症は，原疾患の治療が必要となる。

かゆみが増強する条件には，以下の 4 つがあるため，それらをアセスメントし，生活環境を調整できるように支援する。

①皮膚に機械的（接触）刺激が加わっている。

②皮膚が温まっている。

③副交感神経が優位となっている（かゆみは何かに集中しているときには感じにくい感覚であることから，集中できる活動や趣味を見つけると良い場合がある）。

④精神的なストレスが多い。

2. おむつ皮膚炎へのアセスメント

おむつ皮膚炎では，おむつに覆われる部位に起こる接触性皮膚炎による赤みがみられる。原因には，摩擦により表皮のバリア機能が欠けること，排泄による刺激，石けんや市販のおむつクリームなど外用剤が複合的に関連していることが考えられる。かゆみによる掻破行動がみられることから，保湿ケアや爪のケアも重要となる。

C かゆみの予防と看護

❶ 外用薬や内服薬によってかゆみを抑える

皮膚が乾燥する前に皮膚がうるおうように保湿剤を使用する。抗ヒスタミン薬は，神経原性炎症によるかゆみを抑える。

❷ かゆみのある局所を冷却する

冷却刺激はかゆみを抑制する。冷覚伝達神経の活動は，脊髄でかゆみの神経活動を抑制する。

❸ 生活環境を調整する

（1）衣服による刺激を避ける

衣服のゴムによって皮膚が締めつけられる部位がかゆくなる。皮膚に刺激を与えない素材の衣服を選択する。

（2）温度差による皮膚刺激を避ける

温かいとかゆみを感じることが多いため，過度の暖房を避け，室内の温度調整に配慮する。

（3）睡眠がとれているか確認する

就寝時の副交感神経が優位のときに，かゆみを感じる。布団の中の温かさもかゆみの誘因となる。夜間のかゆみによる不眠がないか確認する。

（4）入浴の頻度や方法を考える

スキンケアの基本は，皮膚の清潔とうるおいを良好な状態に保つことにある。入浴温度は38℃程度に設定する。熱い湯によって皮膚のうるおい成分である皮脂膜や角質細胞間脂質が失われ，かゆみの原因になる。石けんの使い過ぎによる刺激を避けるため，泡立てた石けんの泡によって刺激を抑えて清潔を保つ方法もある。

（5）ストレスによる掻破行動に注意する

掻くことで快感を得ている場合がある。ストレスとなる状況や環境を調整する。

1 高齢者のアセスメント
2 高齢者のくらしを支える援助
3 高齢者特有の症状と看護
4 高齢者特有の疾患と看護
5 高齢者の家族への看護
6 事例による看護過程の展開

IV 高齢者の褥瘡と看護

A 褥瘡の病態と要因

1. 褥瘡の定義

　褥瘡とは,「からだに加わった外力は骨と皮膚表層の間の軟部組織の血流を低下,あるいは停止させる。この状況が一定時間持続されると組織は不可逆的な阻血性障害に陥り褥瘡となる」[1] と定義されている。直接的な要因としては,圧迫とずれ力(摩擦力と剪断力)を含めた外力であり,褥瘡発生要因は,個体要因と環境・ケア要因に分けられる。

B 褥瘡の症状と生活への影響のアセスメント

1. 褥瘡のアセスメント

　褥瘡は,脂肪組織が少なく生理的に骨が突出している部分に多く発生する。体位によって力を受けている部位が変わるため,毎日の皮膚の観察とアセスメントをすることが重要である(図4-29参照)。

1 褥瘡発生を予防するためのアセスメント

　褥瘡の発生を予防するためには,褥瘡発生のリスクがある患者を抽出し,危険性を把握することが肝要である。アセスメントには,生活や入院中の活動性やベッド上での可動性を確認し,障害者の日常生活自立度(寝たきり)判定基準と**ブレーデンスケール**や **OH スケール**,厚生労働省の危険因子の評価などのアセスメントツールを用いる。

C 褥瘡の予防と看護

1. 褥瘡の予防

1 基本的な圧迫とずれの排除

❶体圧測定

　体圧測定によるモニタリングを行う。好発部位の体圧測定を行い,過剰な圧のかかる部位について除圧を行う(体圧測定には市販の簡易体圧測定器を用い,皮膚の毛細血管が閉塞する

32mmHg 未満を目安に除圧を行う）。

❷体圧分散マットレス・クッション

　体圧分散マットレスには，材質によりウレタンフォーム，エア，ウォーター，ゲルなど，多くの種類のマットレスがあり，患者のリスク状態によって選択する。骨突出部など身体の凹凸を最大の接触面積で支えられるよう，圧再分配機能のあるマットレスやクッションを使用する。圧再分配の方法や素材は様々あるため，患者個々に合ったものを選択する。自力で体位変換ができない場合は，二層式のエアマットレスの使用を検討する。これらは介護保険を利用して使用することが可能である。

❸体位変換とポジショニング

　ベッド上での体位変換を行う。基本的には，圧迫を避けつつ体圧分散クッションを用いて広い接触面積でからだを支え，安全で安楽なポジショニングを行うことで体圧分散を行う。

　体位変換の間隔は基本的に 2 時間以内，体圧分散マットレスを使用する場合には 4 時間以内とする。頭側挙上の場合は**背抜き***を行い，側臥位時は腸骨部や大転子部を圧迫しない 30° とし殿筋（でんきん）でからだを保持する（図 3-2）。骨突出がある場合，体位変換がかえって局所の圧迫につながってしまうことがあるため，体圧分散用具を併用する。かかとの除圧は下肢全体で支え，椅子（いす）・車椅子乗車時は，股関節（こかんせつ），膝関節（しつかんせつ），足関節を 90° にし，大腿部（だいたい）後面で体重による圧を支えることで仙骨部や尾骨部の圧迫とずれを予防する（図 3-3）。皮下組織や筋肉が減少している高齢者に対しては，座面・背面に体圧分散用具を用いる。1 時間以上の車椅子座位が続く場合は除圧対策（プッシュアップ*）を行う。

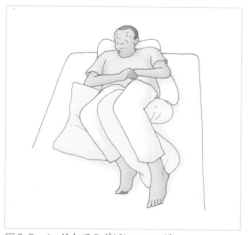

図 3-2　ベッド上でのポジショニング
　　　　（30°側臥位）

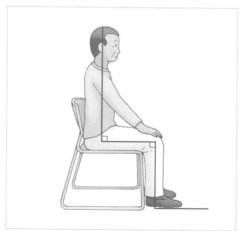

図 3-3　椅子・車椅子上でのポジショニング
　　　　（股関節・膝関節・足関節 90° の座位）

---

*　**背抜き**：ベッドや車椅子などから一時的に離すことによって，ズレを解放する手技[2]。
*　**プッシュアップ**：患者自身が両腕で自分の腰を押し上げる方法。

高齢者の
アセスメント

高齢者のくらし
を支える援助

3
高齢者特有の
症状と看護

高齢者特有の
疾患と看護

高齢者の
家族への看護

事例による
看護過程の展開

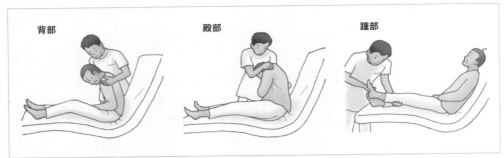

背部　　　　　　　殿部　　　　　　　踵部

図3-4 ベッド上で生じるずれの排除

❹ずれの防止

　体位変換や頭部挙上の際に生じるずれに対しては，そのつどずれを排除する（図3-4）。ベッド上で頭部や下肢の角度を変える場合は，挙上した際と平らに戻した際のいずれも，必ずれの排除を行う。るいそうが著明な高齢者の場合，骨突出部の摩擦を防ぐため，すべり機能つきのドレッシング材を使用する。

2 ┃ スキンケア

　毎日の洗浄や清拭によって皮膚をきれいに保つ。高齢者は，皮膚が乾燥し脆弱_{ぜいじゃく}であることが多いため，皮膚を強くこすらないよう十分に泡立てた石けんを用い，しっかり洗い流す。皮膚を清潔にした後は，10分以内に保湿を行う。

3 ┃ 湿潤環境の調整

　湿潤とは，皮膚が湿って浸軟（水分を吸収して柔らかくなること）を起こした状態である。容易に外力に対する抵抗力が落ち皮膚損傷を起こしやすく，おむつや排泄物により，過剰な湿潤環境となる。排泄物の失禁がある場合は，アセスメントを行い，自立訓練によりおむつの使用をできる限り避けるようにする。汚染されたおむつはこまめに交換をする。下痢が続く場合は，予防的に撥水性の軟膏を塗布し，排泄物が直接皮膚に付着しないようにする。

4 ┃ 栄養管理

　血清アルブミン値，体重減少，食事摂取量などをもとに栄養状態の評価を行う。高齢者

Column

医療機器関連圧迫創傷（MDRPU）

　医療機器関連圧迫創傷（MDRPU）とは，医療用弾性ストッキングやギプスやシーネ，マスクなどの医療機器による圧迫で生じた創傷で，予防することが求められている。従来の褥瘡とは区別されている[4]。

の場合, 腎機能や肝機能が低下していることが多いため, NPC/N 比*を考慮して提供する栄養を調整する。褥瘡発生時には, 基礎エネルギーの 1.5 倍を必要エネルギー量として提供するほか, 血流を確保するためアルギニン, 亜鉛などの微量元素の提供を検討する。

　るいそう, 低アルブミン血症などの低栄養状態にある患者は骨突出を認めるが, 時として浮腫や腹水貯留などの体液貯留がみられ, 褥瘡発生のリスクを高める。食事摂取量, 体重減少, 血液検査値から継続したモニタリングを行い, 必要に応じて栄養サポートチーム (Nutrition Support Team : NST) と協働する。禁食中であっても口腔ケアは必須である。

▌ 2. スキンテア (皮膚裂傷)

　スキンテア (皮膚裂傷) とは,「摩擦・ずれによって, 皮膚が裂けて生じる真皮深層までの損傷 (部分層損傷)」[3]と定義されている。加齢により, 表皮や真皮が菲薄化し皮膚の弾力性が低下するため, わずかな摩擦やずれによってスキンテアが発生しやすくなる。状況として, 絆創膏を剥がした, 四肢がベッド柵に擦れた, 体位変換時に皮膚が裂けたなどがある (図 3-5)。

　スキンテア発生要因は, 長期のステロイド薬や抗凝固薬の使用, 低栄養状態, 皮膚の乾燥や浮腫, 紫斑などの個体要因と, ベッド柵や車椅子にぶつかる, 体位変換や移動介助, 医療用テープの貼付などの外力発生要因などがある。

　予防ケアとしては, 栄養管理, スキンケア, 外部からの保護がある。ローションやクリームを用いた重点的な保湿を行う。外部からの保護としては, アームカバー, 緩い靴下やレッグカバー, 筒状包帯などを用いて皮膚の露出を避ける。抑制帯については, 必要性を検討し, 必要な場合のみ, 直接皮膚に接触しないよう筒状包帯やギプス用綿包帯を使用したう

カテゴリー 1a	カテゴリー 1b	カテゴリー 2a	カテゴリー 2b	カテゴリー 3
創縁を(過度に伸展させることなく)正常な解剖学的位置に戻すことができ, 皮膚または皮弁の色が蒼白でない, 薄黒くない, または黒ずんでいないスキンテア。	創縁を(過度に伸展させることなく)正常な解剖学的位置に戻すことができ, 皮膚または皮弁の色が蒼白, 薄黒い, または黒ずんでいるスキンテア。	創縁を正常な解剖学的位置に戻すことができず, 皮膚または皮弁の色が蒼白でない, 薄黒くない, または黒ずんでいないスキンテア。	創縁を正常な解剖学的位置に戻すことができず, 皮膚または皮弁の色が蒼白, 薄黒い, または黒ずんでいるスキンテア。	皮弁が完全に欠損しているスキンテア。

出典／日本創傷・オストミー・失禁管理学会：日本語版 STAR スキンテア分類システム. 2013. 一部改変.

図 3-5　スキンテアの種類 (STAR 分類システム)

---

* **NPC/N 比**：非たんぱくカロリー／窒素比 (non-protein calorie/nitrogen) といい, たんぱく質の適正な投与量を示す。褥瘡がある場合, たんぱく質が多く必要となり, 一般的に NPC/N 比は低く設定される。一方, 高齢者で腎機能や肝機能が低下した場合, 窒素増加を防ぐため NPC/N 比は高く設定される。高齢者で褥瘡のある患者の場合, それぞれの状態に応じて NPC/N 比の設定を行い, 栄養を投与する必要がある。

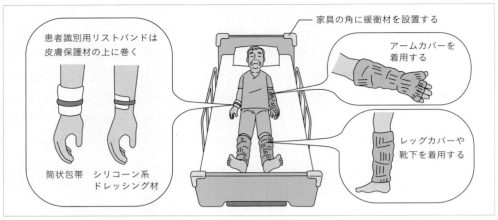

患者識別用リストバンドは
皮膚保護材の上に巻く

家具の角に緩衝材を設置する

アームカバーを
着用する

レッグカバーや
靴下を着用する

筒状包帯　シリコーン系
ドレッシング材

図 3-6　スキンテアの予防

えで使用する。また，ベッド柵や車椅子，医療用リストバンドにもカバーを取り付けるなどの工夫が必要である（図 3-6）。

V 高齢者の熱中症と看護

A 加齢による熱中症の病態と要因

1. 熱中症の病態

1 熱中症と発熱との違い

　熱中症とは，温熱環境において人体の熱バランスが不均衡を起こし，身体が適応障害となる病態である。

　人の体温は，外部環境に温度変化が生じても，間脳の視床下部にある体温調節中枢において一定に調整されている。体温調節には，代謝によって産生する熱と外部環境との熱交換がある。視床下部の内因的な体温調節によって高体温になった状態が，発熱である。

　一方，熱中症は，外因的要因である温熱環境によって，体温調節と熱放散機能が働かないときに高体温になるものである。発汗が体熱を放散させる手段となるが，大量発汗が続くと，人は体液量の減少や組織間流量の低下によって，疲労感，ふらつき，嘔吐などの症状が出現する。視床下部の体温調節中枢が機能しなくなると発汗が止まり，熱放散ができなくなり，熱は蓄積され深部体温が上昇する。深部体温の上昇は，中枢神経全般の機能障害をきたし，痙攣や意識障害を起こし，生命の危機に至る。

　高齢者は，以下のような加齢に伴う身体機能の変化から，より熱中症に気をつける必要がある。

- 温熱環境では，深部体温を低下させるために，皮膚血管への血液量が必要となるが，高齢者は加齢により，体内の水分量が減少し，循環血流量も低下する。循環血流量が少ないと，放熱に必要な皮膚血流量を確保することが困難となる。
- 加齢により汗腺の数が減少するため，放熱に必要な発汗が減少する。
- 温熱環境では，心拍出量を増やすことで皮膚血流量が必要となるが，加齢によって心機能・代謝機能が低下し，必要な循環を維持することが困難となる。
- 高齢者では複数の疾患を抱えていることが多く，慢性心不全や慢性腎不全などの疾患では，水分管理による脱水症から熱中症になりやすい。
- 脱水になると脳の視床下部にある口渇中枢が刺激されて口渇感を自覚し，水分を補給し，体温調節機能が保持されるが，加齢によって口渇中枢機能が低下すると，口渇感を認知しにくくなり適切なタイミングで水分補給ができないため，熱中症が重篤となることがある。

3 　熱中症の分類

　熱中症は，従来から熱失神，熱痙攣，熱疲労，熱射病などと多様に表現されてきた。

▶ **熱失神** 　温熱環境に身体が反応し，末梢血管拡張により血圧が低下し，循環血流量が減少する。症状としては，めまい，失神，顔面蒼白，呼吸回数の増加，頻脈などがみられる。

▶ **熱痙攣** 　温熱環境における長時間の労働や運動は大量発汗を招き，血液中の塩分濃度が高くなるが，そのとき水分補給だけでなく電解質を補給しないと，血液中の塩分濃度が低くなり過ぎ，大腿や下腿に筋肉の痛みや痙攣（こむら返り）が出現する。

▶ **熱疲労** 　脱水症状によって頭痛，嘔吐，脱力感，倦怠感などが出現する。体温調節能力は保持されるが，発汗により塩分が失われ，水分補給のみでは回復しにくい。大量発汗による塩分喪失と脱水によって循環障害をきたす状態である。

▶ **熱射病** 　深部体温が40℃以上を超え，乾燥した皮膚症状を伴い，せん妄や痙攣などの中枢神経症状を呈する重篤な状態である。高体温により細胞が破壊され，体温調節能力が失われる。意識がなくなり，多臓器障害に至る状態となる。

　これらの従来の分類は，どの程度の状態を重症度と示しているのか定義のあいまいさがあった。

　1999（平成11）年には，日本神経救急学会が提唱した熱中症重症度分類（安岡分類）により「熱中症」と定義された。この分類では，症状から重症度に応じた治療方針が示された。しかし，医療者が同じ重症度に判定することが課題となり，熱中症を症状分類ではなく症候群として，2015（平成27）年に**日本救急医学会熱中症分類**が示された（表3-1）。

高齢者の
アセスメント

高齢者のくらし
を支える援助

3
高齢者特有の
症状と看護

高齢者特有の
疾患と看護

高齢者の
家族への看護

事例による
看護過程の展開

表3-1 日本救急医学会熱中症分類（2015）

	症状	重症度	治療	臨床症状からの分類	
I度 （応急処置と見守り）	めまい，立ちくらみ，生あくび，大量の発汗 筋肉痛，筋肉の硬直（こむら返り） 意識障害を認めない（JCS＝0）		通常は現場で対応可能 →冷所での安静，体表冷却，経口的に水分とナトリウムの補給	熱けいれん 熱失神	I度の症状が徐々に改善している場合のみ，現場の応急処置と見守りでOK
II度 （医療機関へ）	頭痛，嘔吐，倦怠感，虚脱感，集中力や判断力の低下 （JCS≦I）		医療機関での診察が必要 →体温管理，安静，十分な水分とナトリウムの補給（経口摂取が困難なときには点滴にて）	熱疲労	II度の症状が出現したり，I度に改善がみられない場合，すぐ病院へ搬送する（周囲の人が判断）
III度 （入院加療）	下記の3つのうちいずれかを含む (C)中枢神経症状（意識障害JCS≧2，小脳症状，痙攣発作） (H/K)肝・腎機能障害（入院経過観察，入院加療が必要な程度の肝または腎障害） -------- (D)血液凝固異常（急性期DIC診断基準（日本救急医学会）にてDICと診断）⇒III度の中でも重症型		入院加療（場合により集中治療）が必要 →体温管理 （体表冷却に加え体内冷却，血管内冷却などを追加） 呼吸，循環管理 DIC治療	熱射病	III度か否かは救急隊員や，病院到着後の診察・検査により診断される

出典／日本救急医学会熱中症に関する委員会：熱中症診療ガイドライン2015，日本救急医学会，2015，p.7.

2. 熱中症の要因

　熱中症は，温熱環境において，人の体内の水分や塩分（ナトリウムなど）の電解質バランスがくずれた状態，あるいは体内の体温調節機能がくずれて起きる。その条件には「環境」「身体」「行動」の影響が考えられる。

▶ 環境　高齢者では温度感受性が低下し，室温が高いことに気づかずに避暑行動が遅れ，長時間，温熱環境に居続けることがある。また，自分では熱中症であることが判断できないことも要因となる。室内に関連する要因としては，冷房の設置と使用状況が影響する。

▶ 身体　高齢者では体内水分量が減少し，熱放散反応の低下が生じる。

▶ 行動　運動や労働によって体内に生じた熱は，熱放散による体温調節反応が自然に働くが，加齢に伴い熱放散反応が低下すると，熱中症の要因となる。高齢者では，のどが渇いたときに，水分をとりに行くまでの歩行が困難であったり，トイレに行く回数を減らそうと水分を補給することを我慢する行動もみられる。

B 熱中症のアセスメント

　熱中症は，発症状況の詳細な情報，現病歴や既往歴の把握が重要となる。熱中症による高体温には，冷却が有効な初期治療となり得る。重度熱中症は，冷却の速さが予後に影響するといわれる。

このように，熱中症の重症度と，次にあげる高齢者の特徴を踏まえたうえで統合的にアセスメントし，治療と生活への支援につなげることが重要である。

1 | 皮膚の温度感受性の鈍化

▶ 自律性体温調節　一般に人の皮膚が暑さを感知すると，その情報は間脳の視床下部にある体温調節中枢に伝わる。その情報によって，体温調節中枢が「暑い」と判断すると，皮膚の血管や汗腺を介して，皮膚血流量や発汗量を増加して熱放散を促進する。しかし，高齢者は暑さの感度が鈍くなり，暑さを感知しにくくなる。

▶ 行動性体温調節　高齢者は暑さを感知しにくくなるため，室温や衣服による調節のような行動性体温調節が自発的にできにくくなる。

高齢者がいる居室の室温，衣服など日々の生活環境を観察し，室内には温度計を置き，室温28℃前後，湿度70%程度に室内の環境を整える必要がある。

2 | 熱放散反応や体液量の低下

高齢者は若年者と比較して，熱放散反応が鈍く，体内に熱がたまることによって深部体温が上昇しやすくなる。また，高齢者は若年者と比較して，体内の体液量や血液量が減少している。この減少は，熱放散反応の低下にも影響し，高齢者が発汗すると，脱水状態になりやすく，回復しにくい。

高齢者の水分摂取の習慣，状況に合わせた暑さ対策の習慣について確認する。

3 | 体温調節能力の低下

発汗機能（汗の気化により体表温を下げる），心機能（血流が体内の熱を体表に運ぶ），腎機能（熱い尿を排泄し，体内の熱を逃がす）を確認する。

日常的に運動習慣がある高齢者は，暑さに対する耐性（発汗能力など）がある。これは体温調節能力の老化の遅延を示す。日常の外出時間や運動量と熱中症予防行動について確認する。

C 熱中症の予防と看護

熱中症の病態は，死に至る可能性はあるものの，予防方法もある。熱中症の正しい知識と対応によって，救命することが可能である。

熱中症が疑われるときは意識を確認し，意識がもうろうとしているときは，医療機関に搬送する。すぐに室内の温度や湿度を下げ，衣服を緩め，風通しを良くする。

意識がはっきりしているときは冷えた水分を経口で補給し，それ以外のときは，水分を誤嚥し肺炎になる恐れがあることから，無理に経口からの水分補給はしない。

氷枕や保冷剤をタオルに巻き，静脈が流れる部位を冷やす。応急処置中は必ず見守り，

1 高齢者のアセスメント
2 高齢者のくらしを支える援助
3 高齢者特有の症状と看護
4 高齢者特有の疾患と看護
5 高齢者の家族への看護
4 事例による看護過程の展開

体調が回復しない場合も，医療機関に搬送する。

　熱中症は治療が可能であり，早期発見，早期治療，予防に気を配ることができる病気である。次にあげるような日常生活における熱中症予防を理解し，早期発見に努めることが重要である。

❶環境条件の確認

　日中の暑い時間帯は，外出や運動を避ける。環境条件の指標は，気象因子を含んだ指数，暑さ指数といわれる湿球黒球温度（wet-bulb globe temperature；WBGT）*を用いて示される。環境省は，熱中症予防情報サイトに「暑さ指数」などを情報提供しているため参考にできる。

❷服装の工夫

　服装は軽装にし，吸湿性や通気性の良い素材を選択する。外出のときには，直射日光を避けるために帽子や日傘を利用する。

❸こまめな水分補給

　発汗は体内から気化熱として体温を下げるが，発汗により脱水症状が起きる可能性もあるため，予防行動としての水分補給が重要である。特に，高齢者は暑さやのどの渇きを自覚しにくいため，活動前の水分補給を習慣にする。

❹急に気温が上昇する日に注意

　熱中症は，梅雨明け7月下旬から8月上旬に集中するが，急に暑くなる日にも熱中症になることがある。また，体温調節機能では，暑さに身体が慣れてから発汗が促進するため，この時期には注意が必要となる。

❺暑さに備えた体力維持

　日頃の生活にウォーキングなどを取り入れて，汗をかくことを習慣にする。運動は，身体を暑さに慣らすことができる方法である。

❻個人特性を踏まえた予防

　熱中症には体調不良が影響する。暑さの耐性には個人差があるため，疲労しているときには，無理をしない。特に肥満がある人は熱中症のハイリスクであることを認識して，水分補給や休息をして予防行動を意識する。

❼集団活動の場での配慮

　地域住民の協力によって，独居の高齢者や認知症のある高齢者を見守る。集団のレクリエーションなどにおいても，水分摂取を気にかけることは重要である。

＊ **湿球黒球温度（WBGT）**：以下の式により算出される熱中症の予防措置に用いられている指標[5]。
　・屋外で日射のある場：WBGT ＝ 0.7 NWB ＋ 0.2 GT ＋ 0.1 NDB
　・室内または屋外で日射のない場合：WBGT ＝ 0.7 NWB ＋ 0.3 GT
　NWB（natural wet bulb temperature）は輻射熱を防ぎ自然気流に暴露された湿球温度
　GT（globe temperature）は黒球温度（6インチ黒球温度計）
　NDB（natural dry bulb temperature）は自然気流に暴露された乾球温度。

1 高齢者の
アセスメント

2 高齢者のくらし
を支える援助

3 高齢者特有の
症状と看護

4 高齢者特有の
疾患と看護

5 高齢者の
家族への看護

6 事例による
看護過程の展開

VI 高齢者の痛みと看護

A 痛みの病態

1. 痛みの定義

　痛みは「実際の組織損傷や潜在的な組織損傷に伴う，不快な感覚的かつ感情的な体験」
であると国際疼痛学会（IASP，1976）は定義している。

　痛みは主観的な表現のため，他者の痛みの程度や感じ方を本当の意味で理解することは
難しい。そのため自らの体験を「痛い」と表現しているときには，痛みとして受け入れる
べきである。

2. 痛みの病態

▶ 痛みの伝わり　痛みは，組織を傷害する侵害刺激に反応し，侵害受容器にインパルスが
発生する。そのインパルスは脊髄後角を経由し，大脳皮質に伝達されて「痛み」として認
識される（図3-7）。

▶ 神経線維　痛覚伝達には，神経線維であるAδ線維とC線維の2種類が関与する。伝導

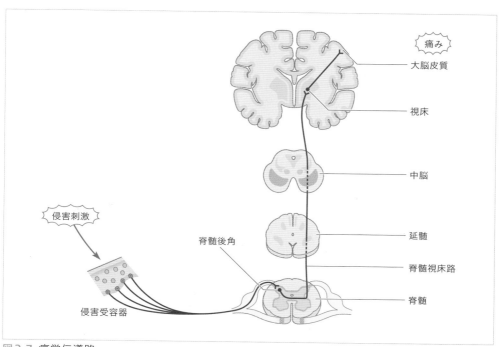

図3-7　痛覚伝導路

表3-2 痛みの性質による分類

分類		定義
侵害受容性疼痛	体性痛	皮膚や骨，関節，筋肉，結合組織などの体性組織への機械的刺激（例：切る，刺すなど）が原因で発生する。
	内臓痛	管腔臓器（例：食道，胃，小腸，大腸など）の炎症や狭窄・閉塞による内圧の上昇，被膜をもつ固形臓器（例：肝臓・腎臓など）の被膜への炎症の波及や臓器腫大による伸展などによって生じる。
神経障害性疼痛		体性感覚神経系の病変や疾患によって引き起こされる。

出典／日本緩和医療学会ガイドライン作成委員会編：がん疼痛の薬物療法に関するガイドライン：2020年度版．金原出版．2020. を参考に作成.

速度の速いAδ線維（有髄）は局在が明瞭な鋭い痛み，伝導速度が遅いC線維（無髄）は局在の不明瞭な鈍い痛みを伝える。

▶ 痛みの分類　痛みは，疾患の種類とは別に，その痛みの性質により神経学的分類がされている（表3-2）。また，その痛みの持続期間により，概念的に急性疼痛と慢性疼痛に分類されている。

Ⓑ 痛みの種類と生活への影響のアセスメント

1. 主な高齢者特有の痛みの種類と原因

1 胸痛

　高齢者の胸痛の特徴として，不明瞭な体性痛がある場合など，非特異的な症状となる場合が多くある。また，痛みの症状を的確に表現し，伝えることが難しい場合もあることを理解する。たとえば胸の痛みを「かゆい」と表現することもある。

　胸痛の原因疾患は，主に心血管系疾患，呼吸器系疾患，消化器系疾患などに分類される。

2 腹痛

　腹痛の部位，性状（疝痛，持続痛など），食事との関連や時間経過，発熱，悪心・嘔吐などの随伴症状などを具体的にわかりやすく伝えて，高齢者の言葉をよく聞くことが重要となる。

　高齢者は複数の合併症を抱えていることが多く，高齢者の腹痛に特徴的な疾患には，動脈硬化に起因した腹部大動脈瘤，虚血性腸炎などがあげられる。そのため，客観的な検査結果を参考にすることも重要となる。

3 腰痛

　高齢者には，老化による脊椎の変化に外的要因が加わることによって起きる腰痛が多く

ある。また，同じ姿勢で長くいる職業（作業）は，腰痛になりやすい。姿勢を変える，あるいは数日の安静により自然に治癒する場合もある。

　腰椎に起因する腰痛と，内臓疾患による腰痛がある。視診として，内臓疾患による痛みは，異常のある臓器が侵害刺激に反応し，脊髄レベル（デルマトーム）の皮膚に，色調の変化や立毛筋の収縮，発汗異常などの交感神経刺激症状が起こることがあるため，観察が重要となる。

2. 痛みの生活への影響

　痛みによる日常生活の支援を考えるときに，手段的日常生活動作（IADL）を確認する。洗濯や食事の準備，服薬管理，金銭管理などの生活に関連している。たとえば帯状疱疹の皮膚の痛みが誘因となって，開口困難から食事を摂ることができない場合がある。痛みの自覚症状として，強さと時間，痛みの部位や性状は，日常生活に影響を及ぼす。

Ⓒ 痛みに対する看護

❶現実に起きている痛みは，何が原因となっているのかを知る

　まずは，痛みの原因を知り，痛みがなくなる選択肢には何があるのかを考える。なぜ，この薬剤を用いるのか，十分に説明がされているのか。その人に合わせた表現に置きかえて，わかりやすく伝える必要があるか。高齢者は複数の疾患を抱えていることが多いため，薬剤の相互作用に留意する。

❷筋膜痛性疼痛が慢性疼痛に多くみられるため，その観察と対応をする

　筋肉が疲労しやすく，関節可動域が限られる（硬く伸びにくくなる）。筋膜痛性疼痛は特別な治療法がなく，運動療法（ストレッチやマッサージなど）を取り入れて，筋肉をほぐすことが必要となる。

❸個人の痛みは，その生活の制限や社会との孤立となる可能性を予測し，地域包括ケアのなかで高齢者を支える

　高齢者の独居による終末期の不安や生活の不安が心因性疼痛として表れることも考えられるため，疾患ベースだけでなく，地域・文化のなかで高齢者を支えることが重要となる。

Ⅶ 高齢者の呼吸困難・息切れと看護

Ⓐ 呼吸困難・息切れの病態と要因

　呼吸困難は呼吸困難感ともいい，その定義は，慢性呼吸器疾患では「強度が異なり質的

に異なる感覚からなる不快な呼吸の主観的経験」[6]，悪性腫瘍では「呼吸に関する不快な感覚」[7]である。呼吸困難感・息切れは，高齢者に身近な症状であり，生活の質（QOL）を低下させる要因の一つである。その理由として，出生直後から呼吸により外気と接触しているため，高齢者では長期間有害物質にさらされている可能性があることや，加齢に伴う呼吸運動の構造的な変化と変性（図3-8），そして呼吸を支配している中枢神経系，自律神経系への影響があげられる[8]。

呼吸は，生命活動を司る重要な働きであり，呼吸を監視するために，脳幹部，大脳皮質運動野，頸動脈小体や延髄に存在する化学受容体，中枢気道の平滑筋，肺胞，呼吸筋などに存在する末梢受容体などの様々なシステムが存在している。呼吸困難感の種類やいつ生じるのかによって，原因となる病態のサインになり得る場合がある[9]。呼吸困難感の種類と生じる原因，示唆される主な疾患名を表3-3に示す。

呼吸困難感が存在しているものの，からだに器質的疾患を認めない場合は，心因性の呼

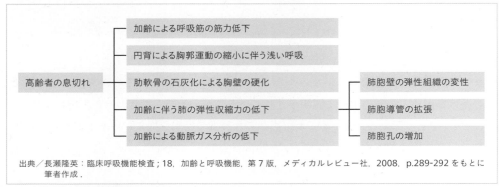

出典／長瀬隆英：臨床呼吸機能検査；18, 加齢と呼吸機能，第7版，メディカルレビュー社，2008．p.289-292をもとに筆者作成．

図3-8 加齢に伴う呼吸運動の構造的な変化と変性

表3-3 呼吸困難感の種類と生じる原因，示唆される主な疾患名

呼吸困難感の種類	原因	示唆される主な疾患名
息が詰まるような息切れ	肺胞性の浮腫により息ができない状態	肺水腫
空気が足りない，息がうまく入らない息切れ	呼吸ドライブの増強と関連し，酸素が足りないと認識しているからだが，呼吸させるよう指令を出し続けている状態	心不全，慢性閉塞性肺疾患（COPD），気管支喘息
胸が詰まる，胸が締めつけられる息苦しさ	気管支の攣縮と関連して生じている状態	気管支喘息，心筋の虚血
呼吸が浅く，速くなる息切れ	間質の線維化，または肺の残気量の増加による動的肺過膨張での胸壁や肺のコンプライアンスが低下している状態	間質性肺炎，COPD
息をするのに努力を要する息切れ	胸壁や肺のコンプライアンス低下（肺が膨らみにくくなる，気道抵抗がある）のため空気が深く吸えず，呼吸することに努力が必要で，呼吸仕事量が増大している状態	COPD，神経筋疾患，気管支喘息，肺線維症
呼吸が重いと感じる息切れ	末梢筋肉への酸素供給の不足，末梢組織への循環不全が生じている状態	廃用性症候群

出典／Ambrosino, N., & Serradori, M.：Determining the cause of dyspnoea: Linguistic and biological descriptors, Chron Respir Dis, 3（3）：117-122, 2006. doi:10.1191/1479972306cd110ra をもとに筆者作成
　　小林裕幸：特集「息苦しい」が主訴の時；【総論】息苦しさの諸相―呼吸困難の定義，各種呼吸困難の解説，JIM, 23（9）：732-735, 2013. を基に筆者作成.

表3-4 呼吸困難感の生じる時期と，主な疾患名と病態

いつ呼吸困難感が生じているか	主な疾患名と病態
持続的に生じる	COPD（残気量の増加による求心性刺激による），気管支喘息（気道平滑筋の求心性刺激による）
臥位で増強し，起座位で軽減する	心不全（右心負荷により生じる肺うっ血による）
臥位で軽減し，起座位で経皮的酸素飽和度の低下を認める	肝硬変による肝肺症候群（肺内の毛細血管の拡張により右室から拍出された血液が肺胞に接触せず，酸素化されずに左心系に流入する動静脈シャントによる）
労作後しばらくしてから遅れて生じる	肺線維症（肺胞の間質が炎症で厚くなり，肺胞でのガス交換に時間を要するため。この場合は，背部聴診により捻髪音の有無を観察する）

出典／Ambrosino, N., & Serradori, M.：Determining the cause of dyspnoea: Linguistic and biological descriptors, Chron Respir Dis, 3（3）：117-122, 2006. doi:10.1191/1479972306cd110ra. を基に筆者作成.

吸困難感の可能性がある。呼吸困難感により恐怖を感じて過換気になることにより，気管支の過敏性が上昇し，さらに呼吸困難感が生じることもあり，このような状態を心身相関という。心因性の呼吸困難感・息切れには，過換気症候群や不安障害（パニック障害，PTSD）がある[10]。

呼吸困難感がいつ出るのかについては，病態により異なる。主な疾患名と病態を表3-4に示す。

B 呼吸困難・息切れのアセスメントと看護

1. アセスメントの視点

呼吸困難感と息切れは心身の病態に関連して生じるため，情報収集が重要である。問診による呼吸困難感の悪化を避けるため，クローズドクエスチョンなどコミュニケーションを工夫して，情報収集とアセスメントを行う。情報収集は，現病歴（いつから息苦しいか，きっかけとなる動作や環境，どのような息苦しさか，安静時か労作時か，労作後に遅れて生じるか，持続時間は間欠的か持続的か，体位の変動に伴うかなど），既往歴（呼吸器疾患，心疾患，膠原病，神経筋疾患など），処方薬剤，サプリメント，喫煙歴，受動喫煙，職業歴，生活環境，粉塵曝露の有無，家屋の構造（例：木造），家族背景，子育てや介護などの生活役割，スケールによる呼吸困難感の評価（COPD では修正 MRC スケール，労作時呼吸困難は修正ボルグ [Borg] スケール），現在の体調（経皮的酸素飽和度，全身の浮腫，ばち状指の有無など）などを行う。

2. 看護

1 呼吸困難感の観察と呼吸法，休憩のとり方への援助

症状の出現を「歳のせい」と放置せず早期発見と受診に移せるように，観察方法の説明を行う。また，日常生活行動では，無意識に息を止めることが多いため，労作は息を吐きながら行うよう呼吸法の練習や，腹式呼吸を練習する。そして，歩行や労作のスピードを

落とし，ゆっくり行うようにし，休憩を取るようにする。休憩のタイミングは，脈拍（HRMax法：［220 −年齢］×［0.7 〜 0.8］）の管理方法を説明する。心疾患をもつ者は，運動時の脈拍数の指示を確認する。息苦しさの感じ方には個人差があるため，脈拍による活動量の管理と休憩の判断を行う。

2 │ 日常生活動作の援助

　背もたれのある椅子を使用し，背筋などの呼吸筋の緊張を取る。食事の姿勢は，机に肘を突き上腕を固定し，呼吸筋の負担を減らす。

　食事はからいものを避ける。からさの刺激は，咳嗽や，呼吸回数の増加を引き起こす。

　入浴時の湯温は，40℃以下とする。熱い湯は，交感神経を刺激し，脈拍が上昇するため，呼吸困難感を引き起こしやすい。また，湯気による気管支への刺激による息苦しさや咳嗽の増悪が予見され，風呂場の換気などの環境調整を行う。

　便秘を避ける。努責時の息こらえ（息を一時的に止めること）は，息切れを悪化させる。

3 │ 慢性疾患への援助

　慢性疾患をもつ高齢者の呼吸困難感では，服薬アドヒアランス，および加齢による肺のコンプライアンス低下のため，吸入薬は吸気流速の低下に対応した吸入デバイスを選択し，吸入薬剤の粒子径を考慮した吸入支援を行う。また，吸入口をくわえるための歯があるのかを確認し，適切な吸入薬の種類を選択する。

VIII 高齢者の食欲不振（食欲低下・食思不振）・体重減少と看護

A 食欲不振（食欲低下・食思不振）・体重減少の病態と要因

1. 食欲不振と体重減少の定義

▶ **食欲不振**　食欲不振は，「病的に食欲が低下，消失した状態」と定義される[11]。特に，高齢者の食欲不振は免疫力低下やストレスに対する抵抗力の低下から，疾病の罹患率を高める[12]ことにつながる。

▶ **体重減少**　体重減少は，「6 〜 12 か月で 5％以上の体重の減少」と定義される[13]。これは特に減量をしていない場合であり，このような体重減少は原因となる疾患を精査する必要がある。

2. 食欲不振の病態と要因

食欲は本能的な欲求であり，視床下部にある食欲中枢の摂食中枢（空腹感の発生）と満腹中枢（満腹感の発生）で調節される。また，刺激（食物の外見やにおい，味），環境，食習慣（食事の時間や決まり事）によっても左右される。

食欲不振は器質的なものと心因性のものに大別される[14]。器質的な食欲不振は疾病によるもののほかに薬物の有害作用，中毒が要因となる。一方，高齢者では特に心因性の要因にも注目する必要がある。高齢期特有の家族や友人との別れ，疾病による身体機能の衰えなど，喪失体験から起こる悲しみ，苦しみ，不安が要因となる。また，入院や施設入所による急な環境の変化や慣れない場所で過ごすこと，居住環境の臭気や同室者の容体，同室者との関係性なども要因としてあげられる（表3-5）。

3. 体重減少の病態と要因

体重減少をきたす疾患は，消化器疾患，内分泌疾患，慢性感染症，悪性疾患，慢性心不全，慢性呼吸不全，うつ病，神経性食欲不振症，過食症など様々である[15]。

要因は5つに大別され，①加齢や全身疾患に伴う食物摂取量の減少，②消化・吸収障害，③エネルギーの利用障害，④エネルギー消費の亢進，⑤エネルギー喪失がある[16]。

4. 食欲不振と体重減少のアセスメント

食欲不振や体重減少は単独では起きない症状と考え，まずは原因疾患の精査をする。

疾患の治療に伴って処方されている内服薬に，食欲低下や味覚の変化，唾液分泌の低下につながる薬がないか確認する。

高齢者では原因疾患や内服薬のアセスメントと同時に，身体的要因，心因性や環境の変

表3-5　食欲不振の原因

疾患	**消化器疾患**：消化器系のがん，口内炎，歯肉炎，逆流性食道炎，胃炎，胃潰瘍，十二指腸潰瘍，炎症性腸疾患，イレウス，急性肝炎，肝硬変，胆石症，胆嚢炎，胆管炎，膵炎，腹膜炎など **消化器以外の疾患**：髄膜炎，脳血管障害，パーキンソン病，甲状腺機能低下症，重症糖尿病，慢性呼吸不全，気管支喘息，肺がん，うっ血性心不全，腎不全，貧血，白血病，悪性リンパ腫，感染症，膠原病など **精神・神経障害**：認知症，うつ病，統合失調症，神経性食欲不振など
薬剤	食欲不振：中毒性疾患，抗がん剤，鎮痛薬，ジギタリス，アミノフィリン，モルヒネ，メマンチン，プレガバリン，鉄剤，睡眠薬 唾液分泌低下：抗うつ薬，降圧薬
身体	歯がない，義歯が合わない，口腔内の乾燥 便秘，下痢，活動量が少ない
心因性	抑うつ状態，不眠（昼夜逆転） ストレス（家族関係，友人関係，医療者との関係） 喪失体験による悲しみ，苦しみ，不安
環境	入院，入所による新しい場所（慣れない場所） 同室者の排泄，嘔吐，処置，容体，騒音 同室者との関係性， 孤食

出典／南学正臣総編：内科学書 Vol.1，改訂第9版，中山書店，2019，p.419-420．を参考に作成．

VIII　高齢者の食欲不振（食欲低下・食思不振）・体重減少と看護　　095

化による食欲不振の有無にも注目する。身体的要因では，義歯が合わないことや歯がないこと，薬剤や脱水，治療の水分制限による口腔内の乾燥がある。また，活動量の減少によりエネルギー消費量が低下していること，便秘や下痢も食欲不振につながるため，身体的要因の有無をアセスメントする。

　心因性や環境の変化については，入院や施設入所による環境の変化自体がストレスとなることに加えて，家族，友人と会えないこと，医療者との人間関係によるストレスや退院後の生活への不安などがあげられる。療養環境に高齢者が適応できているかは，同室者や医療者と良好な関係を築けているか，夜眠れなかったり，活気がなく抑うつ状態であったりするような身体的な訴えがないかなどを観察，本人から聞くことで把握する。不眠は食欲の低下につながることに加えて，昼夜逆転となると食事の時間に眠ってしまい食事を摂ることができなくなるため，生活リズムは整っているかをアセスメントする。

　また，使用している部屋の温度・湿度や臭気，同室者の容体や処置，騒音など，食事をする環境が整っているかをアセスメントする。

　さらに，病気による身体機能の喪失体験や ADL の低下は，高齢者の悲しみや苦しみ，不安につながり，食欲不振，体重減少へとつながるため，疾患による生活への影響の程度も把握する。

▌5. 食欲不振と体重減少の看護

1 ｜ 原因疾患・薬剤への対処

　疾患による症状や薬が原因となって食欲不振が出現している場合は，疾患の治療を優先させるが，治療中であっても，制限がなければ食の好みや食べやすいものを本人から聞き，少しずつ摂取できるよう支援する。内服薬に食欲低下や唾液の分泌を低下させる作用がある場合は，薬剤の変更が可能かどうか医師や薬剤師と相談する。

2 ｜ 身体的要因への看護

　義歯が合わないことは，咀嚼のしづらさや咀嚼した際の不快感を生じ，食欲低下につながる。また，歯がないことも同様に，咀嚼し味わうという食事の楽しみを減退させる。治療による食事制限や食欲低下，体重減少により義歯が合わなくなってしまった場合は，歯科医師と相談し義歯の再調整をする。口腔内の乾燥は舌の味覚機能の低下や，喀痰の付着につながるため，飲水やうがいを促し，乾燥を防ぐ。

　入院による身体活動量の低下は，エネルギー消費量が減少し空腹を感じづらく，また，特に高齢者では腸蠕動運動を低下させ便秘をまねき，食欲不振につながる。ベッドからの離床を促し活動量を増やすことで，エネルギー消費量や活動時間を確保し摂食中枢を刺激したり，腸蠕動を促すことで食欲不振を軽減させたりする。

▶ **身体的な準備**　食前には排泄を済ませ，また着衣を整えて，食事に集中できるよう支援

する。食欲は，摂食中枢が刺激されることで空腹感を感じて起こるため，適度な活動を促すことも食事に向けた準備となる。一方で，夜間眠れなかった場合は睡眠時間を確保し，休息をとれるよう生活リズムを調整する。義歯がある場合は，義歯を清潔に保つこと，食事の際には装着し，咀嚼し味わって食事ができるようにする。

3 | 心理的要因への看護

高齢者の食欲不振は，ストレスや不安，苦しみや悲しみからも起こる。活気のない様子を見かけたり異変がみられる際は声をかけたりし，高齢者の心情をうかがって寄り添うことでストレスの軽減に努める。

4 | 環境整備

食前に食事を摂る環境を整える。食事に際して手を洗う，もしくは手を拭く，室内を明るくすることで食事に対する精神的な準備をする。食事を置くテーブルを清潔にし，食事に必要のない医療物品をかたづけ，食事がよく見えるようテーブルの位置を調節し，視覚からの刺激も調整する。

また，高齢者の食習慣（食事の前や食事の際にしていたこと，一人で食べていたのか家族や友人と一緒に食べていたのかなど）を聞き，これまでの習慣と同様の環境を整える。高齢者がこれまで過ごしてきた生活習慣を取り入れることで，個別の看護につながる。さらに食事の嗜好を聞き，高齢者の好みや食事が進むようなものを準備したり，家族に依頼したりする。

同室者の処置，排泄や嘔吐などと食事の時間が重なってしまった場合には，食堂など別の場所へ誘ったり，換気をして部屋の臭気を逃がしたりする。

5 | 食事中

食事のにおいや味，温かさや冷たさは食欲をかき立てる大事な要因であるため，食事は温かいものは温かいうちに，冷たいものは冷たいうちに提供する。また，食事に集中できるよう体位の調整を行い，安定した体位で食事が摂れるようにする。

6 | 食後

食べ終えたら速やかに下膳し，食後の口腔ケアを実施し，次の食事を気持ちよく迎えられるようかたづけ・準備をする。また，食欲不振や体重減少がみられるなかでも食事を摂れたことについてフィードバックをする。食事を摂れなかった場合には，悪心や嘔吐，便秘などの症状の確認や食欲がないことの心理的背景，嗜好を確認する。

7 | チーム医療

高齢者の食欲不振や体重減少に対しては，他職種との連携が重要となる。疾患の治療や薬剤の使用により食欲不振がある場合は，調整できる薬剤はないか，食べてもよい食物は

高齢者の
アセスメント

高齢者のくらし
を支える援助

3 高齢者特有の
症状と看護

高齢者特有の
疾患と看護

高齢者の
家族への看護

事例による
看護過程の展開

ないかの確認などは，医師や薬剤師と連携を図る。また，管理栄養士や栄養サポートチーム（nutrition support team；NST）と情報を共有し，食事内容の調整を行う。

IX 高齢者の歩き回りと看護

A 歩き回りの病態と要因

1. 歩き回りとは

　歩き回りは認知症のBPSD（行動・心理症状）の一つであり，徘徊と表現されてきた。しかし，徘徊という言葉は，対象者を困った症状の人・困っている人とみてしまう傾向があるため，「歩き回り」などと表現が改められつつある。看護師は歩き回りを症状としてとらえるだけでなく，認知症の人がなぜ歩き回るのか，病態だけでなく，身体・精神・社会・環境要因を幅広くアセスメントし，歩き回る目的や理由は何かを探りながら看護することが重要である。

2. 認知症の原因疾患による歩き回りの特徴

　認知症の原因疾患によって，歩き回りの特徴がみられる。

　アルツハイマー型認知症（Alzheimer type senile dementia；AD）では，財布を置いた場所が記憶できず「買い物に行くために財布を探して歩き回る」，なぜここにいるのか，ここはどこか，帰るための道がわからず「家に帰ろうと歩き回る」など，目的や理由があって歩き回ることが多い。大声や興奮を伴う場合，「歩き回る」目的や理由が他者に理解されず，サポートを受けられないために不安になっていることがある。

　脳血管性認知症は，AD同様の特徴に加え，昼夜逆転しやすく，夜間せん妄による夜間の歩き回りがある。片麻痺や半側空間無視の影響で，転倒のリスクが高くなる。

　レビー小体型認知症では，認知機能の変動，レム睡眠行動障害による突発的な歩き回りや妄想による歩き回りが生じやすく，歩行障害・視空間認知障害による転倒のリスクが高い。

　前頭側頭型認知症（frontotemporal dementia；FTD）では，常同行動により同じパターンで歩き回る。脱抑制や衝動性により，他者とトラブルになりやすい。保続行動や多動があると，中断しにくい。

高齢者の
アセスメント

高齢者のくらし
を支える援助

3

高齢者特有の
症状と看護

高齢者特有の
疾患と看護

高齢者の
家族への看護

事例による
看護過程の展開

表3-6 認知症高齢者が歩き回る要因

①身体的要因	・痛み，かゆみ，不快症状がある ・生理的欲求（尿意・便意，食欲，眠気，疲労感，居心地が悪いなど）がある
②精神的要因	・「お金を盗られた」「大切な人が浮気をしている」「子どもがいる家に帰りたい」と訴え，落ち着かない，興奮している
③社会的要因	・仕事や家事・育児など，社会的役割を果たすため ・外出や娯楽を楽しむため
④環境要因	・騒音，光，臭気など，不快な刺激がある，なじみのない場所にいる ・ケアスタッフが忙しく動いている，大声で説明する，ケアが不適切である

B 歩き回りのアセスメント

　アセスメントは2つの要素に分けられる。1つ目は歩き回ることによるリスク，2つ目は歩き回る要因である。

　歩き回ることによるリスクとして，転倒・転落，点滴ラインやカテーテル類の抜去，体力の消耗，疾患への悪影響，他者とのトラブルなどがある。

　歩き回る要因（表3-6）は多様である。FTDの人が常同行動として歩き回る場合，無目的であることが多い。FTD以外では，歩き回る時間やきっかけを把握し，目的や理由を聴取し，言動を観察し，具体的にとらえたことを記録に残して共有することが重要である。

C 歩き回りの予防と看護

1. 歩き回りの予防

　歩き回りは出現してから対応するのではなく，予防が重要である。対応が遅れると，転倒による骨折，不穏継続による不眠など，さらに対応困難になる。予防ケアとして，快適で落ち着いた環境をつくる，安心感が得られる声かけやかかわり，いつでも休息できる場所の確保，疼痛コントロール，不快症状に対する薬物調整やケア，楽しめる活動への参加がある。

2. 歩き回りの看護

　歩き回りに伴うリスクがある場合，中断できるように対応する。その際，むやみに身体抑制や行動の制止をせず，ある程度自由に行動することを見守り，付き添い，適宜声をかけて，訴えを否定せず傾聴し，転倒や他患者とのトラブル防止に努める。脱水や体力消耗に対しては，適宜，水分や栄養補給，休息を促す。点滴ラインやチューブ類が抜去されないよう保護し，移動時は付き添う。

　アセスメントにおいて，歩き回る要因を具体的にとらえ，ケアを検討することが重要である。たとえば，認知症の人は入院したことを忘れ，知らない場所，知らない人，なじみ

のない道具に囲まれ，居心地の悪さから不安になり「家に帰りたい」と思い，歩き回る。なじみの道具を用意して，好みの活動ができるよう準備し，親しみのあるかかわりを継続することで，居心地がよくなり，安心感が得られることがある。休息を促すために一緒に座り，「どうされましたか」「なぜ帰りたいのですか」と声をかけ，歩き回る目的，たとえば「夫の世話をしたい」を知る。そして，その目的の背景にある生活歴や役割意識，価値を知り，目的が達成できないつらさを共感的に傾聴し続けることで，安心感が得られ，落ち着くこともある。

 # 高齢者の集中力低下と看護

A 集中力低下の病態と要因

1. 注意機能の理解

高齢者の集中力低下を理解するには，はじめに**注意（attention）機能**について理解する必要がある。

私たちのからだでは，全身の感覚器，たとえば目（視覚）・耳（聴覚・平衡感覚）・鼻（嗅覚）・口（味覚）からの膨大な量の感覚情報が大脳に送られる。しかし，脳の情報処理量には限界があるため，そのうちの一部分の感覚情報だけを取捨選択して，いわば焦点を当てて情報を処理している。この感覚情報などの適時適切な取捨選択機能が，注意機能である[17]。注意機能は情報処理の基盤となっており，記憶を含め，ほかのすべての認知機能の実行過程に影響する認知機能である[18]。

集中力低下には様々な種類がある。たとえば食事の場面だと，食事中に寝てしまう，食事中にテレビ番組に見入って手が止まってしまう，食事中に電話やテレビの音・人の話し声が気になって食事が進まない，などがあげられる。このように注意機能にはいくつかの種類があるが，注意機能の分類は研究者によって異なり，その用語や定義も様々である[19]。ここでは，注意の維持機能，選択機能，制御機能の3つ[20]の構成要素から整理する。

注意の維持機能とは，意識の清明さや覚醒度と強く関連し，ある一定時間注意を維持する力である。この機能が低下した行動には，食事の途中で疲れたと寝てしまう，ぼんやりしてしまうなどが当てはまる。

注意の選択機能とは，ある刺激にスポットライト（焦点）を当てる機能であり，多くの刺激のなかから特定の刺激を選択する力である。この機能が低下した行動には，食事中にテレビ番組に見入ってしまう，周囲の状況が気になって進まないなどが当てはまる。

注意の制御機能とは，一過性に中断し，ほかのより重要な情報に反応したり，2つ以上

高齢者の
アセスメント

高齢者のくらし
を支える援助

3 症状と看護
高齢者特有の

疾患と看護
高齢者特有の

家族への看護
高齢者の

看護過程の展開
事例による

の刺激に同時に注意を向けたりするような，行動を制御する機能を指す。正常な状態で，食事中きちんと覚醒し，ほかの人とテレビ番組を見つつおしゃべりをしながら食事ができるのは，この機能が働いているからである。

なお，「集中力低下」「情報の整理や記憶の困難」「易疲労性」「いらだち」「頭痛やめまい」などは，これらの注意機能が低下した状態に共通してみられる非特異的症状である[21]。

2. 高齢者の注意機能の低下

高齢者の注意機能の低下は転倒要因の一つ[22]にあげられており，また脳血管障害や身体合併症，せん妄などの急性期症状のサインでもあり，注意機能の低下を適切にとらえることで急性期病変の早期発見と治療につながるため，日々の観察と理解は重要である。

B 集中力低下のアセスメントと看護

1. 注意を機能させる要素

注意機能の低下は，脳の損傷や加齢に伴ってのみ表れるものではなく，私たちも日常的に経験する。うっかり忘れ物や失くし物をしたり，考え事をして相手の話を聞いていなかったりした経験はだれにでもあるのではないだろうか。この注意を高齢者に適切に機能させるためには，次の3つの要素が必要となる[23]。

▶ 身体状態を安定させる　入院中の高齢者は，原疾患に対する治療とケアにより全身状態の安定を図ることが不可欠である。急性期状態になくても，高齢者は慢性疾患を複数もつ人が多く，疾患に伴う諸症状や内服薬の影響，疼痛，排泄の問題，倦怠感など様々な身体的不調があるため，身体面への配慮が求められる。

▶ 感覚器の入力機能を保証する　高齢者は，視力や聴力が低下していることが多い。眼鏡，補聴器を適切に装着できるよう支援する，部屋の明かりや声の大きさが適切か気を配る，などの配慮をしたい。

▶ 情動や感情を安定させる　心配事や悩みがあると注意機能は低下し，喜びや怒りによる高揚も影響する。軽度認知機能障害や認知症をもつ人では，感情の起伏がよりいっそう大きくなるため，もてる力を発揮するためにも精神面の安定が重要となる。

2. 注意機能低下の具体的な例と対応

ここからは注意機能の低下の具体例を解説する。ここであげるのはあくまでも一例にすぎないが，重要なことは「どのような状況でどのような反応があるかをよく観察すること」である。それにより，個別の事例であってもどのように対応すべきかが見えてくるはずである。

❶注意の維持機能の低下

　意識レベルや覚醒度が低下すると全般的に注意が働かなくなり，ぼんやりとして刺激がないと眠ってしまう，一貫した応答ができないなどの状態が観察される。現病歴や既往歴などによる覚醒度の低下だけでなく，高齢者は睡眠パターンの変化や内服薬の影響などにより日中でも傾眠気味の時間があることも多く，まず意識レベルや覚醒度を確認することが必要である。対応としては，声をかけて覚醒度を高めるほか，生活リズムを把握したうえで，1日のなかでも覚醒のよい時間帯に介入を設定するとよい。

　注意の維持機能とは，一定の時間，何かに注意を向け続ける力である。ある課題を行っていると時間が経過するにつれて課題の成果の低下がみられるという現象により，注意の持続性機能の低下は観察される。高齢者では，たとえば医師からの病状説明や退院指導，リハビリテーション，デイサービスでのレクリエーション活動，食事などの最中に，疲れたとやめてしまう，寝てしまう，気が散ってしまう，起きていてもぼんやりしているなどの状況があげられる。対応としては，本人の注意が続く範囲内で行うことを原則とし，説明や指導などで可能な場合は，一度で行おうとせず複数回に分けて行う，途中で休憩時間をとるなど，最初に介入のスケジュールを調整する。介入の途中では，注意が向いているかどうかを適宜確認しながら行い，重要な意思決定や話し合いの場合は家族や関係者にも同席してもらい，書面に残して後から確認できるようにすることが望ましい。

❷注意の選択機能の低下

　注意の選択機能は，注意を集中して必要な刺激に焦点を当てる機能であり，周囲の話し声など外的な刺激と，自分の中の考え事など内的な刺激がある。騒がしい会場でも自分の名前をよばれたときには気づく**カクテルパーティー効果**も注意の選択機能の一つである[24]。

　注意の選択機能が低下した場合の対応としては，集中できる静かな環境をつくる，一つずつできるようにサポートする，注意がほかに向いてしまったときはさりげなく元の内容に戻るように声をかける，などがある。たとえば，内服途中で注意が散漫になると落薬や飲み忘れにつながるため，内服時には周囲をかたづける，テレビを消すなどを習慣化できるとよい。

❸注意の制御機能の低下

　注意が障害されれば記憶も障害され，同時に2つのことを覚えるといったことが困難になる。また「トイレの流し忘れ」「電気の消し忘れ」などの「～し忘れ」も注意の障害を反映した症状である。一見記憶障害と解釈されがちな症状であるが，これらは「一連の行為をやり終える前に次の行為に注意が向いてしまう」ことによって引き起こされており，記憶障害よりも注意の障害が強く影響している[25]。頻繁に起こる「～し忘れ」には，随時本人へフィードバックして注意喚起を繰り返す，行動の動線上に目立つ表示をして注意を向けられるようにする，などを行う。

高齢者の
アセスメント

高齢者のくらし
を支える援助

3 高齢者特有の
症状と看護

高齢者特有の
疾患と看護

高齢者の
家族への看護

事例による
看護過程の展開

XI 高齢者のフレイル, オーラルフレイル, ロコモ, サルコペニアと看護

A フレイル, オーラルフレイル, ロコモ, サルコペニアの病態と要因

1. フレイル, オーラルフレイル, ロコモ, サルコペニアの関係

　高齢社会が進展するわが国において, 健康寿命の延伸を妨げる要因として**フレイル, ロコモティブシンドローム** (ロコモ), **サルコペニア**が注目されている。これらの病態は, いずれも加齢が影響しており類似点もある。身体的フレイルの構成要素の一つとして, 加齢に伴う歯科, 口腔機能の低下である**オーラルフレイル**が位置している。また, サルコペニアは, 運動器のなかの一つである筋肉の加齢に伴う機能低下でありロコモに包含され, ロコモやサルコペニア, オーラルフレイル, そのほかの加齢に伴う身体的な機能低下が, 身体的フレイルへとつながる。フレイルは, 身体的, 精神心理的, 社会的要因から構成され互いに関連しており, いずれも可逆性のある病態であり, 適切な介入による改善が期待される (図3-9)。

2. 病態と要因

1 身体的フレイル

　身体的フレイルでは, 筋力や身体機能の低下・生理機能の低下などがみられる。加齢に伴う骨格筋量や筋力・身体機能の低下 (サルコペニア) や慢性的な低栄養状態が相互に影響

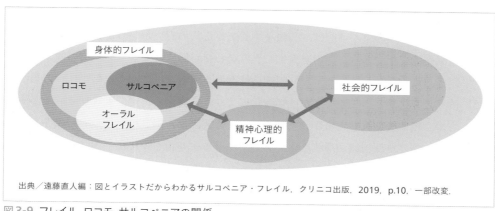

出典／遠藤直人編：図とイラストだからわかるサルコペニア・フレイル, クリニコ出版, 2019, p.10, 一部改変.

図3-9　フレイル, ロコモ, サルコペニアの関係

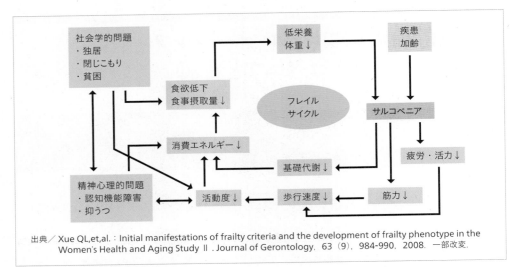

出典／Xue QL,et,al.：Initial manifestations of frailty criteria and the development of frailty phenotype in the Women's Health and Aging Study Ⅱ. Journal of Gerontology. 63（9），984-990，2008. 一部改変.

図3-10 フレイルサイクル

し合い，これらが悪循環となって心身機能の低下を加速させるという**フレイルサイクル**が構築される[26]（**図3-10**）。

　フレイルは，多くの場合，複数の要因が折り重なった結果生じる。主に，社会統計学的因子（高齢，女性，教育水準が低い，独居など），身体的因子（低栄養，肥満，下肢の機能低下など），生物学的因子（アルブミン値低値，白血球数高値など），生活習慣因子（喫煙習慣，偏った食習慣など），心理学的因子（うつ症状，認知機能低下など）があげられる。よって，フレイルの早期発見・予防には多面的な評価が必要となる。

❶オーラルフレイル

　オーラルフレイルとは，「加齢に伴う様々な口腔環境（歯数など）および口腔機能の変化，さらに社会的，精神的，身体的な予備能力低下も重なり，口腔機能障害に対する脆弱性が増加した状態」と定義される[27]。オーラルフレイルは，フレイルサイクルの起点となる食欲低下や摂食量低下，低栄養に関与しているほか，口腔機能の低下は審美性や構音，喪失感といった精神心理面や社会参加にも影響する。

　オーラルフレイルの主な要因は，臼歯を中心とした歯の喪失といった硬組織の形態変化による咀嚼機能変化である。臼歯が喪失しかみ合わせが悪くなると，残存歯の傾きや移動が生じ，さらにかみ合わせが悪くなり咀嚼機能が低下するだけでなく，衛生管理のしにくい口腔内へと変化する。このような機能変化により，歯周病の進行，咀嚼筋の低下が生じる。一方で，特に後期高齢者において多くみられる要因は，加齢に伴う舌の巧緻性や咀嚼筋力の低下といった軟組織の形態変化である。加齢により舌や口腔粘膜が萎縮し弾性が低下することで，舌の可動性の低下が起こる。また，加齢に伴う唾液腺や味蕾の機能低下も重要な要因の一つであり，口腔乾燥や食欲低下を引き起こす。なお，口腔乾燥は薬剤の有害作用によっても引き起こされる。このように複雑な要因で生じるオーラルフレイルは，

1 高齢者のアセスメント
2 高齢者のくらしを支える援助
3 高齢者特有の症状と看護
4 高齢者特有の疾患と看護
5 高齢者の家族への看護
6 事例による看護過程の展開

フレイルサイクルの加速因子の一つとなる。

❷ロコモティブシンドローム（ロコモ）

　日本整形外科学会の定義によると，「ロコモティブシンドロームとは運動器の障害のため，移動機能の低下をきたした状態で，進行すると介護が必要となるリスクが高まるもの」とされている。運動器の障害の原因は，大きく分けて「運動器自体の疾患」と「加齢による運動器機能不全」があり，これらは複合的に関連している。運動器自体の疾患には，骨粗鬆症や変形性膝関節症，神経障害などがあり，これらは疼痛や関節可動域制限，姿勢変化，バランス能力の低下などを引き起こす。加齢による運動器機能不全には，加齢に伴うサルコペニアや筋力低下があり，加齢によっても柔軟性低下やバランス能力の低下が引き起こされる。このような運動器の障害によって，移動機能が低下し，最後は要介護状態に至る（図3-11）。

❸サルコペニア

　サルコペニアとは，ギリシャ語の sarx（筋肉）と penia（消失）からなる造語で，加齢に伴って骨格筋量が減少する状態をいう。近年では，筋力低下と骨格筋量減少の両者を兼ね備える場合にサルコペニアと定義されるようになった。ヒトでは，30歳を過ぎると10年ごとに約5%の割合で筋肉量が減少し，60歳からその減少率は加速することが報告されている[28]。骨格筋を構成している筋繊維には，大きく分けて**速筋**と**遅筋**の2種類がある。遅筋は年齢を重ねても衰えにくいといわれている一方で，速筋は老化のスピードが速く，20歳前後から急速に衰えるといわれている。サルコペニアにおいても速筋に選択的な萎縮が認められることが報告されており，サルコペニア発症予防には遅筋を主に使用するウォーキングなどの有酸素運動は効果が少なく，速筋を鍛えるための一定強度以上の筋力トレーニングが必要とされている。

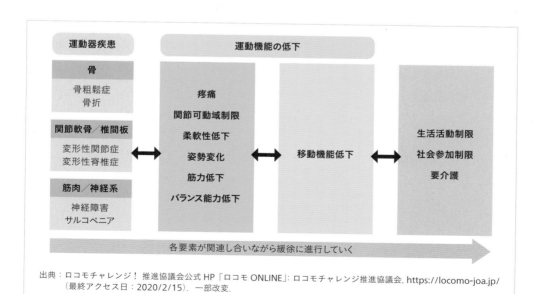

出典：ロコモチャレンジ！推進協議会公式HP「ロコモONLINE」：ロコモチャレンジ推進協議会. https://locomo-joa.jp/（最終アクセス日：2020/2/15）. 一部改変.

図3-11　ロコモの概念構成図

サルコペニアの原因は，加齢に伴う活動不足（**廃用性筋萎縮**），栄養不足（エネルギー不足）といった生活習慣や疾患自体も影響する。これらのうち，病院での不適切な安静や禁食，栄養管理，医原性疾患によって生じるサルコペニアを**医原性サルコペニア**とよぶ。

2 精神・心理的フレイル

精神・心理的フレイルでは，認知機能の低下とうつやアパシー（意欲低下）などがみられる。身体的フレイルと評価された者は認知症になりやすく，特に血管性認知症になりやすいとの報告があり[29]，また認知機能低下者が身体的フレイルになりやすいとの調査結果も示されている[30]。このように，認知機能障害と身体的フレイルの関係性が注目されており，IANA（International Academy of Nutrition and Aging, 国際栄養・加齢学会）とIAGG（International Association of Gerontology and Geriatrics, 国際老年学協会）により，**コグニティブ・フレイル**の概念が新しく提唱されている。確立された定義は示されていないが，身体的フレイルと認知機能の低下（明らかな認知機能障害は除く）を合併した状態を指しており，フレイルの予防的介入としてのコグニティブ・フレイルの早期発見，早期介入が重要とされている。

また，うつやアパシーも身体的フレイル発生のリスクとなる。うつやアパシーにより活動性が低下すると，閉じこもりが引き起こされ，サルコペニアやロコモティブシンドロームに代表される筋力低下，歩行機能低下といった身体的フレイルを招くと考えられている。

3 社会的フレイル

社会的フレイルとは，外出頻度の低下，友人や他者との交流機会の減少，毎日の会話の減少などの，社会活動への参加や社会的交流に対する脆弱性が増加している生活状態像を指している。高齢者では，友人・家族の喪失や独居，定年退職などによる社会的役割の喪失を経験するため社会的フレイルのリスクが高い。社会的フレイルが閉じこもりや社会的孤立などの状態につながるだけでなく，サルコペニアなどの身体的フレイル，うつやアパシーなどの精神・心理的フレイルにもつながり，社会的フレイルが高齢者の健康にもたらす負の影響が立証されている。しかし，身体的フレイルと比べて社会的フレイルは高齢者自身が自覚しづらいため，今後，早期発見と早期介入に向けた社会的フレイルの統一した定義と対策が求められている。

高齢者の
アセスメント

高齢者のくらし
を支える援助

3
高齢者特有の
症状と看護

高齢者特有の
疾患と看護

高齢者の
家族への看護

事例による
看護過程の展開

B フレイル, オーラルフレイル, ロコモ, サルコペニアの
アセスメントと看護

1. フレイル, オーラルフレイルのアセスメントと看護

1 | フレイルの診断基準

　フレイルを評価する時期に大切なことは, 理想的には医療や介護を必要としない状態での
のすべての高齢者にフレイルの有無と重症度を判定し, 1次予防がなされることである。
明確なフレイルを定義する具体的な内容はいまだ統一されたものはないが, よく汎用され
る診断基準には Freid らが提唱する表現型モデルである CHS（Cardiovascular Health Study）
基準と Mitnitski らが提唱する障害蓄積モデルであるフレイルティインデックス（Frailty
Index）がある。近年, 厚生労働省の研究班により, 日本で妥当と考えられる基準値に修
正した日本語版 CHS 基準（J-CHS 基準）が作成された（表 3-7）。フレイルティインデック
スは, 手段的 ADL, 運動機能とサルコペニア, 認知機能, 神経徴候, 心肺機能, 精神心
理的状態などの評価項目計 70 項目で構成される。これらは, 主にフレイルの身体的側面
を評価している。

　精神・心理的側面, 社会的側面を評価する指標として, 基本チェックリストや介護予防
チェックリストがフレイル指標として有用である。基本チェックリストは 25 項目で構成
され, 身体的側面として手段的 ADL, 運動器・転倒, 栄養状態, 口腔機能, 社会的側面
として閉じこもり, 精神・心理的側面として認知機能, うつの領域が含まれている（表
3-8）。介護予防チェックリストは, 15 項目で構成され, 閉じこもり傾向, 趣味や楽しみ,
外出頻度に加えて, オーラルフレイルの側面として咀嚼に関する項目が含まれている。

2 | フレイルへの看護

　フレイルへ対応するためには, 包括的なアセスメントと介入が必要であり, 多職種との

表 3-7 J-CHS 基準（日本語版のフレイル基準）

J-CHS 基準	
①体重減少	6 か月間で 2kg 以上の体重減少
②疲労感	（ここ 2 週間）わけもなく疲れたような感じがする
③筋力低下	握力：男性 < 26kg, 女性 < 18kg
④歩行速度の低下	通常歩行速度 < 1.0m/ 秒
⑤身体活動低下	①軽い運動・体操をしていますか？ ②定期的な運動・スポーツをしていますか？ 上記の 2 つのいずれも「していない」と回答

3 項目以上該当すればフレイル, 1 または 2 項目当てはまれば前フレイル, 0 項目であれば健常と判定。
出典／国立長寿医療研究センター：長寿医療研究開発費平成 26 年度総括報告書：フレイルの進行に関わる要因に関する研究
（25-11）.

表3-8 基本チェックリスト

No.	質問項目	回答（いずれかに○をお付けください）	
1	バスや電車で1人で外出していますか	0. はい	1. いいえ
2	日用品の買い物をしていますか	0. はい	1. いいえ
3	預貯金の出し入れをしていますか	0. はい	1. いいえ
4	友人の家を訪ねていますか	0. はい	1. いいえ
5	家族や友人の相談にのっていますか	0. はい	1. いいえ
6	階段を手すりや壁をつたわらずに昇っていますか	0. はい	1. いいえ
7	椅子に座った状態から何もつかまらずに立ち上がっていますか	0. はい	1. いいえ
8	15分位続けて歩いていますか	0. はい	1. いいえ
9	この1年間に転んだことがありますか	1. はい	0. いいえ
10	転倒に対する不安は大きいですか	1. はい	0. いいえ
11	6か月間で2～3kg以上の体重減少がありましたか	1. はい	0. いいえ
12	身長　　　cm ／ 体重　　　kg（BMI＝　　　　）		
13	半年前に比べて固いものが食べにくくなりましたか	1. はい	0. いいえ
14	お茶や汁物などでむせることがありますか	1. はい	0. いいえ
15	口の渇きが気になりますか	1. はい	0. いいえ
16	週に1回以上は外出していますか	0. はい	1. いいえ
17	昨年と比べて外出の回数が減っていますか	1. はい	0. いいえ
18	周りの人から「いつも同じことを聞く」などの物忘れがあると言われますか	1. はい	0. いいえ
19	自分で電話番号を調べて，電話をかけることをしていますか	0. はい	1. いいえ
20	今日が何月何日かわからないときがありますか	1. はい	0. いいえ
21	（ここ2週間）毎日の生活に充実感がない	1. はい	0. いいえ
22	（ここ2週間）これまで楽しんでやれていたことが楽しめなくなった	1. はい	0. いいえ
23	（ここ2週間）以前は楽にできていたことが今ではおっくうに感じられる	1. はい	0. いいえ
24	（ここ2週間）自分が役に立つ人間だと思えない	1. はい	0. いいえ
25	（ここ2週間）わけもなく疲れたような感じがする	1. はい	0. いいえ

■＝手段的ADL　■＝閉じこもり　■＝運動器・転倒　■＝栄養状態　■＝口腔機能　■＝認知機能・うつ
【該当項目数】0～3項目：健常　4～7項目：前フレイル　8項目以上：フレイル

連携が必要不可欠となる。

❶低栄養の予防

　体重減少はフレイルの主要な構成要素であり，食欲不振や食事摂取量の減少に伴う低栄養を予防するために，これらについて早期に対処することが重要である。食行動は，口腔機能や嚥下機能，調理するための手指の巧緻性などの身体的側面と，買い物へ行くための交通手段といった社会的側面，認知機能や食欲などの精神心理的側面から成り立っているため，包括的にアセスメントし介入する必要がある。

❷生活習慣病の管理

　糖尿病や肥満，高血圧といった生活習慣病の多くが身体活動の低下や栄養状態の悪化，ストレスなどを招くことなどから，フレイル予防としての生活習慣病の増悪予防が重要となる。高齢者における生活習慣病重症化予防として，運動療法，食事療法，安全な薬物療法に加えて社会参加が重要とされている。安全な薬物療法とは，服薬アドヒアランスに応じて服用薬を減らし治療の単純化を図るものである。5～6剤以上服用している場合に，

高齢者の
アセスメント

高齢者のくらし
を支える援助

3 高齢者特有の
症状と看護

高齢者特有の
疾患と看護

高齢者の
家族への看護

事例による
看護過程の展開

薬物有害事象の発現頻度が増し，これに伴いフレイルの発症リスクが増加する。複数の生活習慣病を抱えている高齢者では服用薬剤も多くなるため，適切な薬物療法に向けて，服薬アドヒアランスや薬物有害事象の発現についてのアセスメントが必要となる。フレイルには多くの側面があるが，なかでも「社会とのつながりを失う」ことがフレイルの入り口といわれている。運動療法や食事療法を適切に行えても，社会参加の機会を失うことでしだいにその生活習慣の維持が困難となる傾向にある。高齢者の社会参加は重層的であり，身体機能が維持されている場合には，就労やボランティア活動などの能動的な社会参加が可能となるが，要支援・要介護状態の場合には，受動的な社会参加である通所サービスや地域のサロンなどへの移行が必要となる。そのため，それぞれの生活機能と交友関係などを踏まえて，個人に合った社会参加の形態を検討することが求められる。

2. ロコモ，サルコペニアのアセスメントと看護

1 ロコモの診断基準

　ロコモの評価には，高齢者自身でチェックできる**ロコモーションチェック**（**ロコチェック**，表3-9）と，第三者が評価する**ロコモ度テスト**がある。ロコモ度テストは，立ち上がりテスト，2ステップテスト，25項目の自記式調査表であるロコモ25の3つのテストで構成され，各テストのうち1つでも診断基準に該当するとロコモと評価される。

2 サルコペニア診断基準

　サルコペニアの診断基準は複数存在する。最新の診断基準は，2019年にアジアのワーキンググループ（Asian Working Group for Sarcopenia：AWGS）からアジア人向けのサルコペニアの診断基準が報告されている[31]。これまで，サルコペニアの診断には生体電気インピーダンス法（BIA），または二重エネルギーX線吸収法（DXA）による骨格筋量の測定が必須であったが，このような測定機器がない環境下でも「サルコペニアの可能性あり」の診断が可能となった（図3-12）。また，下腿周囲長やサルコペニアのスクリーニングのための質問票であるSARC-F，下腿周囲長とSARC-Fを組み合わせた指標であるSARC-CalFなどを用いたスクリーニング法の追加や，握力や歩行速度のカットオフ値の変更，簡易身体機能検査であるSPPB（Short Physical Performance Battery）や5回椅子立ち上がりテスト等の身体機能評価の追加等の変更がなされている。

3 ロコモ，サルコペニアへの看護

❶栄養療法

　適切な栄養摂取，特に1日に1kg（適正体重）当たり1.0g以上のたんぱく質摂取が推奨され，サルコペニアの発症予防に有効とされている。ロコモやサルコペニアを予防し，高齢者が自立し動くことができる状態を継続していくためには，口から食べる力を失わせな

表3-9 ロコチェック

❶片脚立ちで靴下がはけない
❷家の中でつまずいたりすべったりする
❸階段を上がるのに手すりが必要である
❹家のやや重い仕事が困難である
❺2kg程度（1Lの牛乳パック2個程度）の買い物をして持ち帰るのが困難である
❻15分くらい続けて歩くことができない
❼横断歩道を青信号で渡りきれない

出典／ロコモチャレンジ！推進協議会公式HP「ロコモONLINE」：ロコモチャレンジ推進協議会，https://locomo-joa.jp/（最終アクセス日：2020/2/15）．一部改変．

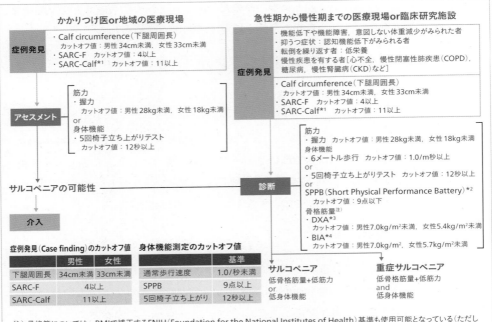

図3-12 AWGS2019によるサルコペニア診断基準

いために，食行動に関連する機能を包括的にアセスメントすることが重要となる。

❷運動療法

サルコペニアの発症予防には，栄養療法の単独介入ではなく運動療法と併用することが推奨されている。運動療法のなかでも，筋力に負荷をかけて行うレジスタンス運動により，高齢者であっても骨格筋機能向上，運動機能向上，日常生活活動能力向上が期待されてい

1 高齢者のアセスメント
2 高齢者のくらしを支える援助
3 高齢者特有の症状と看護
4 高齢者特有の疾患と看護
5 高齢者の家族への看護
事例による看護過程の展開

る。ロコモの発症予防においても，ロコモーショントレーニングをはじめとする継続した運動習慣を身につけることが重要とされている。運動は高齢者が1人で実施できるものもあるが，1人で運動習慣を継続していくことは難しい。近年では，地域の集会場など自主グループ活動やサロン活動などで運動プログラムが実施されている。高齢者がこのような場に積極的に足を運び，運動が継続できるとともに地域社会とのつながりを保てるようなかかわりが求められる。

文献

1) 日本褥瘡学会編：褥瘡予防・管理ガイドライン，照林社，2009，p.18.
2) 日本褥瘡学会用語集検討委員会：日本褥瘡学会で使用する用語の定義・解説，日本褥瘡学会誌，912：230，2007.
3) 日本創傷・オストミー・失禁管理学会：ベストプラクティス スキン - テア（皮膚裂傷）の予防と管理，照林社，2015，p.6.
4) 日本褥瘡学会：ベストプラクティス；医療機器圧迫創傷の予防と管理，照林社，2016，p.6.
5) 環境省：熱中症環境保健マニュアル2014，2014．http://www.wbgt.env.go.jp/pdf/envman/full.pdf（最終アクセス日2016/9/12）
6) American Thoracic Society：Dyspnea. mechanisms, assessment, and management：A consensus statement. Am J Respir Crit Care Med, 159（1）：321-340, 1999.
7) Manning, H. L., Schwartzstein, R. M.：Pathophysiology of dyspnea, N Engl J Med, 333（23）：1547-1553, 1995.
8) 長瀬隆英：臨床呼吸機能検査；18，加齢と呼吸機能，第7版，株式会社メディカルレビュー社，2008，p.289-292.
9) Nishino, T.：Dyspnea；Underlying mechanisms and treatment, Br J Anaesth, 106（4）：463-474, 2011.
10) 森屋淳子：特集「息苦しい」が主訴の時；【慢性の息苦しさへの対応】心因性の呼吸困難へのアプローチ，JIM，23（9）：732-735, 2013.
11) 井部俊子，箕輪良行：図解　看護・医学事典，第8版，医学書院，2017，p.454.
12) 小澤靜司，福田康一郎：標準生理学，第8版，医学書院，2015，p.910.
13) 持田智：消化器〈新体系看護学全書成人看護学⑤〉，第5版，メヂカルフレンド社，2018，p.66.
14) 厚生労働省：疾病，障害及び死因の統計分類，第18章　症状，徴候及び異常臨床所見・異常検査所見で他に分類されないもの（R00-R99）．https://www.mhlw.go.jp/toukei/sippei/dl/naiyou18.pdf（最終アクセス日：2020/2/13）
15) 門脇孝，永井良三：カラー版　内科学，西村書店，2012，p.50.
16) 前掲書13）.
17) 山口晴保：注意障害と認知症，認知症ケア研究誌3：45-57, 2019.
18) 橋本衛：注意障害，老年精神医学雑誌，第27巻増刊号 - Ⅰ：37-43, 2016.
19) 前掲書18）.
20) 日本高次脳機能障害学会教育・研修委員会編：注意と意欲の神経機構，新興医学出版社，2014，p.3-11.
21) 高倉磧：注意障害の臨床，高次脳機能研究，28（3）：76-84, 2008.
22) 山田実：注意機能トレーニングによる転倒予防効果の検証，理学療法科学，24（1）：71-76, 2009.
23) 前掲書3），p.223-235.
24) 前掲書18）.
25) 前掲書18）.
26) Xue QL,et,al.：Initial manifestations of frailty criteria and the development of frailty phenotype in the Women's Health and Aging Study Ⅱ. Journal of Gerontology, 63（9）, 984-990, 2008.
27) 平野浩彦：オーラルフレイルの概念構築の経緯，老年歯科医学，31：400-404, 2017.
28) Lexell,J,et.al：What is the cause of the ageing atrophy? Total number, size and proportion of different fiber types studied in whole vastus lateralis muscle from 15 to 83-year-old men. Journal of neurological sciences, 82（2-3）：275-294, 1988.
29) Kojima,G,et.al：Frailty as a Predictor of Alzheimer Disease, Vascular Dementia, and All Dementia Among Community-Dwelling Older People: A Systematic Review and Meta-Analysis, Journal of American Medical Directors Association, 17（10）：881-888, 2016.
30) Raji,M,A,et.al：Cognitive status and future risk of frailty in older Mexican Americans, The Journals of gerontology, 65（11）：1228-1234, 2010.
31) Chen,L.K,et.al：Sarcopenia in Asia: consensus report of the Asian Working Group for Sarcopenia, Journal of American Medical Directors Association, 15（2）：95-101, 2014.

参考文献

・オーストラリア治療ガイドライン委員会著，医薬品・治療研究会，医薬ビジランス研究所訳：皮膚疾患治療ガイドライン；EBM医薬品・治療ガイドライン，医薬ビジランスセンター，2004.
・大生定義編：すべての内科医が知っておきたい神経疾患の診かた，考え方とその対応，羊土社，2012.
・折茂肇編：新老年学，第2版，東京大学出版会，1999.
・介護保険制度史研究会編著：介護保険制度史；基本構想から法施行まで，社会保険研究所，2016.
・北徹監：老年学大辞典，西村書店，1998.
・厚生労働省：介護予防マニュアル，改訂版，2012．http://www.mhlw.go.jp/topics/2009/05/dl/tp0501-1_07.pdf（最終アクセス日：2016/10/7）
・佐藤達夫監：コントロールする神経系・感覚器，人体の不思議 Volume 2，メディイシュ，2004.

・関口恵子，北川さなえ編：根拠がわかる症状別看護過程；こころとからだの 69 症状・事例展開と関連図，改訂第 3 版，南江堂. 2016.
・瀧川雅浩，渡辺晋一編：皮膚疾患最新の治療，南江堂，2006.
・鳥羽研二監：高齢者総合的機能評価ガイドライン，厚生科学研究所，2003.
・日本緩和医療学会緩和医療ガイドライン作成委員会編：がん疼痛の薬物療法に関するガイドライン；2014 年版，金原出版，2014.
・日本救急医学会：熱中症診療ガイドライン 2015，2015，http://www.mhlw.go.jp/file/06-Seisakujouhou-10800000-Iseikyoku/heatstroke2015.pdf（最終アクセス日：2016/11/4）.
・日本救急医学会編：熱中症；日本を襲う熱波の恐怖，へるす出版，2011.
・日本神経学会：よくある症状「めまい」，https://www.neurology-jp.org/public/disease/memai_s.html（最終アクセス日：2016/9/15）.
・日本老年医学会編：健康長寿診療ハンドブック；実地医家のための老年医学のエッセンス，日本老年医学会，2011，p.25-29，39，69-70.
・長谷哲男，他：寝たきり高齢者の皮膚疾患；褥瘡・疥癬を中心として，メディカルセンス，2000.
・樋口比登実編：難治性疼痛の薬物療法，南山堂，2010.
・三宅康史編：熱中症 Review；Q&A でわかる熱中症のすべて，中外医学社，2012.
・宮地良樹，生駒晃彦編：かゆみ最前線，皮膚科診療最前線シリーズ，メディカルレビュー社，2006.
・内閣府：平成 30 年版高齢白書，https://www8.cao.go.jp/kourei/whitepaper/w-2018/zenbun/30pdf_index.html （最終アクセス日：2020/04/01）
・大内尉義・秋山弘子編集代表，折茂肇編集顧問：新老年学　第 3 版，東京大学出版会，2010.

第 **4** 章

高齢者特有の
疾患と看護

この章では

● 高齢者特有の疾患の病態，検査，診断，治療などの概要を理解する。
● 高齢者特有の疾患の看護を，看護過程に沿って理解する。

I 認知症と看護

Ⓐ 認知症

1 疾患の概要

　認知症とは，いったん獲得された知的能力が脳の器質的病変によって低下し，記憶，見当識，理解力，判断力，計算，学習などの認知機能の障害により，日常生活に支障をきたす状態を指す。わが国の 65 歳以上の高齢者における認知症の有病率推定値は 15％，2012（平成 24）年時点で約 462 万人と推計されている[1]。有病率は加齢とともに上昇し，85 歳では 27％に達する。また将来，認知症になる可能性のある**軽度認知障害**（mild cognitive impairment：**MCI**）*も約 400 万人と推計され，認知症対策は国家の重要課題に位置づけられている。

　認知症を起こす疾患は，中枢神経変性疾患，脳血管疾患，内分泌疾患，代謝性疾患，感染症など多岐にわたる（表 4-1）。原因疾患の治療により認知症症状が改善する治療可能な認知症もあるが，ここでは慢性進行性の認知症として代表的なアルツハイマー型認知症，レビー小体型認知症，前頭側頭葉変性症，血管性認知症の 4 つを取り上げる（表 4-2）。

2 病態・症状

❶ 病態

▶ **アルツハイマー型認知症**　アルツハイマー型認知症は，脳神経細胞が，アミロイド β という異常たんぱくが蓄積した**老人斑**，リン酸化したタウたんぱくが蓄積した**神経原線維変**

表 4-1　認知症の原因疾患

中枢神経変性疾患	アルツハイマー病，レビー小体病，前頭側頭葉変性症，大脳皮質基底核変性症，進行性核上麻痺
脳血管疾患	脳梗塞，脳出血，慢性硬膜下血腫
そのほかの脳神経疾患	正常圧水頭症，脳腫瘍，頭部外傷，低酸素脳症
内分泌疾患	甲状腺機能低下症，下垂体機能低下症，副腎皮質機能低下症，副甲状腺機能亢進症，クッシング症候群，反復性低血糖
臓器不全	肝不全，腎不全，慢性心不全，慢性呼吸不全
代謝性疾患	ビタミン B_1 欠乏症，ビタミン B_{12} 欠乏症，ビタミン D 欠乏症，葉酸欠乏症
中枢神経系感染症	脳炎，髄膜炎，HIV 感染症，単純ヘルペス，クロイツフェルト - ヤコブ病
中毒性疾患	アルコール依存症，薬物中毒，一酸化炭素中毒，金属中毒

＊ **軽度認知障害**（**MCI**）：もの忘れの訴えがあり，神経心理検査で年齢に比して記憶障害があるが，一般的な認知機能や日常生活機能は正常で認知症とはいえない状態を指す。これを放置した場合，5 年間で約半数は認知症へ移行すると考えられ，早期の薬物療法開始と，食事，運動などの生活習慣を見直すことが重要である。

1 高齢者の
アセスメント

2 高齢者のくらし
を支える援助

3 高齢者特有の
症状と看護

4 高齢者特有の
疾患と看護

5 高齢者の
家族への看護

事例による
看護過程の展開

表4-2 代表的な認知症疾患の特徴

	アルツハイマー型認知症	レビー小体型認知症	前頭側頭葉変性症	血管性認知症
特徴的な症状	記憶障害，見当識障害，失行，失認，失語，実行機能障害	認知機能の変動，幻視，パーキンソン症状，睡眠中の異常言動	嗜好の変化，集中力の低下，常同行動，自制力低下（脱抑制），言語障害	まだら認知症，麻痺，感覚障害，失語症，高次脳機能障害
経過	緩徐に進行	比較的緩徐に進行	緩徐に進行	脳卒中発作に伴い段階的に進行
病態	アミロイドβ，タウたんぱくの蓄積	レビー小体の蓄積	タウ，TDP-43，FUSなどのたんぱくの蓄積	血管障害
画像変化	海馬の萎縮	後頭葉の血流低下	前頭葉・側頭葉の萎縮	ラクナ梗塞，白質病変
治療	ドネペジル塩酸塩，ガランタミン臭化水素酸塩，リバスチグミン，メマンチン塩酸塩，非薬物療法	ドネペジル塩酸塩，抗パーキンソン病薬，非薬物療法	選択的セロトニン再取り込み阻害薬（SSRI），非薬物療法	高血圧，糖尿病，心房細動など基礎疾患の管理，非薬物療法

表4-3 重症度ごとのアルツハイマー型認知症の経過

	軽度	中等度	重度
発症後年数	1〜3年	2〜10年	8〜12年
症状	● 近時記憶障害 ● 時間・場所の見当識障害 ● 語彙の減少，喚語困難	● 近時・遠隔記憶障害 ● 時間・場所・人の見当識障害 ● 理解力低下，意思疎通が難しくなる ● 失行，失認 ● BPSDが目立つ	● 認知障害の進行 ● 言語的コミュニケーション不可 ● 運動機能の低下 ● 尿便失禁 ● 嚥下障害
基本的ADL	自立	一部介助で可能	全面介助
手段的ADL	一部介助で可能	困難	まったく不能

化により死滅し，脳の萎縮が起こると考えられている。こうした脳神経細胞レベルの変化は，発病の10年以上前から始まっている。特に記憶を司る海馬から病変が始まるため，初期から記憶障害がみられる。さらに，病変は側頭葉から前頭葉へと徐々に進行し，発病から10年ほどで寝たきりとなり衰弱し，誤嚥性肺炎などで死に至ることが多い（表4-3）。

　アルツハイマー型認知症は加齢とともに増加し，認知症の6〜8割を占める。一方，65歳未満で発症するものを**若年性アルツハイマー型認知症**といい，高齢で発症した者に比べて進行が早い。

▶ **レビー小体型認知症**　レビー小体型認知症は，αシヌクレインという異常たんぱくが蓄積した**レビー小体**が**大脳皮質に蓄積**し，主に幻覚や妄想などの症状が初期から現れる。同じレビー小体が脳幹の黒質に蓄積すると，パーキンソン病を発病する。そのため，パーキンソン病にレビー小体型認知症を併発する場合も多い。レビー小体型認知症は，1970（昭和45）年にわが国で発見された疾患で，認知症全体の1割程度を占める。

▶ **前頭側頭葉変性症**　前頭側頭葉変性症は，タウ，TDP-43（transactive response DNA binding protein of 43 kD），FUS（fused in sarcoma）といった異常たんぱくの蓄積により，

前頭葉や側頭葉に萎縮が生じる。初老期に発症することが多く，性格変化，常識はずれな行動，失語症が出現する。

▶ 血管性認知症　脳梗塞，脳出血，クモ膜下出血などの脳血管疾患による脳細胞への酸素供給不足が原因で脳神経細胞が死滅し，認知症が出現するものを血管性認知症という。血管性認知症は，高血圧や糖尿病などの生活習慣病をもつ人が脳梗塞や脳出血を繰り返すうちに認知症症状がみられるようになることが多く，アルツハイマー型認知症に次いで多い。血管性認知症の症状は脳血流に影響され，同じことでも，できるときと，できないときがあり，**まだら認知症**ともいわれる。また，血管性認知症とアルツハイマー型認知症を併発している場合もある。

❷症状

　認知症の症状は，脳神経細胞の死滅によって生じる認知機能障害（**中核症状**）と，身体的・心理的要因や環境要因，ケア要因によって現れる**行動・心理症状**（behavioral and psychological symptoms of dementia：**BPSD**）に大別される。脳神経細胞が障害された結果生じる認知機能障害は中核症状ともいわれ，認知症疾患により特徴（表4-2参照）があり，不可逆的である。しかし，BPSDは症状出現に関与する要因を取り除くことにより，症状は消失する（図4-1）。

　以下に，アルツハイマー型認知症の症状を中心に述べる。

▶ 認知機能障害（中核症状）　アルツハイマー型認知症の認知機能障害（中核症状）は，記憶障害，見当識障害，失行，失認，失語，実行機能障害が含まれる。

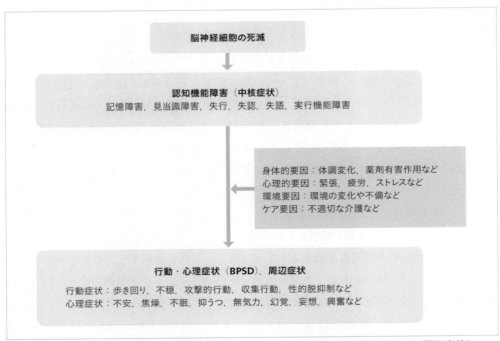

図4-1　アルツハイマー型認知症の認知機能障害（中核症状）と行動・心理症状（BPSD, 周辺症状）

1 高齢者の
アセスメント

2 高齢者のくらし
を支える援助

3 高齢者特有の
症状と看護

4 高齢者特有の
疾患と看護

5 高齢者の
家族への看護

6 事例による
看護過程の展開

- **記憶障害**：認知症の初期には近時記憶（数分〜数日前の記憶）が障害され，進行に伴い即時記憶障害（今言ったことをすぐに忘れる）や遠隔記憶障害（子どもの頃など昔の出来事，生活史が失われる）が生じる。
- **見当識障害**：時間（現在の日時，年，季節がわからなくなる），場所（自分がどこにいるのかわからなくなる），人（家族や知人などがわからなくなる）の順に障害される。
- **失行**：麻痺などの運動障害がないにもかかわらず，目的に沿った行為ができない状態を指す。たとえば洗面所で「歯磨きをしてください」と歯ブラシを渡しても，どうやって歯ブラシを使えばよいかわからないなど，習慣化した日常生活動作ができなくなる。
- **失認**：感覚機能障害がないにもかかわらず，事物を認識できない状態を指す。
- **失語**：認知症の初期から言葉が出にくくなり（語彙の減少），話の理解力も低下する。中等度になると「あれ」「それ」などの指示語が多くなり（喚語困難），話のまとまりがなくなる。重度では言葉による意思疎通が困難になる。
- **実行機能障害**：物事を論理的に考えたり，順序立てて考え行動に移したりする思考・判断力が低下した状態を指し，料理，買い物，仕事，服薬管理，金銭管理ができなくなるなど手段的ADLの障害がみられる。

▶ 行動・心理症状（BPSD）　BPSDは**周辺症状**ともいわれ，歩き回り，不穏，攻撃的行動，収集行動，性的脱抑制などの**行動症状**と，不安，不眠，抑うつ，幻覚，妄想，興奮などの**心理症状**が含まれる。これらの症状は，中核症状をもつ認知症の人に，体調変化や薬剤の有害作用などの身体的要因，緊張，疲労，ストレスなどの心理的要因，環境の変化や不備などの環境要因，不適切な介護などのケア要因が関連して起こる。つまり，BPSDは記憶障害などの中核症状のように認知症の人に必ずみられるものではなく，BPSDを引き起こす要因に関連して症状が出たり出なかったりするのが特徴である。BPSDの症状のみにとらわれ，介護者側の視点で一方的に問題とするのではなく，認知症の人にとっては意味のある行動である（BPSDを引き起こす要因がある）という視点に立ち，環境を整えたり，適切なケアを提供したりすることが重要である。

3 ｜ 検査・診断・治療

❶ 検査・診断

　認知症の診断は，問診，神経心理検査，血液検査，頭部CT検査やMRI検査などの画像検査を行い，治療可能な認知症の鑑別を行ったうえで，認知症の種類を判断する。認知症の診断基準はICD-10（国際疾病分類）やDSM-5®が用いられる。

▶ 神経心理検査　神経心理検査では，最初に認知機能のスクリーニング検査として，**長谷川式認知症スケール**（HDS-R），MMSE（mini-mental state examination），**時計描画テスト**（clock drawing test：CDT）などが行われる。ただし，これらの検査は，認知症の疑いがあるか否かを判定するスクリーニング検査であり，1つの検査結果のみで認知症の診断や重症度の判定はできない。

- **HDS-R**（表 1-6 参照）：わが国で開発され国内で最も普及している認知機能検査法。見当識，記憶，計算，数字の逆唱，言語の流暢性（りゅうちょうせい）など 9 項目の質問で構成される。30 点満点中 20 点以下は認知症の疑いと判定する。
- **MMSE**：国際的に広く使用されている認知機能検査法（表 1-7 参照）。HDS-R に類似した検査項目 11 項目からなり，一般に 30 点満点中 23 点以下を認知症の疑いと判定する。
- **CDT**：空間認知や視覚認知を評価する検査法。対象者に数字と針のある時計を描いてもらう。認知症の原因疾患により，描かれた円の大きさ，針や数字の位置に特徴がみられる。

▶ 血液検査　血液検査では，赤血球，電解質，血糖，尿素窒素，クレアチニン，葉酸，ビタミン B_1・B_{12}，甲状腺ホルモンなどが測定される。これらは，電解質異常，血糖異常，栄養障害，甲状腺機能低下症などとの鑑別診断のために実施する。

▶ 画像検査　画像検査では，CT 検査，MRI 検査により，脳血管疾患，正常圧水頭症，脳腫瘍（しゅよう）などの有無を確認する。また，PET 検査（position emission tomography），SPECT 検査（single photon emission computed tomography）により脳局所の代謝や血流を調べ，認知症の補助診断に用いる。そのほか，脳脊髄液（せきずい）検査により髄膜脳炎などとの鑑別診断を行う場合もある。

▶ 重症度評価　認知症の重症度を評価するツールとして，**CDR**（clinical dementia rating），**FAST 分類**（function assessment stating）（表 1-8 参照），**N 式老年者用日常生活動作能力評価尺度**（**N-ADL**）（表 4-4）などが用いられる。

❷ 治療

　認知症に対する治療は，認知症の進行を抑制する薬物療法と，認知機能や ADL の低下による生活障害を改善するための非薬物療法が中心となる。近年，アメリカにおいて脳内のアミロイド β プラークを減少させる作用のあるアルツハイマー病治療薬アデュカヌマブが承認され，わが国においても臨床試験が始まっている。

▶ 薬物療法　アルツハイマー型認知症の治療薬として，現在わが国で認可されているのは 4 種類である（表 4-5）。**ドネペジル塩酸塩，ガランタミン臭化水素酸塩，リバスチグミン**は，脳内の神経伝達物質アセチルコリンの分解酵素であるアセチルコリンエステラーゼを阻害することにより，コリン作動性神経の神経伝達を促進する。**メマンチン塩酸塩**は，NMDA（N-メチル -D- アスパラ銀酸）受容体チャネルの活性化を阻害し，脳神経細胞の保護作用や記憶・学習機能障害を抑制する。いずれも早い時期から対象者に合った種類の薬剤を使用することで，認知症症状の進行を遅らせる効果が期待できる。なお，ドネペジル塩酸塩は 2014（平成 26）年よりレビー小体型認知症にも適応が拡大されている。

　レビー小体型認知症のパーキンソン症状に対しては，抗パーキンソン病薬が使用される。前頭側頭葉変性症では，選択的セロトニン再取り込み阻害薬（SSRI）が用いられる。血管性認知症では，脳梗塞（こうそく）の危険因子である高血圧，糖尿病，脂質異常症，心房細動の治療や食事，運動，飲酒，喫煙などの生活習慣の改善が重要になる。

高齢者の
アセスメント

高齢者のくらし
を支える援助

高齢者特有の
症状と看護

高齢者特有の
疾患と看護

高齢者の
家族への看護

事例による
看護過程の展開

表4-4 N式老年者用日常生活動作能力評価尺度（N-ADL）

項目 \ 評価	0点	1点	3点	5点	7点	9点	10点	評価
歩行起坐	● 寝たきり（座位不能）	● 寝たきり（座位可能）	● 寝たり起きたり，手押し車などの支えがいる	● つたい歩き ● 階段昇降不能	● 杖歩行 ● 階段昇降困難	● 短時間の独歩可能	正常	
生活圏	● 寝床上（寝たきり）	● 寝床周辺	● 室内	● 屋内	● 屋外	● 近隣	正常	
着脱衣入浴	● 全面介助 ● 特殊浴槽入浴	● ほぼ全面介助（指示に多少従える） ● 全面介助入浴	● 着衣困難，脱衣も部分介助を要する ● 入浴も部分介助を多く要する	● 脱衣可能，着衣は部分介助を要する ● 自分で部分的に洗える	● 遅くて，時に不正確 ● 頭髪・足など洗えない	● ほぼ自立，やや遅い ● からだは洗えるが洗髪に介助を要する	正常	
摂食	● 経口摂食不能	● 経口全面介助	● 介助を多く要する（途中でやめ，全部細かくきざむ必要あり）	● 部分介助を要する（食べにくいものをきざむ必要あり）	● 配膳を整えてもらうとほぼ自立	● ほぼ自立	正常	
排泄	● 常時，大小便失禁（尿意・便意が認められない）	● 常時，大小便失禁（尿意・便意があり，失禁後不快感を示す）	● 失禁することが多い（尿意・便意を伝えること可能，常時おむつ）	● ときどき失禁する（気を配って介助すればほとんど失禁しない）	● ポータブルトイレ・しびん使用 ● 後始末不十分	● トイレで可能 ● 後始末は不十分なことがある	正常	

N-ADL評価点

● 重症度評価点

10点	正常	自立して日常生活が営める
9点	境界	自立して日常生活を営むことが困難になり始めた初期状態
7点	軽度	日常生活に軽度の介助または観察を必要とする
5点・3点	中等度	日常生活に部分介助を要する
1点・0点	重度	全面介助を要する（0点は活動性や反応性がまったく失われた最重度の状態）

出典／小林敏子，他：行動観察による痴呆患者の精神状態評価尺度（NMスケール）および日常生活動作能力評価尺度（N-ADL）の作成，臨床精神医学，17（11）：1653-1668，1988．

▶ 非薬物療法　認知症の非薬物療法には，認知機能訓練，認知刺激，運動療法，バリデーション療法，回想法，音楽療法，学習療法，タクティールケア®，アロマセラピーなどがある。

　認知刺激や運動療法は，認知機能の改善の可能性が示されている。また，音楽療法は不安や抑うつの軽減効果がわずかに認められている。いくつかの非薬物療法を組み合わせて実施することで認知機能の維持のほか，ADLやQOLの改善に一定の効果がある可能性があるといわれている[2]。

- **認知機能訓練**：記憶，注意，問題解決など特定の認知機能に焦点を当て，対象者の機能レベルに応じた課題をコンピュータなどを用いて行う。簡易な方法として音読や計算課題も行われる。

表4-5 認知症治療薬の種類と特徴

薬剤種類	作用	用法	剤型	適応	有害作用
ドネペジル塩酸塩（アリセプト®）	アセチルコリンエステラーゼ阻害	1回／日	錠剤 OD錠 細粒ゼリー剤	軽度〜重度 AD DLB	悪心，嘔吐，興奮，イライラ感，徐脈，不整脈など
ガランタミン臭化水素酸塩（レミニール®）		2回／日	錠剤 OD錠 液剤	軽度〜中等度 AD	悪心，食欲低下，下痢，めまいなど
リバスチグミン（リバスタッチ®，イクセロン®）		1回／日	貼付剤	軽度〜中等度 AD	貼付部の皮膚症状，食欲低下など
メマンチン塩酸塩（メマリー®）	NMDA受容体拮抗	1回／日 アセチルコリン阻害薬の併用可	錠剤	中等度〜重度 AD	めまい，頭痛，眠気，体重減少，便秘，精神症状など

OD錠：口腔内崩壊錠，AD：アルツハイマー型認知症，DLB：レビー小体型認知症

- **認知刺激療法**：従来のリアリティオリエンテーションから発展したもので，認知機能や社会機能の強化を目的に，通常は集団で行う。自己紹介や体操などでウォーミングアップした後，日時や場所の確認，種々の課題（身体的ゲーム・音楽・回想・人や人物の同定・日常的な話題）をテーマにアクティビティを行い，最後に振り返りや歌などで終わるプログラムで構成される[3]。

- **運動療法**：筋力向上や日常生活動作の改善を目的に行われる。有酸素運動，筋力強化訓練，平衡感覚訓練などの複数の運動を組み合わせ，週2〜3日実施するのがよいとされる。

- **バリデーション療法**：認知症患者が体験している世界を否定せず共感的にかかわり，その人の言動の背後にあるニーズを満たすことにより，自尊心を回復し，その人の人生の課題の解決を目指す理論とコミュニケーション技法である[4]。

- **回想法**：昔の思い出などの過去の体験を語ってもらい，聞き手が共感的，受容的な態度で傾聴することにより認知症患者の心理的安定や脳の活性化を目的とする。1対1で行う個人回想法と，小集団で行うグループ回想法がある。

- **タクティールケア®**：スウェーデンで開発された不安やストレスを緩和する非言語的コミュニケーション方法の一つである。手足や背部などの皮膚に柔らかく触れるソフトマッサージによりBPSDの軽減が期待される[5]。

Column 認知症の記憶障害と加齢によるもの忘れの違い

　認知症の記憶障害は体験そのものを忘れてしまうのに対し，加齢によるもの忘れは体験の一部が思い出せないという点で異なる。たとえば，「今朝，何を食べましたか」と尋ねられ，朝食を食べたことは覚えているが，食べたメニューがすぐに思い出せないのは加齢によるもの忘れ，朝食を食べたこと自体を忘れるのが認知症である。

1 高齢者の
アセスメント

2 を支える援助
高齢者のくらし

3 症状と看護
高齢者特有の

4 疾患と看護
高齢者特有の

5 家族への看護
高齢者の

6 看護過程の
事例による
展開

B 認知症高齢者の看護

1 看護の視点

　かつて認知症は慢性進行性であり，認知機能障害により日常生活動作に支障をきたすだけでなく，他者とのコミュニケーションや交流が困難になり，仕事や役割など社会性も失われていくと考えられていた。しかし近年，認知症当事者からの発信，認知症の人の体験や行動に関する研究の蓄積により，認知症の人は，不安に満ちた世界に置かれながらも，人としての尊厳を求め，懸命に生きる人として理解することの重要性が主張されるようになった。そのなかでも，イギリスの心理学者であるトム・キットウッド（Tom Kitwood）は，認知症の人を一人の人として尊重し，その人の立場に立って理解し支えるケアとして，**パーソンセンタードケア**という考え方を提唱した[6]。すなわち，認知症による問題行動に焦点を当てるのではなく，認知症の人の視点から言動の意味を考え，「その人らしさ」を大切にするケアを探求していったのである。認知症高齢者への看護では，こうしたパーソンセンタードケアの考え方に基づき，本人の生活の継続性やその人らしい生活を支え，その人のもてる力を発揮し，人との交流や得意な活動を楽しみながら健やかに日常生活を過ごすことができるように支援することが重要である。

2 アセスメントの視点

　ここでは，病院に入院する認知症の人を想定したアセスメントの視点について述べる。パーソンセンタードケアの理念に基づいたケアを実践するためには，認知症の人のありのままをよく観察し，本人をよく知る人（家族や施設職員など）から情報を得て，多職種が情報を共有して，多角的な視点でアセスメントすることが重要である。

❶認知症症状

　原因疾患の種類，中核症状の程度，BPSD の出現状況，治療状況について把握する。認知機能のスクリーニングや認知症の重症度を評価するスケールを用いる場合もあるが，これらの評点は測定時の環境や体調などに影響を受けやすいことを認識して用いる必要がある。認知症症状は，その人のふだんの安定した状態をよく知る家族や施設職員などからも情報収集することが重要である。

❷コミュニケーション能力

　視聴覚機能の状態と補助具の使用状況，言語の理解力，発言の内容や言葉の使い方，意思表示のしかた，読み書きの能力，非言語的表現の理解力と表現力，コミュニケーションへの意欲，他者への関心の有無などをアセスメントする。

❸日常生活動作の状況

　認知症症状により，食事（食物の認識，嚥下機能，早食い・詰め込み，異食の有無など），排泄（尿

便意の有無，排泄パターン，排泄動作，失禁やトイレ以外での排泄の有無など），移動（移動動作の自立度，場所の認識，徘徊の有無など），清潔（清潔動作の自立度，清潔への意欲など），睡眠（夜間不眠，昼夜逆転の有無など）にどのような支障をきたしているかアセスメントする。また，それらの生活障害が環境やケア方法に起因していないか，自宅などのふだんの状況と比較しながらアセスメントする。

❹健康管理と危険回避能力

現病歴や既往歴に合わせた身体観察とともに，栄養状態，排泄状況，活動と休息のバランスなどの日常的な健康状態を把握する。また，体調不良時のサインとして BPSD や，元気のなさ，認知機能低下などが現れていないかを注意深く観察する。転倒リスクなどがある場合は，危険に対する本人の理解度，動作の安定性，行動のパターン，危険物の有無などを把握し，危険回避能力をアセスメントする。

❺心理・社会的側面

家族構成と関係性，性格，職歴，教育歴，生活習慣，趣味，特技，役割，入院前の生活状況，過去の生活史などについて，本人や家族などから情報収集する。長い人生における価値観や誇り，楽しそうにしていること，不愉快そうにしていることを，本人・家族の言葉や様子から把握する。また，日常生活行動以外で楽しみや役割をもった活動をしているか，他者との交流があるかなどについて確認する。

家族の介護力や認知症への理解，介護サービスの利用状況についてもアセスメントする。

3 | 生じやすい看護問題

❶認知症症状に伴い，不安や混乱に陥りやすい

認知症の人は，記憶障害や見当識障害により自身が置かれている状況が理解できず，他者とうまく意思疎通がとれなかったり，日常生活に不自由を感じたり，何か失敗するのではないかと，常に不安やおびえのなかで生きている。

❷もてる力を発揮してセルフケアを実施できていない

入院をきっかけに，それまでできていた日常生活行動ができなくなることがある。その背景には，環境変化による混乱，疲労や体調不良がある場合や，援助者が必要以上に介助し，もてる力を発揮できてない場合がある。これらの状況が続くと機能が低下し，本来できることもできなくなってしまう可能性がある。これらの機能低下により，元の生活に戻れず退院調整が困難となる場合もある。

❸その人らしい楽しみをもった生活ができていない

病院は，その人が長年住み慣れた自宅とは，かけ離れた環境である。認知症高齢者がやりたい活動を思い出せなかったり，必要な準備がわからなかったりして，主体的に工夫することが困難になる。そのため援助者は，基本的な日常生活行動だけではなく，生活の継続性やその人らしい楽しみをもった生活にも目を向けて支援する必要がある。

高齢者の
アセスメント

高齢者のくらし
を支える援助

高齢者特有の
症状と看護

疾患と看護
高齢者特有の

家族への看護
高齢者の

看護過程の展開
事例による

❹体調不良や身体疾患の発見が遅れる可能性

　認知症高齢者は，自らの体調不良や自覚症状を的確に伝えることが困難な場合が多い。そのため身体疾患の徴候に気づくのが遅れ，診断されたときには重症化している場合もある。言語的な訴えがなくても，BPSDの出現や急激な認知機能の低下がみられてから，初めて発熱などの体調不良が発見されることも多い。

❺環境変化や体調不良，治療・処置に伴う苦痛によるBPSD出現のリスク

　認知症高齢者が入院した場合，体調の不良に加えて，見知らぬ場所で見知らぬ人に囲まれて，時には苦痛を伴う処置などをされることは，不安や恐怖につながるものである。こうした不安や不快感が重なることでBPSDが出現してくる。その症状は様々であるが，ケアの拒否，歩き回りによる転倒や離棟，医療処置の苦痛から点滴ルートや膀胱留置カテーテルなどを自ら抜去してしまうなどの危険性がある。

❻認知症の種類に応じた看護問題

　❶〜❺までは認知症全体に共通して生じやすい看護問題をあげたが，レビー小体型認知症や前頭側頭葉変性症では，その病態の違いにより特徴的な看護問題を生じることがあるため，表4-6に示す。

4 | 目標と看護

❶認知症症状に伴う不安や混乱を軽減し，安心して過ごせる

▶ **コミュニケーション**　認知症高齢者と良好な関係を築き，より良いケアにつなげるため

表4-6 レビー小体型認知症と前頭側頭葉変性症に生じやすい看護問題と援助

	レビー小体型認知症		前頭側頭葉変性症
特徴的な看護問題	誤認や幻視により混乱や不安が誘発される ● 早期から誤認や幻視が特徴的に出現するため，壁に掛けてある洋服が人に見えたり，壁のシミや汚れが虫に見えたりして混乱や不安に陥り，もの盗られ妄想に発展することもある	パーキンソン症状によるADL低下や転倒の危険 ● レビー小体型認知症は，進行とともにパーキンソン症状が併発することも多く，筋強剛，無動または動作緩慢，姿勢反射障害などにより日常生活動作に支障をきたし，転倒しやすくなる	常同行動や社会的逸脱行動による事故やトラブル ● 周囲の状況に関係なく毎日同じ行動を繰り返す，脱抑制により衝動的に暴力を振るうなどにより周囲とトラブルになることがある。また交通ルールの無視や万引きなど犯罪行為に至ることもある
援助の方向性	〈環境整備〉 ● 整理整頓する ● 壁などのシミや汚れを消す ● 壁紙やカーペットの模様などに配慮する ● 部屋を明るくする 〈本人への対応〉 ● 本人が興奮・混乱している場合は，訴えを否定せず，幻覚を一緒に追い払うなどして安心させる ● 本人が比較的落ち着いている場合は，援助者には幻覚が見えないことを穏やかに説明する	〈環境整備〉 ● 生活空間の障害物除去や手すり設置などを行う 〈ADL援助〉 ● 日内変動による症状の変化を見極め，援助方法を工夫する ● 歩行時は，視覚的な目印や「1，2」などの声かけがあると足を踏み出しやすい 〈転倒予防〉 ● 立ち上がり時や方向転換時にバランスをくずしやすいため，特に見守りが必要	〈環境整備〉 ● 本人の行動範囲の危険物の除去 ● 社会的逸脱行為を誘発するような環境を避ける ● 周囲の人の理解を得る 〈本人への対応〉 ● 常同行動はできる限り制止せず，本人のペースで過ごしてもらう ● 本人の得意な作業を日課の一部として取り入れる

表4-7 認知症高齢者とのコミュニケーションの基本

- 尊敬の念をもって接する。
- 子どもに接するような言葉や態度は慎む。
- 会話に集中できるように静かな環境を整える。
- むやみに大きな声で話さない。
- ゆっくり落ち着いた声で話す。
- 簡単な言葉や本人にとってなじみのある言葉を使う。
- 短い文章とし，一度に2つ以上の意味を含めない。
- 本人の発言がたとえ事実と違っていても否定しない。
- 本人の世界を大切にする。
- 笑顔で目を合わせて話す。
- 近くに寄り添い，からだに触れたりしながら話す。
- 突然背後から声をかけない。
- 急に目の前に現れない（少し離れたところから本人の視界に入る）。
- 興奮状態のときは安全を確認していったん席を外す。
- 伝えたいことが理解されない場合は，伝わるよう言い方を工夫する。

には，コミュニケーションが重要である。認知症高齢者は，認知症の進行に伴って記憶力低下や語彙の減少，理解力や流暢性の低下などがみられるため，言語的なコミュニケーションよりも非言語的コミュニケーションが重要となってくる。言語の理解は不十分であっても表情や語調，しぐさや触れ合うことなどから感じ取る能力は残されている。そこで，認知症高齢者とのコミュニケーションにおいて重要なポイントを表4-7に示す。

▶ 環境づくり　認知症高齢者が入院した場合，新たな環境に適応したり，自らの力で心地よい環境を調整したりすることは難しい。そこで，認知症高齢者が安心して心地よく生活するための環境づくりの指針として「認知症高齢者への環境支援のための指針（PEAP日本版3）」が提唱されている（表4-8）。これらを参考に創意工夫をして，認知症高齢者が安心して，もてる力を発揮し生活ができるように支援する必要がある。

　特に，病院環境では日付や時間がわかりにくく，見慣れない医療機器に囲まれるため見当識を障害されやすい。そのため，認知症高齢者には窓から外の景色が見えやすいベッド位置の工夫や，カレンダーや時計，本人の使い慣れた物や家族の写真などを見えやすいところに置くことなどから始めてみるとよい（図4-2）。このような見当識を助けるかかわりを，**リアリティオリエンテーション**という。

❷もてる力を発揮してセルフケアを実施できる

　入院前のセルフケアに関する情報をもとに，日常生活行動の一つ一つを本人の意思を確認しながら本人のペースに合わせて「できるところ」は見守り，「できないところ」を援助する。認知症高齢者は，長年継続してきた生活行動が手続き記憶として保持されていることも多いため，できる限り本人のこれまでの生活スタイルを継続できるように援助することが望ましい。さらに，援助者が統一した介助方法で援助することで，認知症高齢者は混乱せずにスムーズに行動することができる。

　また，本人の生活機能低下を防ぐためには，できる限り早期に住み慣れた場所に戻ることが重要である。よって，入院時から退院調整部門との連携や地域のケアマネジャーなど

表4-8 認知症高齢者への環境支援のための指針（PEAP日本版3）の8次元と中項目

次元	次元の考え方	中項目
I 見当識への支援	環境の物理的・社会的・時間的次元の効果が，利用者の見当識を最大限に引き出すような環境支援についての指針である	1）環境における情報の活用 2）時間・空間の認知に対する支援 3）空間や居場所のわかりやすさ 4）視界の確保
II 機能的な能力への支援	日常生活動作（移動，整容，排泄など）への援助において，入居者の日常生活上の自立活動を支え，さらに継続していくための環境支援についての指針である	1）セルフケアにおいて，入居者の自立能力を高めるための支援 2）食事が自立できるための支援 3）調理，洗濯，買い物などの活動の支援
III 環境における刺激の質と調整	入居者のストレスにならない刺激の質や，その調整についての指針である。この次元は，「環境における刺激の質」と「環境における刺激の調整」の2つに分かれている	〈環境における刺激の質〉 1）意味のある良質な音の提供 2）視覚的刺激による環境への適応 3）香りによる感性への働きかけ 4）柔らかな素材の提供 〈環境における刺激の調整〉 1）生活の妨げとなるような騒音を調整 2）適切な視覚的刺激の提供 3）不快なにおいの調整 4）床などの材質の変化による危険への配慮
IV 安全と安心への支援	入居者の安全を脅かすものを最小限にするとともに，入居者はじめ，スタッフや家族の安心を最大限に高めるような環境支援についての指針である	1）入居者の見守りのしやすさ 2）安全な日常生活の確保
V 生活の継続性への支援	入居者それぞれが慣れ親しんだ環境と生活様式を，①個人的なものの所有，②非施設的環境づくり，の2つの側面から実現することについての指針である	1）慣れ親しんだ行動様式とライフスタイルの継続への支援 2）その人らしさの表現 3）家庭的な環境づくり
VI 自己選択への支援	物理的環境や環境の調整に関する施設方針が，個人的な好みやどこでなにをするというような，入居者の自己選択が図られるような環境支援についての指針である	1）入居者への柔軟な対応 2）空間や居場所の選択 3）椅子や多くの小道具の存在 4）居室での選択の余地
VII プライバシーの確保	入居者のニーズに対応して，一人になれるだけでなく，他との交流が選択的に図れるような環境支援についての指針である	1）プライバシーに関する施設の方針 2）居室におけるプライバシーの確保 3）プライバシーの確保のための空間の選択
VIII 入居者とのふれあいの促進	入居者の社会的接触と相互作用を促進する，環境支援と施設方針についての指針である	1）ふれあいを引き出す空間の提供 2）ふれあいを促進する家具やその配置 3）ふれあいのきっかけとなる小道具の提供 4）社会生活を支える

出典／ケアと環境研究会：認知症高齢者への環境支援のための指針PEAP日本版3，改訂4版，2005.

との情報共有を行い，本人の状態に応じたサービスなどを導入して元の生活に戻れるよう支援する必要がある。

　以下に，各セルフケアにおいて起こりやすい問題とケアについて述べる。

（1）食事

▶ 起こりやすい問題　食事を拒否する，食べ物を認識できない，食べ方がわからない，食べ方が適切でない（早食い，詰め込みなど），食べることに集中できない，異食などがある。

▶ ケアのポイント　食事の拒否では，本人の好みに合わせたメニューの工夫や，口腔内の痛みや違和感などの有無も確認する必要がある。食べ物の認識を促すためには，配膳方法

1 高齢者のアセスメント
2 高齢者のくらしを支える援助
3 高齢者特有の症状と看護
4 高齢者特有の疾患と看護
5 高齢者の家族への看護
6 事例による看護過程の展開

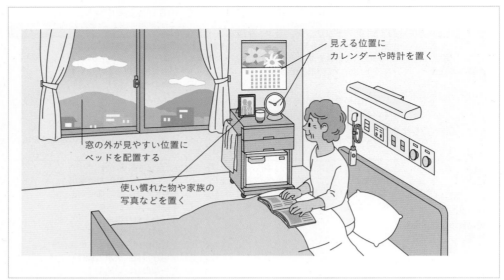

見える位置に
カレンダーや時計を置く

窓の外が見やすい位置に
ベッドを配置する

使い慣れた物や家族の
写真などを置く

図4-2　見当識を助ける環境の例

や食器の配色など視覚的刺激，においをかいでもらうなど嗅覚刺激，また最初は介助で一口食べてもらうなど，味覚刺激などにより認知を促す。早食いや詰め込みは窒息の危険も伴うため，声かけによりペースを調整したり，小さいスプーンに換えて一口量を少なくしたりするなどの工夫が有効である。食事に集中できない場合には，テレビなどの雑音のない静かな環境で摂取できるようにする。異食では，食べ物ではないものを口にしてしまうため，危険物を口にしないよう環境整備をするとともに，空腹やストレスなど満たされない思いがないか確認する。

（2）排泄

▶ 起こりやすい問題　排泄は，①尿意・便意を知覚する，②トイレの場所を認識し移動する，③衣服の着脱をする，④便座に適切に座り排泄する，⑤陰部・肛門部の清拭をする，⑥排泄物を流す，というように非常に複雑な作業である。そのため，ちょっとした環境変化や援助方法の違いにより失敗につながりやすい。また，排泄の失敗は著しく自尊心を低下させるために，注意が必要である。

▶ ケアのポイント　本人が尿意・便意を知覚していても的確に表現することが困難な場合もあるため，その人特有の尿便意のサインを見逃さないことが重要である。本人の排泄パターンを把握してタイミングよく排泄誘導する。また，トイレの場所がわかりやすいように目印をつける，本人が着脱しやすい衣服を着用する，本人のなじみの方法で排泄できるように介助方法を工夫することなどで排泄動作の自立度が高まる。

（3）清潔

▶ 起こりやすい問題　入浴や更衣を嫌がる，口腔ケアなどの手順がわからない，清潔の必要性を認識できないなどがある。清潔は長年の生活習慣による個別性が高いため，本人の

価値観を尊重しつつ，必要なケアを取り入れていけるような支援が必要である。

▶ ケアのポイント　入浴は，本人だけが裸になって介助を受けるため，羞恥心（しゅうちしん）はもちろんのこと，状況を理解できないと恐怖心をもつ人もいる。また「寒い思いをした」「洗い方が嫌だった」などの不快感が残り，次の入浴への拒否につながる場合もある。そのため，入浴介助の際には本人の羞恥心に配慮し，好みの室温・湯温，洗い方などを確認しながら，本人のペースに合わせた介助が重要である。

　口腔ケアなどの手順は，歯ブラシを渡しただけではできない場合でも，援助者が歯磨きのジェスチャーをすることで，本人が歯ブラシを動かし始めることもある。このように，本人が何を理解できていないのかを見極めることにより，わずかな援助で，その後の手順がスムーズにいくこともある。

（4）睡眠

▶ 起こりやすい問題　加齢による入眠困難，中途覚醒（かくせい），早朝覚醒などに加えて，認知症による視交叉上核の細胞数減少による体内時計の機能低下と，日光浴の機会の減少や活動性の低下による，同調因子への曝露（ばくろ）の減少から概日リズムが乱れ，昼夜逆転が起きやすい。

▶ ケアのポイント　概日リズムを整えるために，午前中に陽の光を浴びる，日中の活動を促す，夕方以降のカフェイン摂取を避ける，就寝前の照明は明る過ぎないようにするなどの工夫をする。また，睡眠を阻害する痛みやしびれなどの不快症状，夜間の頻繁な排泄，投与薬物の影響，心理的不安などがないか確認し対処する。

❸その人らしい楽しみをもった生活ができる

　本人が以前から好きだったことや得意だったことを生活に取り入れられることが望ましいが，実際には本人や家族に尋ねても明確な答えが得られない場合も少なくない。そこで過去の職歴や生活歴からヒントを得て，「農業に従事されていたので植物に詳しいのではないか」「テレビを見た時に動物に興味を示していた」などの様々な視点から本人の興味を推測し，実施可能なことを取り入れる。なお，実施の際は，本人の認知機能や身体機能を十分にアセスメントして，失敗体験とならないように注意する。

　また，言葉だけで「○○しませんか」と誘っても良い反応が得られない場合も多い。その際は認知機能に合わせて，することをイメージできる写真などを見せる，使用物品を実際に触ってもらうなど，視覚や触覚など五感を刺激して記憶を呼び起こして誘うことも効果的である（図4-3）。

　そのほか，実際に作業をすることにこだわらず，思い出の土地の写真などの懐かしいものを見たり，若い頃に流行した歌などを聴いたりすることで記憶が想起され，周囲の人とも自然と会話がはずむことがある。このようなかかわりは回想法といい，認知症高齢者の情緒の安定や記憶の活性化，他者との交流を促進するきっかけにもなる。
退院後にも活動を継続できるように，入院中に楽しめたことを家族やケアマネージャーなどに情報提供するとよい。また外出や他者との交流の機会として通所サービスなどの利用も勧（すす）めていく。

高齢者の
アセスメント

高齢者のくらし
を支える援助

高齢者特有の
症状と看護

4
高齢者特有の
疾患と看護

高齢者の
家族への看護

事例による
看護過程の展開

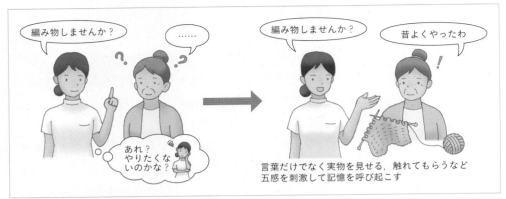

図4-3 趣味活動の誘い方の例

❹体調不良を予防または早期に発見できる

認知症高齢者が日常生活で食事，排泄，清潔，活動，睡眠を適切に行えているか，本人の主観的情報と客観的情報を多角的に検討しながら健康管理を行うことが，看護師の役割となる（図4-4）。

ふだんの本人をよく知っておくことで，微妙な様子の変化を感じとることができる。そして「少しぼうっとしている」「いつもより認知機能が落ちている」「機嫌が悪い」など異変を感じた場合には，発熱や倦怠感，痛みなど身体的な変化が背景にあることを疑い，フィジカルアセスメントを実施する。

❺援助方法の工夫や環境調整により，BPSDを予防または軽減できる

BPSDを予防，軽減するには，出現している症状の背景を身体的要因，心理的要因，環境要因，ケア要因から特定し，本人が安楽に安心して過ごせるよう支援する。表4-9に，よくみられるBPSDの背景とケアの方向性について示す。

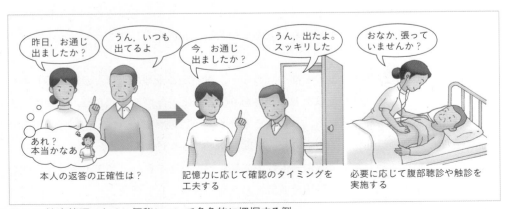

図4-4 健康管理のために便秘について多角的に把握する例

1 高齢者の
アセスメント

2 高齢者のくらし
を支える援助

3 高齢者特有の
症状と看護

4 高齢者特有の
疾患と看護

5 高齢者の
家族への看護

6 事例による
看護過程の展開

表4-9 行動・心理症状（BPSD）とその対応

	背景	対応
歩き回り	・歩き回りは，どこともなく歩き回る行動をいい，転倒したり，行方不明になったりする危険性がある ・本人にとっては，家に帰りたい，仕事に行かなければならない，何かを探している，排泄がしたいなどの理由がある場合も多い	〈本人への対応〉 ・歩き回りを無理に止めない ・本人の思いにじっくり耳を傾ける ・落ち着かない時間帯は，おやつを食べる，役割を担ってもらうなどして気を紛らわせる 〈安全の確保〉 ・危険物の除去など事故を防ぐ環境整備 ・本人の身分を証明するものや連絡先を衣服などに付ける ・全地球測位システム（GPS）機器の使用 〈体調管理〉 ・活動量が非常に多いため，安心して休めるスペースの確保 ・脱水予防のための水分補給
易怒性，攻撃性	・脳内神経伝達物質の異常や前頭葉機能低下による脱抑制などにより易怒性や攻撃性が現れやすい。認知症治療薬の有害作用として易怒性が現れる場合もある ・発言や行動を否定・制止されたときや状況が理解できないまま介助や処置が進められたときなどに現れやすい	〈本人への対応〉 ・原因が明確になった場合には可能な限りそれを避ける ・気分がしずまるまで距離や時間をおく ・穏やかな声で話しかける ・受け入れられる援助者に交代する ・介助時は本人の理解度を確認しながら進める ・無理な接触はしない ・本人および周囲の人の安全を確保する
点滴ルートなどの誤抜去	・身体疾患により病院に入院した場合，医療処置の意味を理解できず，不快感や拘束感から点滴ルートや膀胱留置カテーテル，ドレーン類などを誤抜去してしまう危険性がある	〈本人への対応〉 ・医療処置は最小限にとどめる ・ルート類が見えないように工夫する ・処置中は頻繁に観察する ・痛みや違和感への対処を行う 〈身体拘束の問題点〉 ・関節拘縮や筋力低下，BPSDの増悪，せん妄の誘発などの危険性がある ・身体拘束の必要性や回避する対策を，常にチームで検討していく必要がある

II 脳・神経疾患と看護

A うつ病（うつ状態）

1 疾患の概要

うつ病の中心的な症状は，抑うつ気分と興味または喜びの喪失であり，加えて疲労感，睡眠障害，体重減少などの様々な身体症状が現れる。これらの症状が2週間以上継続して生活に支障をきたしている場合に，うつ病と診断される。

老年期では，うつ病は抑うつ気分よりも身体的な不定愁訴が目立つ場合が多く，身体疾患との鑑別が困難であったり，記憶力の低下がみられて認知症と間違われたりする場合がある。また，単身高齢者，男性，重症身体疾患を合併するうつ病患者では自殺危険率が高くなるため，注意が必要である。

2 | 病態・症状

▶ **病態**　うつ病の病態は，モノアミンとよばれるノルアドレナリンやセロトニンなどの脳内神経伝達物質濃度の減少（**モノアミン仮説**）や，モノアミンをとらえるための受容体の感受性の問題（**受容体仮説**）などが考えられている。現在使用されている抗うつ薬は，これらの仮説に基づき，脳内のモノアミン濃度を高める働きをもつものが多い。しかし，うつ病の発症には上記の仮説以外にも，心理・社会的ストレスや身体疾患など様々な要因が関連する。高齢者では，社会的役割の喪失や身近な人の死をきっかけに，うつ病を発症する場合もある。中枢神経疾患，心疾患，内分泌疾患，悪性腫瘍などの身体疾患に合併する頻度も高い。また，慢性疾患の治療薬が原因でうつ病の症状が出現することもある。

▶ **症状**　うつ病の症状では，抑うつ気分と興味・喜びの喪失が中心となって現れる。

　抑うつ気分では，悲しみ，落ち込み，憂うつなどといった症状に加えて，無感情になる，易怒性が強くなるなど，多様な症状で現れる。

　興味・喜びの喪失では，もともと好きだった趣味などを楽しめなくなったり，テレビなどの娯楽に関心がもてなくなったり，おしゃれなどにも興味がなくなる。そのほか，集中力低下や決断困難，焦燥感が強く落ち着かないなどの精神運動焦燥や，逆に，行動が遅くなり考えが浮かばないなどの精神運動制止（抑制）がある。高齢者では焦燥感の強いタイプが多い。また，「自分はどうしようもない人間だ」など無価値観や罪悪感が強くなり，先の見えない苦しみから**希死念慮**をもつことも多い。

　多様な身体症状もみられ，食欲の減退・亢進により体重の減少・増加がみられたり，慢性的な疲労感があったりする。また，入眠困難，中途覚醒，早朝覚醒などの睡眠困難や，逆に睡眠が増加する過眠がみられることもある。

3 | 検査・診断・治療

▶ **検査・診断**　うつ病の診断には，WHO の国際疾病分類（ICD-10）やアメリカ精神医学会の診断基準（DSM-5®）が用いられる。これらの診断基準では，2 週間以上続くうつ病の症状が 5 つ以上みられ，そのうち少なくとも 1 つは「抑うつ気分」または「興味・喜びの喪失」であるものをうつ病と診断する。高齢者のうつ病において特に注意が必要なのは，以下のものである。

　❶**仮面うつ病**：抑うつ気分よりも身体的な不調の訴えが前面に出てくるため，うつ病であることがわかりにくい。検査をしても異常は見つからないが，うつ病の治療により症状が改善することが特徴である。高齢者では，多くの身体疾患を合併していることも多いため，鑑別が難しい場合も少なくない。

　❷**仮性認知症**：うつ病の症状による集中力低下から記憶力が低下したり，日常生活動作も緩慢になったりして，生活に支障が出て認知症とみえるところから仮性認知症といわれる（表4-10）。高齢者自身は記憶力の低下を強く自覚して嘆いているが，客観的には

表4-10 仮性認知症と認知症の違い

	仮性認知症（うつ病による）	認知症（主にアルツハイマー型）
経過	• 発症時期が明確で急速に悪化する • 認知機能低下に先行して抑うつ気分や身体症状などが出現する	• 発症時期が不明確で緩徐に進行する • 認知機能の低下が先行する
病識	• 認知機能の低下を自覚して強く訴える	• 自覚はあまりないことが多く，実際よりも認知機能の低下を軽く言うこともある
認知機能	• 認知機能の検査などでは，早々に回答をあきらめてしまう傾向があるが，本人が訴えるほどには機能は低下していない	• 認知機能の検査において低下がみられる
日常生活	• 意欲の低下はあるが，自立可能である	• 症状が進行すると自立が困難となる
抗うつ薬	• 効果がある	• 効果がない

本人の訴えるほどには低下していないことも多い。しかし，うつ病から認知症に移行したり，うつ病と認知症が合併している例もある。

そのほか，せん妄との鑑別や，うつ病の症状が身体疾患や薬剤などが原因で出現していないか，見極める必要がある。

▶ 治療

❶薬物療法：現在のうつ病治療における第1選択薬は，SSRI（選択的セロトニン再取り込み阻害薬）やSNRI（セロトニン・ノルアドレナリン再取り込み阻害薬）である。これらの薬よりも抗うつ作用の強い三環系抗うつ薬もあるが，抗コリン作用（便秘，尿閉，認知機能の低下など）を有するため高齢者への使用は避けるべきである。薬物治療は効果が出るまで数週間かかり，有害作用は早期から出現する傾向があるため，薬物代謝機能が低下している高齢者では十分に注意する必要がある。そのほか，不安や焦燥感が強い場合はベンゾジアゼピン系抗不安薬を併用するなど，症状に応じた薬剤が使用される場合もある。

❷精神療法：うつ病の治療には，薬物療法と並行して，患者の思い込みや思考のパターンを修正する認知行動療法が用いられることが多い。しかし，こうした専門的なアプローチだけではなく，患者の思いをありのままに価値判断をせずに傾聴し，共感することで信頼関係を築いていく支持的精神療法は，日々の援助のなかで実践できるものである。

4 看護の概要

高齢者のうつ病では，出現しやすい症状やうつ病との鑑別が必要な疾患などに注意して，うつ病の早期発見に努める必要がある。

うつ病患者の看護は，自殺を予防し，十分に休養をとり治療を継続できるように環境を整える援助を基本とする。さらに高齢者では，うつ病の症状による活動性の低下や食欲不振などから，廃用症候群や低栄養などの2次的な障害が発生しやすい。そのため，無理のない範囲で日常生活行動を促したり，食事環境を整えたりするなどの予防的な援助が重要である。

また症状が回復しても，焦って無理をしたり，外出を避けて閉じこもったりするなどの

問題が心配される。そうした問題の予防について，本人や家族へ説明するだけでなく，利用している介護サービスや地域の保健師などと連携して見守りをしたり，無理なく参加できる交流の場を紹介したりするなどして，継続的に支援していく必要がある。

5 　アセスメントの視点

❶うつ病の早期発見

　高齢者では，仮面うつ病や仮性認知症のほか，強い焦燥感や落ち着きのなさが目立つ場合があるため，うつ病の発見が遅れる傾向がある。そのため，日頃からうつ病との関連も念頭に置きながら注意深く観察する必要がある。

❷うつ病の治療中のアセスメント

（1）希死念慮や自殺企図のリスク

　希死念慮の訴え，内服薬を多めに飲む，食事を拒否するなど自殺を意識した行動，不自然に明るく振る舞うなど，様子に変化がないか細心の注意を払う。

（2）うつ病への認識や治療継続に影響する要因

　うつ病の回復には，心身の休養が重要になる。高齢者本人や家族のうつ病に対する認識，生活環境，抗うつ薬に対する抵抗感，抗うつ薬の作用・有害作用の状況，身体合併症の状態など，うつ病の治療継続に影響する要因をアセスメントする。

❸セルフケア状況と2次的な障害の有無

　うつ病の症状によるセルフケア能力の低下に加えて，活動量の減少による廃用性の機能低下，食欲不振による低栄養や脱水などの2次的な障害がないか観察する。

❹家族の状況や介護サービスなどの利用状況

　家族構成，家族のうつ病に対する理解，介護サービスなどの利用状況，社会参加の状況などうつ病の再発や2次的な障害の予防ために利用できる資源をアセスメントする。

6 　生じやすい看護問題

❶自殺企図のリスク

　抑うつ気分やなかなか改善しない身体症状のつらさ，家族に介助を受ける罪悪感などから「もう生きている価値がない」などと思い込み，自殺を企てる危険性がある。

❷安心して療養できないことによる症状悪化や再発のリスク

　高齢の患者や家族では，うつ病を「甘え」や「怠け」などと誤解して，家族が叱咤激励し，患者が十分に休息をとれなかったり，抗うつ薬への抵抗感や有害作用から自己判断で服薬を中断したりする可能性もある。それにより，症状の悪化や再発の危険性がある。

❸うつ病の症状に伴う2次的な障害（セルフケア能力の低下，低栄養，脱水）

　うつ病の症状による活動意欲の低下からセルフケアに支障をきたすことに加えて，活動量の減少が筋力低下や関節拘縮などの廃用症候群を招き，さらなるセルフケア能力の低下をきたす危険性がある。また，妄想（罪業妄想，貧困妄想など）や身体症状による食事摂取量

の減少から，低栄養や脱水に陥る危険性がある。

7 | 目標と看護

❶ つらい気持ちを表出することができ，自殺企図に至らない

危険物（刃物，ひも状になるものなど）の除去はもちろんのこと，内服薬の使用状況，食事の摂取状況などの確認をする。希死念慮の訴えがある場合には，説得したりせずに，そばに寄り添ってゆっくりと傾聴する。

本人の様子がいつもと違う（突然すっきりした様子になる，大切にしていた物を処分するなど）と感じたら注意深く観察し，必要時，その変化について本人とも話し合い，チームカンファレンスを実施して十分なサポート体制を整える。

❷ 安心して十分な休養をとり，治療を継続できる

本人や家族のうつ病に対するイメージや考えを傾聴し，つらい気持ちを受け止めつつ，誤解があるようならていねいに誤解を解くように説明する。そして，うつ病は病気であり本人の甘えや怠けなどではないこと，今は十分に休養することが大切であることを伝える。また家族には，「がんばって」といった励ましの言葉は，本人はがんばりたくても，がんばれない自分を責めることになり，かえって追いつめてしまう可能性があることを伝える。

本人の抗うつ薬に対する認識を確認し，効果が出るまでは数週間かかることや，有害作用の具体例を説明して不快な症状が出てきた場合には遠慮なく相談するようにと伝える。

症状が改善してくると，本人は回復を焦って多くのことしようとして疲労してしまうこともあるため，ゆっくり少しずつ活動を広げるように勧める。またふだんの生活に戻っていくなかで，思うようにできない自分に悲観して閉じこもりがちになることもある。その場合は無理に外出を勧めるのではなく，最初は訪問サービスなどで他者との交流を始めて，徐々に通所サービスなどにつなげて外出機会をつくっていく。

❸ 無理のない範囲で日常生活行動を行い，2次的な障害が出現しない

本人のセルフケア能力に応じて，必要な介助を行う。できている部分は積極的にフィードバックし，できていない部分について自分を責めることのないようにさりげなく援助する。活動時は，薬の有害作用などでめまいやふらつきが生じる場合もあるため，転倒にも注意する。

食事は，本人が焦らず自分のペースで食べられる場所や時間を選択する。好みの味つけやメニューを調整したり，小皿に少量ずつ盛りつけたり，咀嚼・嚥下機能に合わせて食事形態を工夫する。少量しか摂取できない場合には，少量で高栄養な食品を選択する。水分はいつでも摂取できるように，本人の好みの飲み物を常にそばに置いておく。

1 高齢者のアセスメント
2 高齢者のくらしを支える援助
3 高齢者特有の症状と看護
4 高齢者特有の疾患と看護
5 高齢者の家族への看護
6 事例による看護過程の展開

B せん妄

1 | 疾患の概要

　せん妄は，身体疾患に伴う急性脳機能不全により，注意障害，意識障害を基盤とする精神神経症状が突然に現れる症候群である。高齢者や認知症者では，急性の身体疾患や環境変化，ストレスなどによりせん妄を起こしやすい。せん妄の症状は認知症の症状と類似するため，せん妄を認知症と誤認する場合がある。また，せん妄を発症すると，疾患や全身状態の回復が遅れ，入院期間の延長，ADL低下，転倒・転落などの医療事故の増加，死亡率の増加などにつながる。

2 | 病態・症状

▶病態　せん妄は，一過性の脳機能の低下により，辺縁系の過剰興奮と中脳・視床・皮質系の活動低下が起こり，意識障害や種々の精神神経症状を引き起こす。この脳機能の低下に関与するせん妄発症因子には，準備因子，直接因子，誘発因子がある（表4-11）。

- **準備因子**：せん妄を発症する以前から患者がもっている脳機能の脆弱さを表すもので，脳卒中，脳腫瘍，認知症などの脳神経疾患の既往と高齢が含まれる。一般に，身体因子や誘発因子を多くもつ患者ほどせん妄発症率が高まるが，準備因子をもつ高齢者，認知症者などでは，1つの発症因子だけでもせん妄を起こすことがあり，高齢になるほどせん妄発症リスクは高まる。

- **直接因子**：せん妄を引き起こす直接の原因となる疾患や薬剤が含まれる。これらは，脳への酸素供給不足や神経伝達物質の異常をきたし，中脳・視床・皮質系の活動性を低下させて意識障害や認知機能障害などの症状をもたらす。せん妄を引き起こす薬剤には，降圧薬，抗パーキンソン病薬，抗コリン薬，ベンゾジアゼピン系薬など，慢性疾患の治療薬として使用される薬剤も含まれる。老化に伴い薬剤の代謝・排泄能力が低下している高齢者では，このような**薬剤性せん妄**を起こしやすい。

- **誘発因子**：せん妄を誘発したり遷延化させたりする要因である。環境変化，睡眠障害，不安・ストレスなどは大脳辺縁系の情動や自律神経活動に関与し，幻覚・妄想，興奮などの精神症状をもたらす。特に認知症などで脳機能が脆弱な高齢者では，直接因子がな

表4-11 せん妄発症の3因子

準備因子	脳神経疾患の既往（頭部外傷，脳卒中，脳腫瘍，認知症など），高齢（75歳以上）
直接因子	脳神経疾患，呼吸器疾患，循環器疾患，腎不全，肝不全，高血糖・低血糖，甲状腺疾患，感染症，脱水，電解質異常，栄養障害，がん終末期の悪液質，手術侵襲，アルコール離脱，薬剤（抗パーキンソン病薬，三環系抗うつ薬，ベンゾジアゼピン系薬，降圧薬，抗不整脈薬，ジギタリス製剤，副腎皮質ステロイド，抗ヒスタミン薬，抗コリン薬など）
誘発因子	環境変化，視聴覚障害，感覚過剰・遮断，疼痛，体動制限・身体拘束，睡眠障害，不安・ストレスなど

高齢者の
アセスメント

高齢者のくらし
を支える援助

高齢者特有の
症状と看護

高齢者特有の
疾患と看護

高齢者の
家族への看護

事例による
看護過程の展開

くても誘発因子のみでせん妄を起こすことがある。

▶ 症状　せん妄の症状には，注意障害，意識障害，記憶障害，見当識障害，幻覚・錯覚，妄想，精神運動障害，情動障害，睡眠障害などがある。

　注意障害は，落ち着きがなく，物事に注意を集中できず，周囲の音や動きに気が散りやすい。**意識障害**には，刺激に対する反応が低下する意識混濁や昏睡と，寝ぼけて奇妙な行動をしたり興奮状態になったりする意識変容がある。せん妄の意識障害は意識の変容が主体であり，せん妄を体験した患者は，せん妄時の自身の状態を「夢と現実の狭間にいる感じ」と話すことがある。つい先ほどのことを忘れる**近時記憶の障害**や，日時や場所がわからなくなったり，医療者を家族と間違えたりするなど人の**見当識障害**もみられる。その場にないものが見える**幻覚**よりも，その場にあるものを誤って認識する**錯覚**がせん妄では多い。

　精神運動障害には，多弁，多動で興奮状態になる精神運動興奮と，自発性が乏しく反応がゆっくりとなる精神運動抑制がある。**情動障害**は気持ちが不安定で，多幸感，不安，恐怖，怒りなどの感情がみられる。不眠，昼夜逆転などの**睡眠障害**はせん妄症状の一つでもあり，せん妄の誘発因子にもなる。

　せん妄は，症状の出現タイプによって3つに分類される。精神運動興奮や幻覚・**妄想**などがみられるせん妄を**過活動型せん妄**，精神運動抑制や意識混濁が前面にみられるせん妄を**低活動型せん妄**といい，両方のタイプが1日のなかで交互にみられるせん妄を**混合型せん妄**という。低活動型せん妄は，過活動型せん妄に比べ見逃されやすい。

3　検査・診断・治療

▶ 検査・診断　せん妄の診断は，主として精神科医や神経内科医によって，病歴，精神神経症状の観察，意識レベルや認知機能の評価により行われる。また，同時にせん妄の原因となる身体疾患や薬剤の有無について精査する。せん妄の診断基準はICD-10（国際疾病分類）やDSM-5®が用いられる。せん妄でみられる症状は認知症症状とも類似するため，認知症との鑑別も重要になる（表4-12）。

▶ 治療　せん妄の治療は，原因疾患の治療とせん妄誘発因子の除去が大原則となる。過活動型せん妄などで治療処置に支障がある場合に，抗精神病薬，抗うつ薬，中枢神経作用薬などによる鎮静が行われる。しかし，これは原因疾患や全身状態が改善するまでの対処療

表4-12　せん妄と認知症の違い

	せん妄	認知症
発症のしかた	突然で，いつ発症したかが明確	数か月～数年かけて徐々に出現
初発症状	注意障害	記憶障害
意識障害	意識変容（混濁）あり	正常
症状の日内変動	あり	中核症状の変動はない
経過	一過性	慢性進行性
原因	肺炎・脱水などの身体疾患，薬による有害作用	アルツハイマー型認知症，血管性認知症など

法にすぎず，ほとんどの薬剤が保険適用外であることを事前に患者・家族に十分説明する必要がある。高齢者や認知症患者の場合,錐体外路症状などの有害作用も生じやすいので，投与中の薬剤効果と有害作用の観察が重要になる。

4 | 看護の概要

　高齢者や認知症患者ではせん妄発症リスクが高いことを認識し，系統的なアセスメントにより適切な予防ケアの実施と早期発見に努める。せん妄発症時は，原因となる身体疾患の治療とせん妄誘発因子を取り除くケアにより，せん妄を早期に改善させ，重症化するのを防ぐ。

5 | アセスメントの視点

❶せん妄症状のアセスメント

　高齢者や認知症患者が体調を崩し緊急入院になるような場合は，入院時すでにせん妄になっていることや，入院後や手術後などにせん妄を発症することが多い。せん妄の初期症状としては，落ち着きがなくなる，何度も同じ質問をする，硬く険しい表情に変わる，見当識障害，睡眠障害などがみられる。また，せん妄症状は1日のなかで良くなったり悪くなったりと変化するため，評価スケールを用いて定量的にせん妄症状を把握する。せん妄の評価スケールには，せん妄の疑いがあるかどうかの判別に用いる**せん妄スクリーニングツール（DST）**，混乱・錯乱状態のリスクや重症度を評価する**日本語版ニーチャム混乱・錯乱スケール（J-NCS）**などがある。いずれも5〜10分程度の観察，質問とバイタルサインの測定値から点数評価するものであり，評価・記録が簡便で医療スタッフ間で共有しやすい。

❷せん妄発症因子のアセスメント

　せん妄発症因子を多くもつ人ほどせん妄を発症しやすいことから，高齢者の入院時にはせん妄発症因子（表4-11参照）の保有状況を系統的にアセスメントする。保有因子を確認できたら，それらの因子を除去・軽減するよう予防ケアを実施する。また，せん妄発症時も同様にせん妄発症因子をアセスメントし，特定された発症因子を除去・軽減する治療やケアを行う。

6 | 生じやすい看護問題

❶全身状態および日常生活機能の低下

　せん妄発症の直接因子である疾患によって呼吸，循環などの全身状態が悪くなっている場合が多い。また，全身状態の悪化，あるいは低活動型せん妄で自発性が乏しくなった場合，それまで自立していた食事や排泄などの日常生活動作が自力でできなくなることがある。

❷不安や現実認知の混乱

　せん妄の誘発因子に含まれる種々の苦痛やストレスに加え，せん妄症状である見当識障

害，記憶障害，幻覚，妄想などにより，せん妄患者は自分が置かれている状況が理解できず，不安感や恐怖感が強くなる。

❸転倒・転落，チューブ誤抜去事故のリスク

過活動型せん妄では，興奮状態となりベッドからの転落，歩き回りや転倒などによって，けがや骨折をする，からだに挿入されているチューブ類を引き抜いてしまうなどの事故が起こりやすい。

❹生活リズムの障害

睡眠障害はせん妄の誘発因子でもあり，せん妄症状の一つでもある。認知症患者では夕方から夜間にかけてせん妄症状が出現することが多く，夜間不眠や昼夜逆転を起こし，生活リズムが崩れやすい。

7 | 目標と看護

❶全身状態を整え，せん妄発症の直接因子による日常生活への影響を軽減する

せん妄の直接原因となっている疾患の治療と並行して，呼吸や循環動態を整える看護援助を行う。低酸素血症や呼吸苦などがみられる場合は，指示された酸素吸入などのほかに体位の工夫や呼吸法の指導など，疾患に応じた看護援助を行う。高齢者は脱水に陥りやすいので，水分・電解質管理に注意する。

また，全身状態の悪化に伴い，食事，排泄などの生理的ニーズを自ら満たせない場合は介助を行う。ただし，その介助方法は，全身状態を加味しながらも本人がふだん行っている方法をできるだけ維持できるようにする。

❷苦痛やストレスを軽減し，安心して過ごせる環境を整える

疾患に伴う疼痛，瘙痒感などの苦痛症状を軽減する援助を行う。離床やリハビリテーションなどで疼痛が予測される場合は，予防的に鎮痛薬を投与し早期離床を図る。認知症患者の場合は環境変化に弱く，一度に複数の要求に対応することが難しい。検査や処置などの説明は，本人が理解しやすい言葉を使い，紙に書いて渡す，そのつど指示を繰り返し伝えるなどする。見当識障害がある場合は，カレンダー，時計などを見えるところに置き，日時や場所の手がかりを日常会話に織り交ぜる。不安や緊張を和らげるように，訴えをよく聴き，タッチやマッサージなどを行う。

❸精神運動興奮などによる身体損傷，チューブトラブルを予防する

落ち着きがなくなる，挿入されているチューブ類に対し無頓着に動くといった患者の行動には，痛い，かゆい，トイレに行きたいなどのニーズが隠れている場合が多い。患者の行動を無理に制止せず，行動の背景にあるニーズを予測して対応する。また，転倒やベッドからの転落などによる身体損傷が起こらないよう危険のない環境を整える。

認知症患者などでは，チューブ類が目に入らないよう寝衣の袖の下を通す，多少動いても引き抜けないようチューブの長さに余裕をもたせるなどの工夫をする。

1 高齢者のアセスメント

2 高齢者のくらしを支える援助

3 高齢者特有の症状と看護

4 高齢者特有の疾患と看護

5 高齢者の家族への看護

6 事例による看護過程の展開

❹生活リズムを整え，活動と休息のバランスを保つ

　患者が病院や施設の生活時間に合わせるのではなく，できるだけふだんのその人の就寝・起床時間を維持できるようにする。高齢者は生体リズムが崩れやすいので，起床後は窓のカーテンを開け，午前中に日光浴や散歩をして体内時計をリセットする。夜間の処置や医療機器の音，話し声などの騒音をなるべく避け，室温，照明，寝具などの睡眠環境を本人の希望に合わせて整える。低活動型せん妄で患者が疲弊している場合は，無理に活動を促すのではなく，十分な休息時間をとる。

❺家族が安心して患者とかかわれるよう支援する

　せん妄状態の患者を目の当たりにした家族は，ふだんとまったく違う患者の言動に驚き，ショックを受ける場合もある。せん妄リスクが高い患者の家族には，あらかじめせん妄について説明し，安心して患者とかかわれるようにする。

❻退院調整

　せん妄を発症した高齢者のなかには，認知機能の低下が持続したり，ADL が回復しないまま退院となったりすることもある。患者の認知機能や ADL レベルの変化に応じて退院調整を行う必要がある。

C 脳血管障害

　脳血管障害は，脳血管の病変が原因で生じる脳神経系疾患の総称であり，**脳卒中**（**脳梗塞**，**脳出血**，**クモ膜下出血**）や一過性脳虚血発作（transient ischemic attack：TIA），血管性認知症，無症候性脳血管障害などを含む（表 4-13）。ここでは，そのなかでも代表的な脳卒中を中心に述べる。近年，脳卒中による死亡率は減少しているが，総患者数は増加傾向である。脳梗塞と脳出血は高齢での発症が多く，脳卒中の予後は，加齢に伴い機能障害が重度になる傾向があり，要介護や寝たきり状態になるリスクが高い。

表4-13 NINDS-Ⅲによる脳血管障害の分類

❶無症候性脳血管障害
❷局所性脳血管障害
1）一過性脳虚血発作（TIA）
2）脳卒中
①脳出血
②クモ膜下出血
③脳動静脈奇形からの頭蓋内出血
④脳梗塞
❸血管性認知症
❹高血圧性脳症

出典／Special report from the National Institute of Neurological Disorders and Stroke：classification of cerebrovascular disease Ⅲ. Stroke. 21（4）：637-676. 1990.

1. 脳梗塞

1 | 疾患の概要

　脳梗塞は，脳の血流量が低下し，脳組織が壊死した状態である。脳梗塞は，**アテローム血栓性脳梗塞，ラクナ梗塞，心原性脳塞栓症**に分けられる（図 4-5）。

2 | 病態・症状

▶ 病態　アテローム血栓性脳梗塞は，アテローム（粥状）硬化による動脈の狭窄・閉塞による。ラクナ梗塞は，穿通枝などの細い動脈が閉塞する。心原性脳塞栓症は，心臓から遊離した血栓が脳動脈を閉塞する。アテローム血栓性脳梗塞とラクナ梗塞の危険因子は，加齢や高血圧，糖尿病，喫煙，過度の飲酒など動脈硬化のリスクが高い疾患や生活習慣の存在である。心原性脳塞栓症の危険因子は心房細動などの心疾患である。

▶ 症状　脳梗塞部位により，意識障害，運動障害，高次脳機能障害など，様々な症状を示す。アテローム血栓性脳梗塞は安静時に発症し，徐々に症状が進行する。ラクナ梗塞は比較的症状が軽いことが多く，無症候性の場合もある。心原性脳塞栓症は突然発症し，広範囲な梗塞になりやすい。

3 | 検査・診断・治療

▶ 検査・診断　CT 検査，MRI 検査による病巣の特定に加え，脳血流量検査や頸部エコー検査，心エコー検査など血管や血流に関する検査を行い，病型を特定する。

▶ 治療　発症後 4.5 時間以内で適応条件を満たす場合は，血栓溶解療法である rt-PA（アルテプラーゼ）静注療法が行われる。そのほかの急性期の治療としては，脳保護薬，抗凝固薬，抗血小板薬などが投与される。慢性期の治療は，抗血小板薬や抗凝固薬の投与，禁煙，食事や運動などの生活習慣の管理である。

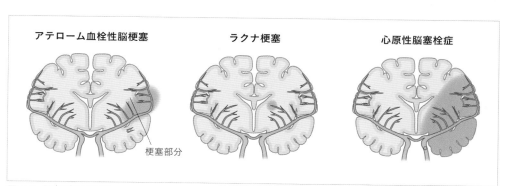

図 4-5　脳梗塞の分類

高齢者のアセスメント

高齢者のくらしを支える援助

高齢者特有の症状と看護

4 高齢者特有の疾患と看護

高齢者の家族への看護

事例による看護過程の展開

2. 脳出血

1 | 疾患の概要

　脳出血は，脳の実質内に出血が生じた状態である。原因の多くは高血圧であり，男性が女性よりやや多い。

2 | 病態・症状

▶ **病態**　脳出血の危険因子は，高血圧，過度の飲酒，喫煙などである。好発部位は，被殻，視床，皮質下である。抗血小板薬や抗凝固薬の使用は発症リスクを高める。

▶ **症状**　発症時は頭痛，嘔吐，運動障害，言語障害などがみられ，徐々に進行する。被殻出血や視床出血では反対側の片麻痺，感覚障害を生じ，内包に出血が及んでいる場合は，錐体路障害により麻痺が重くなる。視床出血では麻痺側の痛みやしびれ（視床痛）が持続することがある。小脳出血は麻痺がみられないことが多く，悪心・嘔吐，めまい，歩行障害がみられる。皮質下出血では，出血部位に沿った症状がみられ，慢性期にてんかんを発症することもある。

3 | 検査・診断・治療

▶ **検査・診断**　基本的にはCT検査で出血部位を確認するが，微小な出血はMRI検査で鑑別する。

▶ **治療**　急性期は血圧管理を行い，出血の拡大を防ぐ。出血量が多く，血腫による圧迫がみられる場合は手術が行われる。手術方法は出血が脳室内へ穿破している場合は脳室ドレナージ術，皮質下出血や小脳出血では開頭による血腫除去術，被殻出血では定位脳手術*による血腫除去が行われる。

3. クモ膜下出血

1 | 疾患の概要

　クモ膜下出血は，脳動脈瘤の破裂などによりクモ膜下腔に出血が生じた状態をいう。好発年齢は男性は50歳代，女性は70歳代である。

2 | 病態・症状

▶ **病態**　高齢者のクモ膜下出血の原因のほとんどは脳動脈瘤の破裂であり，クモ膜下腔に血腫が広がる。

＊ **定位脳手術**：頭部を固定して，脳深部の目的の部位に細い管を到達させて治療を行う手術のこと。

▶ 症状　突然の激しい頭痛が主症状であり，一過性の意識消失や悪心・嘔吐などがみられる。通常，運動障害はみられないが，脳内に出血があると麻痺が出現することもある。

3　検査・診断・治療

▶ 検査・診断　CT検査で出血の確認を行う。出血が確認されたら，破裂した脳動脈瘤の位置確認のために脳血管撮影，3D-CTA検査*，MRA検査*を行う。

▶ 治療　発症直後は再破裂のリスクが高いため，降圧と鎮静を行う。頭蓋内圧亢進がみられるので脳浮腫治療薬を用い，脳ヘルニアを予防する。手術は，開頭術による動脈瘤クリッピング術や，脳血管内治療によるコイル塞栓術が行われる。術後は脳血管攣縮予防に努める。慢性期は，脳脊髄液循環不全により正常圧水頭症が起こることがある。特徴的な症状は，歩行障害，尿失禁，記銘力低下である。正常圧水頭症の治療は，脳室－腹腔（V-P）シャント，腰椎－腹腔（L-P）シャントを行う。

4. 脳血管障害患者の看護

1　看護の概要

　脳血管障害患者への看護は，急性期，回復期，生活（維持）期と長い経過をたどる。急性期には，症状の重篤化の早期発見と合併症予防が重要である。回復期では，機能障害に応じた日常生活動作の拡大や自立支援が中心となる。退院前には自宅での生活にスムーズに移行できるように支援する。退院後は自宅での生活を継続できるように，再発予防への支援を継続する。

2　アセスメントの視点

❶急性期のアセスメント

　発症直後～3日目の超急性期は，脳浮腫や頭蓋内圧亢進，再出血や脳梗塞の拡大による脳ヘルニアのリスクが高い。意識レベル低下，瞳孔散大，麻痺の進行などをアセスメントし，早期発見に努める。また，脳卒中急性期はせん妄発症リスクも高いため，せん妄の発症因子に関するアセスメントを行う。深部静脈血栓症の症状として下肢の腫脹，皮膚色の変化，表在静脈の怒張を観察する。そのほか，褥瘡，関節拘縮，筋力低下，誤嚥性肺炎などの廃用症候群についてアセスメントする。

❷回復期のアセスメント

　回復期は意識障害，運動障害，高次脳機能障害などによる日常生活への影響をアセスメントする。移動，歩行，排泄動作，食事動作など訓練室での「できる動作」と日常生活での「している動作」の違いを評価する。また，行動拡大に伴う転倒リスクをアセスメント

＊ **3D-CTA検査**：3次元CT血管造影検査。造影剤を用いたCT検査で，脳血管撮影より低侵襲な検査方法である。
＊ **MRA検査**：磁気共鳴血管造影検査。X線を用いずに血管を撮影できるため侵襲が少ない。

する。

❸退院後の生活のアセスメント

退院に向けて自宅で食事，排泄，移動など日常生活動作（ADL）を実施できるか，家屋改修や社会資源導入の必要性についてアセスメントする。また，家族の介護力についてもアセスメントする。

❹再発予防・健康管理に関するアセスメント

再発予防のため，疾患，食事，運動，喫煙，飲酒，服薬管理についての本人・家族の理解と行動をアセスメントする。

3 ｜ 生じやすい看護問題

❶頭蓋内圧亢進症状，せん妄，深部静脈血栓症のリスク

急性期は頭蓋内圧が亢進し，脳ヘルニアに至る危険性がある。麻痺や長時間の手術などの影響により，深部静脈血栓症のリスクも高い。また，せん妄のリスクも高い。

❷廃用症候群のリスク

運動障害，嚥下障害，高次脳機能障害など様々な症状により，褥瘡，関節拘縮，筋力低下，誤嚥性肺炎などの廃用症候群のリスクが高まる。

❸日常生活動作のセルフケア不足と転倒リスク

回復期になり，症状が安定してくると，運動機能障害，高次脳機能障害などによるセルフケア能力低下から日常生活の自立が障害される。また，転倒リスクも高い。

❹再発予防への非効果的な健康管理

脳卒中再発に関連する高血圧，糖尿病，脂質代謝異常，心疾患の管理および食事，喫煙，飲酒などの生活習慣の管理が継続されないと再発リスクが高くなる。

4 ｜ 目標と看護

❶頭蓋内圧亢進症状，せん妄，深部静脈血栓症の早期発見と予防をする

頭蓋内圧亢進症状（意識レベル低下，瞳孔散大）や神経症状（麻痺の進行）を観察し，異常の早期発見に努める。臥床時は頭部を 30 度挙上し，静脈還流を促す。せん妄の早期発見と誘発因子（不安，ストレスなど）の軽減を行う。また，深部静脈血栓症予防のため，足関節の自動運動・他動運動を行う。

❷運動障害などの神経症状による合併症の予防・改善をする

運動障害や感覚障害による関節拘縮や褥瘡予防として，体位変換や清潔ケア時に関節運動を取り入れたり，良肢位を心がける。早期に端座位や車椅子乗車を実施できるように，医師，リハビリテーションスタッフと連携する。誤嚥性肺炎の予防のため頭部挙上の体位，口腔ケアを実施する。

❸セルフケア能力と意欲の維持・向上を援助する

食事，排泄，清潔など日常生活動作（ADL）を援助するときは，訓練室での「できる

ADL」を，日常生活での「**しているADL**」に変える機会ともなる。病棟の生活のなかで高齢者が日常生活動作を実行できるように支援する。抑うつや意欲低下がある場合は，自立への取り組みが進まないこともあるため，患者の表情をよく観察し，発言をよく聞く。セルフケアが向上するに従い，転倒などのリスクも高まるため，転倒のリスク要因を評価し，転倒を予防する。

　脳卒中による障害が残って介護を要する場合は，介護保険の申請や身体障害者手帳の交付など，社会資源について医療ソーシャルワーカーと連携する。退院後は，患者会などピアサポートグループへの参加が，病気の体験や悩みの共有に有効である。

❹再発予防への健康管理能力の向上

　脳卒中の病型に応じた再発リスクを把握し，健康管理方法を指導する。アテローム血栓性脳梗塞やラクナ梗塞では，高血圧の日常生活上の管理や食事・運動療法などの継続について指導する。心原性脳塞栓症では，心房細動など心疾患の健康管理を継続するように指導する。また，受診が必要な再発のサイン（頭痛，手足のしびれ，口や舌のもつれなど）について指導する。高血圧の管理では，定期的な血圧測定と確実な服薬を入院時から指導する。そのほか，禁煙，食事，運動など改善の必要な生活習慣について情報提供し，生活のなかで実践可能な改善方法を相談する。

Ⓓ 慢性硬膜下血腫

1 疾患の概要

　慢性硬膜下血腫は，脳を覆っている硬膜とクモ膜の間で被膜に包まれた血腫が生じた状態をいう。高齢者に多い。

2 病態・症状

▶ 病態　軽微な外傷や打撲の後，硬膜下に出血が起こり，数週間かけて血腫が増大する。通常は片側性である。

▶ 症状　初めは頭痛を感じることが多いが，血腫の増大に伴って，認知機能障害，尿失禁，歩行障害，血腫の反対側の片麻痺などの症状を示す。

3 検査・診断・治療

▶ 検査・診断　頭部CT検査で三日月状の血腫を確認する（図4-6）。徐々に進行する認知機能障害があるため，認知症との鑑別が必要である。

▶ 治療　局所麻酔による穿頭術で血腫を除去・洗浄する。手術により症状は改善することが多い。

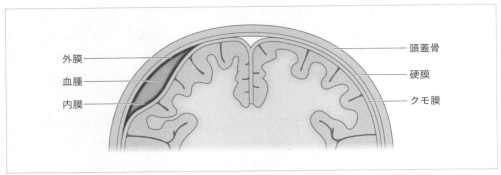

外膜
血腫
内膜
頭蓋骨
硬膜
クモ膜

図4-6 慢性硬膜下血腫

4 | 看護の概要

　手術前は症状悪化に留意し，手術を安全に受けられるようにする。手術後はセルフケア能力の向上を図り，発症前の生活へ戻ることができるように支援する。

5 | アセスメントの視点

❶転倒リスクのアセスメント

　血腫による脳の圧迫のために生じた歩行障害，認知機能障害による転倒リスクと要因をアセスメントする。

❷患者と家族の不安

　高齢の患者は受傷時のことを覚えていないことも多く，家族は，認知機能障害などの症状から患者が認知症になったと悲観することもある。患者と家族が，医師の説明を理解しているか確認する。

6 | 生じやすい看護問題

　転倒リスクと日常生活動作の低下がみられる。手術により症状は改善することが多いが，脳の偏位が戻りにくい場合は，歩行障害や認知機能障害が残存し，転倒のリスクがある。

7 | 目標と看護

　転倒予防と日常生活動作の回復の支援を行う。術前から転倒リスク要因を把握し，転倒予防に努める。術後は早期離床を進め，歩行障害や認知機能障害の回復に合わせながら日常生活動作の向上を支援する。

E パーキンソン病

1 | 疾患の概要

　パーキンソン病は、脳神経細胞の変性により運動症状、自律神経症状、精神症状などが現れる神経変性疾患である。50歳代以降の発症が多く、高齢になるほど発症率が高くなる。慢性進行性疾患であり、個人差はあるが進行速度は遅く、適切な治療により発症後10年程度は普通の生活を送ることができる。進行すると幻覚や認知症を併発する場合も多く、転倒、誤嚥性肺炎などで寝たきりになりやすい。

2 | 病態・症状

▶ **病態**　パーキンソン病は、中脳にある黒質のドパミン神経細胞が減少し、黒質から大脳基底核の線条体への情報伝達の働きが低下し、運動症状などが出現する。ドパミン神経細胞が減少する原因として、αシヌクレインというたんぱく質が蓄積した**細胞内封入体**（レビー小体）の関与が考えられている。

▶ **症状**

❶運動症状：**無動**または**動作緩慢**を主要症状とし、**安静時振戦**、**筋強剛**とで3大症状とされる。また、**姿勢反射障害**を加えて4大症状とよぶ場合もある。初発症状は手や足のふるえ（振戦）が最も多く、何もしていない静止時に振戦がみられ、何かしようとすると消失するのが特徴である。片側の手足から始まり、進行すると両側にみられるようになる。筋強剛は、関節を他動的に動かした際に抵抗がある。また、運動の開始が遅れ、動作が遅くなる（動作緩慢）、進行すると自分の意思でまったく動かせなくなる（無動）。そのほか、**すくみ足**（最初の1歩が踏み出しにくくなる）や、**仮面様顔貌**（瞬きが少なく表情が乏しい）、**小声症**（声が小さく単調な話し方）、**小字症**（文字を小さく書く）などがみられる。姿勢反射障害は、からだのバランスがとりにくくなるため**前傾姿勢**となり、方向転換や、人とぶつかったり押されたりしてバランスを崩した際に、姿勢を立て直せず転倒することが多くなる。そのほか、歩行時の手の振りがなく、**小股歩行**（歩幅が小さくすり足になる）や**突進現象**（歩き始めると徐々に早足になり止まれない）などの歩行障害がみられる。

❷自律神経障害：起立性低血圧、頻尿、尿意切迫感、尿失禁、便秘、発汗障害、流涎などがある。

❸精神・認知・行動障害：病状が進行すると、抑うつ、幻覚、妄想、衝動制御障害、認知機能障害などの症状が出現する。

❹そのほかの症状：睡眠障害（日中の過眠、レム睡眠行動障害など）、嗅覚障害、肩や腰の痛み、四肢のしびれ、下肢の浮腫、体重減少、疲労などがある。

1 高齢者のアセスメント
2 高齢者のくらしを支える援助
3 高齢者特有の症状と看護
4 高齢者特有の疾患と看護
5 高齢者の家族への看護
6 事例による看護過程の展開

▶ 検査・診断　パーキンソン病は，運動症状や非運動症状の経過，抗パーキンソン病薬の投与による症状改善，ほかの類似疾患の除外などに基づき診断される。検査は，MIBG 心筋シンチグラフィ，DAT シンチグラフィ，ドパミントランスポータ SPECT などの画像検査や嗅覚検査が行われる。パーキンソン病の重症度を評価するスケールには，**ホーン - ヤール（Hoehn & Yahr）の重症度分類**や，厚生労働省研究班の**生活機能障害度**がある（表 4-14）。ホーン - ヤール重症度分類の Stage Ⅲ以上，生活機能障害度 2 度以上が特定疾患医療費助成制度の対象となる。

▶ 治療　パーキンソン病の治療は，薬物療法とリハビリテーションによる症状緩和が主体となる。薬物療法は，日常生活に支障がある場合に適応となる。

❶薬物療法：運動症状の改善のために L-ドパ製剤，ドパミン受容体作動薬（ドパミンアゴニスト）などが投与されるが，高齢者では精神症状の頻度が高いことから L-ドパ製剤が推奨されている。パーキンソン病治療薬（表 4-15）は，ジスキネジア（不随意運動），幻覚・

表4-14　ホーン-ヤールの重症度分類と生活機能障害度

ホーン-ヤールの重症度分類		生活機能障害度	
Stage Ⅰ	片側の振戦，筋強剛のみで軽度	1度	日常生活，通院にほとんど介助を必要としない
Stage Ⅱ	両側の振戦，筋強剛があるが，姿勢反射障害はない		
Stage Ⅲ	歩行障害，姿勢反射障害がみられるが，日常生活動作は自立	2度	日常生活，通院に部分的介助を必要とする
Stage Ⅳ	症状が進行し，起立保持，歩行に介助を必要としないが，日常生活動作の低下が著しい		
Stage Ⅴ	車椅子での生活あるいは寝たきりで，日常生活動作は全面介助	3度	日常生活に全面的な介助を要し，独力で歩行起立不能

表4-15　パーキンソン病の治療薬

種類	作用	有害作用
L-ドパ製剤	ドパミンの前駆物質であるレボドパの補充	悪心・嘔吐，幻覚・妄想，ジスキネジア
ドパミン受容体作動薬（ドパミンアゴニスト）	線条体のドパミン受容体を直接刺激し，ドパミン作用を補充	悪心・嘔吐，幻覚・妄想，心臓弁膜症，睡眠発作
モノアミン酸化酵素B（MAO-B）阻害薬	線条体においてドパミンの分解，再取り込みを阻害	悪心・嘔吐，幻覚・妄想，ジスキネジア
カテコールO-メチル基転移酵素（COMT）阻害薬	L-ドパ・DCI 配合剤と併用し，末梢でのレボドパの代謝分解を遅延させ，高い血中濃度を維持	幻覚・妄想，ジスキネジア，着色尿
ドパミン放出促進薬	黒質線条体のドパミン放出を促進	幻覚・妄想，せん妄
アデノシンA$_{2A}$受容体拮抗薬（イストラデフィリン）	L-ドパ製剤と併用し，ドパミンとアデノシンのバランスを整え，ウェアリングオフに有効	ジスキネジア，便秘，幻視
抗コリン薬	ドパミン減少で優位となったアセチルコリンを抑制	口渇，便秘，排尿障害，かすみ目，せん妄
ノルアドレナリン前駆物質（ドロキシドパ）	ノルアドレナリンの不足を補い，すくみ足に有効	悪心・嘔吐，頭痛，幻覚
L-ドパ賦活型製剤（ゾニサミド）	抗てんかん薬だが，線条体のドパミン量，ドパミン放出を増加させ，振戦に有効	眠気，食欲不振，ジスキネジア，幻覚

高齢者の　アセスメント

を支える援助　高齢者のくらし

症状と看護　高齢者特有の

4　疾患と看護　高齢者特有の

家族への看護　高齢者の

看護過程の展開　事例による

妄想などの有害作用やほかの治療薬との相互作用も起こりやすいため，高齢者では特に注意が必要である。また，薬剤投与が長期化すると**ウェアリングオフ**（wearing-off）**現象**（L-ドパ製剤の長期服用により薬物の作用時間が短縮され，症状が悪化する），**オンオフ**（**on-off**）**現象**（薬剤の服用時間と関係なく1日のなかで突然に症状が悪くなる），**ジスキネジア**などの問題も出現する。これらの長期投与に伴う問題や病状の進行度に応じて，薬剤調整が必要となる。

❷**リハビリテーション**：パーキンソン病の運動症状やそれに伴う機能障害・活動制限を改善・維持する目的で，進行度に応じた理学療法，作業療法，言語聴覚療法が行われる。

❸**手術療法**：パーキンソン病が進行し，薬物療法が無効な場合に脳深部刺激療法（deep brain stimulation：DBS）が行われるが，おおむね75歳以上の高齢者や高度の認知機能障害などでは適応外となる。

4 | 看護の概要

パーキンソン病は，生涯にわたり治療を継続しなければならない。症状に伴う日常生活機能の低下や活動制限を最小限にし，生活の質（QOL）を維持できるよう支援することが重要である。

薬物療法中は，急な服薬中断は症状を悪化させることを説明し，適切な服薬管理を行う。また，症状の進行に伴い入退院を繰り返す。本人とその家族が望む生活を病期に応じて安全に過ごせるよう，退院後の療養を支える医療・介護関係職種と継続的に連携をとる必要がある。

5 | アセスメントの視点

❶ 症状のコントロール状況

どのようなパーキンソン症状が出現しているかを把握するとともに，薬物療法の効果と有害作用，リハビリテーションの内容と効果についてアセスメントする。

❷ 日常生活動作

運動症状などにより，食事（食事動作，食欲の有無，摂取量，咀嚼・嚥下機能），排泄（排泄動作，頻尿・失禁の有無，便秘の有無），移動（移乗，歩行，階段昇降，寝返り），清潔動作（歯磨き，洗顔，整髪，更衣，入浴動作）にどのような支障が生じているかをアセスメントする。そのほか，料理，洗濯，掃除，買い物などIADLの状況についてもアセスメントする。

❸ コミュニケーション

声の大きさ，会話の可否，家族や友人などとの意思疎通に支障がないかをアセスメントする。

❹ 精神状態

認知機能の低下，幻覚・妄想，不安や心配事の有無をアセスメントする。

❺ 活動と睡眠・休息状況

日中の活動内容と継続時間，疲労の有無，休息時間をアセスメントする。睡眠障害の有

無，夜間排泄，痛みなどの中途覚醒要因についてアセスメントする。

❻介護サービスの利用状況，家族の介護力

介護サービスの利用状況，主介護者のパーキンソン病や治療に関する理解，健康状態，自宅家屋の構造，段差の有無などをアセスメントする。

6 | 生じやすい看護問題

❶薬物療法による有害作用

表4-15に示した有害作用のほか，長期投与によりウェアリングオフ現象，オンオフ現象，ジスキネジアが出現する。

❷歩行障害，転倒のリスク

前傾姿勢，すくみ足，姿勢反射障害，ウェアリングオフ現象，オンオフ現象，起立性低血圧などにより転倒しやすくなる。頻尿や幻覚・妄想，認知障害なども転倒のリスク要因となる。

❸嚥下障害，誤嚥のリスク

流涎，嚥下困難などがあり，進行すると誤嚥性肺炎を起こしやすくなる。

❹便秘

自律神経障害のため便秘になりやすい。便秘が運動症状を悪化させる場合もある。

❺排尿障害

自律神経障害のため頻尿や尿意切迫になりやすい。運動症状により，トイレまでの移動やトイレ動作がスムーズにできず失禁となる場合もある。

❻コミュニケーション障害，社会参加の縮小

小声症や仮面様顔貌などで思うように他者とコミュニケーションがとれないことから，周囲との接触を避けるようになる。症状の進行により仕事や趣味活動からも遠ざかり孤立しやすくなる。

❼不安，抑うつ

進行性の疾患であることから病状に関する不安，ボディイメージの変化，家族に対する負い目を感じ，自尊心が低下しやすい。また，抑うつ傾向となりやすい。

7 | 目標と看護

❶転倒予防に必要な対応ができ，安全に過ごすことができる

適切な服薬管理を行い，転倒しやすい動作，時間帯などを患者と共に確認し，運動症状の日内変動に応じた日常生活の工夫や援助を行う。病室や住居環境を点検し，転倒しにくい環境を整える。また，運動機能を維持するリハビリテーションや体操なども行う。

❷便秘，失禁，誤嚥などを予防し，本人のペースで日常生活を送ることができる

便秘を予防するために食事・水分摂取や運動を促す。便秘症状により下剤の使用も検討する。その人の排泄パターンを把握し，時間的な余裕をもってトイレへ誘導し失禁を予防

する。食事動作や嚥下機能に応じ，食事環境や食物形態を調整し誤嚥を予防する。食事前の嚥下体操，食事姿勢の調整，自助具の使用などにより，時間がかかってもその人のペースで自力摂取できるよう援助する。ただし，疲労がみられる場合は無理をせず介助を行う。

そのほか，更衣，入浴，洗面，整容などの日常生活動作についても本人のペースで行えるように，薬効時間に合わせたスケジュールや生活環境を調整する。また，嚥下機能や日常生活機能を維持するリハビリテーションを行う。疲労や症状の日内変動などを観察し，必要に応じて日常生活動作の介助を行う。症状が進行した場合は介護サービスの導入などを検討する。

❸ 活動と休息のバランスをとり，心理的に安定した状態で過ごすことができる

睡眠を妨げる要因（夜間排泄，疼痛，異常行動など）への対処を行い，睡眠環境を整え十分な睡眠時間を確保できるようにする。日中は過眠とならないよう離床し活動を促す。コミュニケーション能力を維持できるよう，発声練習や顔面の体操を行う。

通所サービスなどを積極的に利用し，他者と交流する機会を設けたり，散歩など気分転換をしたり，それまで行っていた趣味活動や役割を継続できるように支援する。また，病状などに対する受け止めや不安を傾聴し，抑うつや自尊心の低下を防ぐ。

❹ 症状の進行に応じて医療・介護・福祉サービスを活用できる（退院調整）

パーキンソン病は症状の進行に伴い，リハビリテーションや薬剤コントロールの目的で入退院を繰り返す。また，患者の病期や介護者の状況により必要なサービスも変化する。患者と家族が望む生活を維持できるよう，医療ソーシャルワーカーやケアマネージャーなどの関係職種・機関と連携し，入院時から退院後を見通したサービス調整を行う。

III 循環器系疾患と看護

A 虚血性心疾患

1 疾患の概要

虚血性心疾患とは，冠動脈の狭窄や閉塞により，心筋に十分な血液を送ることができず虚血状態になり，胸痛などの症状を呈する疾患群である。心筋障害の可逆性の可否により**狭心症**と**心筋梗塞**に分類される。また，冠動脈病変の安定性により，安定冠動脈疾患と急性冠症候群（ACS）に分類される。主な原因は動脈硬化であり，加齢，高血圧，喫煙，脂質異常症，糖尿病，肥満，飲酒などが危険因子となる。

発症率のピークは70歳以降で，男性よりも女性のほうが発症年齢が高い。また，ほかの年齢層に比べて高齢者は**多枝病変**（複数の動脈に狭窄がみられる）が多く，心不全，心原性

ショック，心破裂などを合併し，重症化しやすい。高齢者の主要な死因の一つでもある。

2 ┃ 病態・症状

▶ 病態　高齢者は加齢に伴い，冠動脈を含む全身の動脈硬化が進展する。また，血管内膜の脂質沈着が進むと，粥状の隆起病変（アテローム性プラーク）を形成する。これは**粥状硬化**とよばれ，プラークの肥厚が進むと血管内腔が狭くなる。冠動脈が狭窄し血流が悪くなると，心筋に必要な血液が不足し**狭心症**を発症する。さらに粥状硬化が進むとプラークが破れ，血栓を形成する。この血栓が冠動脈を閉塞させ心筋への血流が途絶えると，心筋壊死を起こす**心筋梗塞**を発症する。

　狭心症は発症機序から，労作時に狭心痛が起こる**労作性狭心症**，安静時に狭心痛が起こる**安静時狭心症**に分類される。さらに安静時狭心症は，冠動脈の攣縮による**異型狭心症**と，血栓による狭窄の**不安定狭心症**に分けられる。プラーク破綻と血栓形成により発症する不安定狭心症と急性冠症候群は，迅速な診断・治療が必要となる。心筋の虚血は，心収縮力を低下させ，**虚血性心不全**や心原性ショック，心室性頻拍，心室細動などの**致死的不整脈**を引き起こす。

▶ 症状　狭心症は，労作時あるいは安静時に数分〜15分程度の胸部の疼痛，絞扼感，不快感などが現れる。一方，急性心筋梗塞では，突然現れる強い胸痛と冷汗が20分以上継続する。しかし，高齢になると典型的な症状がみられず，息切れ，めまい，悪心，肩こりなどの非典型症状しか訴えなかったり，**無症候性**である場合も多い。そのため，循環器科への受診が遅れ，診断がついたときには，すでに重篤化していたり，突然死したりすることもある。

3 ┃ 検査・診断・治療

▶ 検査・診断　虚血性心疾患の診断に必要な検査は，心電図検査，血液検査，胸部X線検査，心エコー検査，冠動脈造影検査（CAG）などである。胸部症状の出現中に**標準12誘導心電図検査**を行い，T波の尖鋭，増高，ST上昇，異常Q波などが認められれば急性心筋梗塞が疑われる。一過性のST低下は狭心症を疑う。

　血液検査は，一般生化学，心筋傷害により上昇するCK（クレアチンキナーゼ），CK-MB，心筋トロポニン，ミオグロビン，H-FABP（心臓型脂肪酸結合たんぱく）などの**心筋バイオマーカー**や，WBC（白血球），CRP（反応性たんぱく）などの**炎症マーカー**を測定する。

　胸部X線検査は，ほかの心肺疾患との鑑別や重症度の評価のために行う。

　心エコー検査は，虚血時にみられる心電図異常や，胸痛よりも早く出現する心臓の壁運動の異常や壁厚の変化が把握できる。

　冠動脈造影検査（CAG）は，冠動脈の閉塞部位や狭窄度，病変範囲，血栓の有無，側副血行路，壁運動，心ポンプ機能などが評価でき，虚血性心疾患の確定診断のために行われる。急性心筋梗塞では発症後早期にCAGを行い，閉塞部位を同定し再灌流療法を行うこ

1 高齢者の
アセスメント

2 高齢者のくらし
を支える援助

3 高齢者特有の
症状と看護

4 高齢者特有の
疾患と看護

5 高齢者の
家族への看護

6 事例による
看護過程の展開

表4-16 キリップ分類

クラスⅠ（心不全の徴候なし）	肺野ラ音，Ⅲ音の聴取なし
クラスⅡ（軽度～中等度の心不全）	全肺野の 50％未満の範囲でラ音あるいはⅢ音を聴取する
クラスⅢ（重症心不全，肺水腫）	全肺野の 50％以上の範囲でラ音聴取する
クラスⅣ（心原性ショック）	収縮期血圧 90mmHg 未満，尿量減少，チアノーゼ，四肢冷感，意識障害

とが重要となる。

　また，虚血性心疾患の危険因子を把握する問診や検査を行い，急性大動脈解離，心膜心筋炎，肺塞栓症などの胸痛を起こすほかの疾患との鑑別を行う。心不全や心原性ショックなどの合併や重症度の評価は，**キリップ（Killip）分類**（表 4-16）を用いる。

　このほか，心筋虚血や**心筋バイアビリティ**（心筋生存能）を把握するために，心筋シンチグラフィなどの核医学検査，CT 検査，MRI 検査なども行われる。狭心症ではホルター心電図，運動負荷心電図による検査も行われるが，不安定狭心症や身体機能が低下している高齢者では，運動負荷心電図による検査を行うべきではない。

▶ 治療　虚血性心疾患の治療は，狭心症では薬物療法，心筋梗塞では**再灌流療法**を第 1 選択とする。狭心症では，硝酸薬，β遮断薬，カルシウム拮抗薬などの**抗狭心症薬**による薬物療法を行い，経過をみながら待機的な **PCI**（経皮的冠動脈インターベンション）や **CABG**（冠動脈バイパス術）が行われる。

　急性心筋梗塞は，問診や検査と同時進行で治療を行う。初期治療では，心電図モニター，酸素投与，静脈ライン確保，アスピリン，モルヒネ塩酸塩水和物，硝酸薬（ニトログリセリン）の投与を行う。診断後は，迅速に再灌流療法として**血栓溶解療法**や PCI が行われる。左主幹部病変や多枝病変では，緊急 CABG が行われる。また，狭心症に対する薬物療法が無効の患者や PCI ができない場合にも CABG を行う。

　急性期を脱した回復期は，患者の心機能に応じた心臓リハビリテーションと，動脈硬化の進行を予防する教育指導が行われる。また退院後から慢性期では，虚血性心疾患の 2 次予防として，生活習慣の改善と薬物療法を継続する。生活習慣の改善には，血圧，脂質，体重，血糖値をコントロールするための食事療法や運動療法，禁煙，節酒などが含まれる。薬物療法では，抗血小板薬，抗凝固薬，β遮断薬，脂質代謝異常改善薬，糖尿病治療薬，硝酸薬，カリウムチャネル開口薬，カルシウム拮抗薬，ACE 阻害薬，抗不整脈薬，強心薬などが処方される。このほか，心筋梗塞後は，うつ症状や不安感を抱きやすく，不眠になりやすいので注意が必要である。

4 ｜ 看護の概要

　狭心症は，胸痛発作を起こさないように危険因子をコントロールし，心筋梗塞への移行を防止する。

　心筋梗塞は，急性期においては循環動態や合併症の徴候を観察し，速やかに治療が受けられるよう支援するとともに，症状や治療処置に伴う患者の苦痛を軽減する。慢性期にお

いては，危険因子となる生活習慣を改善し，疾患の再発を予防することが重要となる。しかし，高齢者が長年の生活習慣を変えることは困難なことも多く，厳しい指導はかえってQOLを低下させる場合もある。その人のこれまでの生き方や価値観を尊重しながら，再発予防に向けた生活を検討する必要がある。

ここでは，虚血性心疾患の発症や再発を予防する看護を中心に述べる。

5 ┃ アセスメントの視点

❶心機能と身体活動耐性のアセスメント

心筋虚血により心機能が低下すると，日常生活での身体活動が制限される。患者の冠動脈病変の部位・程度・範囲，心機能評価指標（EF：左室駆出率，CO：心拍出量，CI：心拍出係数，など），バイタルサイン，不整脈の有無，治療内容や，身体活動許容範囲に関する医師の指示内容を確認する。

さらに，指示された運動強度の範囲内で活動しているか，運動，歩行，階段昇降，入浴，食事，排泄などの日常生活動作において動悸，息切れ，胸痛などの胸部症状や血圧低下がないか観察する。

❷虚血性心疾患の危険因子のアセスメント

高血圧，脂質異常症，糖尿病に関連する検査データ，治療内容と疾患のコントロール状況を把握する。食事の量，内容，体重変化を把握し，肥満や生活習慣病との関連をアセスメントする。そのほか，禁煙，節酒，睡眠，休息の状況や，抑うつ，不安などの精神症状についてアセスメントする。

❸健康管理能力のアセスメント

高齢者では症状の自覚や病識に乏しく，長年の習慣が身についていることから，再発予防に向けた行動変容を引き出すのが難しい場合が少なくない。疾患の基本的知識に関する理解を確認し，実際にどのように自己管理をしているか把握する必要がある。指示された薬物療法を継続できているか，薬剤の有害作用の有無，定期的な受診行動がとれているかについてもアセスメントする。

また，認知症などで自己管理が難しい場合は，だれが健康管理をサポートするのかを確認し，介護者などの知識やサポート状況をアセスメントする。

6 ┃ 生じやすい看護問題

❶再発や合併症のリスク

狭心症では，狭心症発作の再発，心筋梗塞への移行のリスクがある。心筋梗塞後では，再梗塞や心不全のリスクがある。高齢者は加齢や生活習慣病などの危険因子を複数保有しているため，再発や合併症を起こしやすい。

❷心機能低下に伴う日常生活機能低下のリスク

心筋梗塞後などでは心ポンプ機能が低下し，日常生活における身体活動耐性が低下する。

さらに，高齢者では加齢や，ほかの基礎疾患からの影響も加わり，日常生活機能が低下しやすい。また，心筋梗塞後のうつ，不安，不眠なども日常生活機能の低下につながる。

❸非効果的健康管理のリスク

虚血性心疾患に対する薬物療法に加え，高血圧，脂質異常症，糖尿病など危険因子に対する薬物療法も継続する必要があるため，複数の薬剤が処方される。加齢により知覚・認知機能，手指の巧緻性，嚥下（えんげ）機能が低下している場合は，高齢者自身で適切に服薬管理をすることが難しい場合もある。また，加齢に伴う肝・腎機能の低下から，薬剤の有害作用も出現しやすい。

虚血性心疾患では慢性期においても定期的な受診が必要だが，病院までの移動手段や経済的な問題などから，受診行動が妨げられる場合もある。

7 | 目標と看護

❶日常生活における危険因子をコントロールし，再発を予防する

高血圧，脂質代謝異常，糖尿病のある患者では，その人に適正な血圧，コレステロール値，血糖値，体重のコントロールを目標にして，生活習慣を見直し改善できるよう支援する。具体的には，塩分・脂質・糖質を控えた食事，適度な運動，禁煙，節酒について，高齢者のそれまでの習慣と本人の意思，希望などを考慮し，実行可能な目標と改善策を患者と共に検討する。

❷心機能に応じた日常生活動作ができる

日常の身体活動強度は，医師に指示された範囲内となるように，1日の活動内容を調整する。特に，歩行，階段昇降，入浴動作では，心負荷とならない距離，時間，姿勢などを指導し，必要に応じて援助する。入浴は，熱い湯や長湯を避ける。また，便秘にならないよう排便のコントロールをする。睡眠，休息を十分にとり，疲労やストレスをためないように支援する。抑うつや不安が強い場合は訴えを傾聴し，必要に応じて専門医の診療が受けられるように調整する。

❸薬物療法について理解し，適切な服薬管理と定期的な受診行動がとれる

処方されている薬物の効果，有害作用，日常生活での注意点，受診が必要な徴候について説明し，本人あるいは家族が適切な理解のもとに服薬管理ができるように支援する。高齢者の認知・知覚機能，手指の巧緻（こうち）性，嚥下（えんげ）機能などに合わせて服薬管理しやすい処方内容を，医師や薬剤師と相談する。抗血小板薬，抗凝固薬，強心薬を服用している場合は，定期的に薬剤血中濃度を測定し，投与量を調整する必要がある。

❹身体活動能の回復に向けて退院調整できる

急性期の治療を終えた後も，身体活動能の回復のために，外来や回復期リハビリテーション病棟などで心臓リハビリテーションを継続する必要がある。患者の日常生活機能や疾患管理能力に応じて，関係する医療・介護専門職と連携する。

1. 高齢者のアセスメント
2. 高齢者のくらしを支える援助
3. 高齢者特有の症状と看護
4. 疾患と看護 高齢者特有の
5. 高齢者の家族への看護
6. 事例による看護過程の展開

Ⓑ 心不全

1 | 疾患の概要

　心不全は，様々な循環器疾患，呼吸器疾患などにより心臓のポンプ機能が低下し，末梢組織や主要臓器に十分な血液を送ることができなくなり，肺や体循環系にうっ血をきたした状態をいう。慢性的な心臓のポンプ機能の低下で循環調節系の代償機構が働き，身体活動がある程度保持される**慢性心不全**と，急激な心臓のポンプ機能の低下と代償機構が破綻する**急性心不全**がある。わが国の急性心不全疫学調査では，急性心不全患者の約4割が80歳以上の高齢者であり，虚血性心疾患，高血圧，脂質異常症，糖尿病などの慢性疾患をもっている人が多いと報告されている[7]。慢性心不全の急性増悪（急性心不全）により入退院を繰り返す高齢者も多い。急性心不全は生命予後不良な病態であり，即時の治療が必要となる。

2 | 病態・症状

▶ 病態　心不全の原因疾患は，表4-17のように高齢者によくみられる慢性疾患が多く含まれる。原因疾患のうち循環器疾患は，主に心臓の左室機能を障害して**左心不全**を引き起こす。呼吸器疾患や右室梗塞では，主に右室機能を障害して**右心不全**となる。左心不全では，左室機能が障害されることで左房，肺静脈を介し**肺うっ血**となる。右心不全では，右室収縮不全や肺動脈圧の上昇から右室機能が障害され，右房うっ血，中心静脈圧の上昇，**体循環系のうっ血**をきたす。

　ジギタリス中毒やβ遮断薬の増量など薬剤が原因で心不全を引き起こす場合もある。また，薬物治療の中断，塩分・水分の過剰摂取，ストレス，不眠，感染症，貧血，腎機能低下，手術などが心不全の増悪因子となる。

　心不全の分類には，自覚症状と身体活動の制限から評価する**NYHA**（New York Heart Association）**分類**（表4-18），心係数と肺動脈楔入圧から評価する**フォレスター分類**，肺うっ血と低灌流所見から評価する**ノーリア - スティーブンソン**（Nohria-Stevenson）**分類**（図4-7）などがある。

▶ 症状　左心不全では，肺うっ血により呼吸困難，息切れ，頻呼吸，起座呼吸，喘鳴などの呼吸症状を呈し，聴診では主に下肺野の吸気時**水泡音**，心音ではⅢ音とⅣ音で**奔馬調律**（ギャロップ音）を聴取する。

表4-17　心不全の原因疾患

循環器疾患	虚血性心疾患，高血圧，弁膜症，心筋症，心筋炎，先天性心疾患，頻拍性不整脈，大動脈解離
呼吸器疾患	肺高血圧症，肺血栓塞栓症，慢性閉塞性肺疾患，間質性肺疾患
そのほか	糖尿病，甲状腺機能亢進症，膠原病，アルコール依存症

1 高齢者のアセスメント
2 高齢者のくらしを支える援助
3 高齢者特有の症状と看護
4 高齢者特有の疾患と看護
5 高齢者の家族への看護
6 事例による看護過程の展開

表4-18 NYHA（New York Heart Association）分類

Ⅰ度	心疾患はあるが身体活動に制限はない。日常的な身体活動では著しい疲労，動悸，呼吸困難あるいは狭心痛を生じない
Ⅱ度	軽度の身体活動の制限がある。安静時には無症状。日常的な身体活動で疲労，動悸，呼吸困難あるいは狭心痛を生じる
Ⅲ度	高度な身体活動の制限がある。安静時には無症状。日常的な身体活動以下の労作で疲労，動悸，呼吸困難あるいは狭心痛を生じる
Ⅳ度	心疾患のためいかなる身体活動も制限される。心不全症状や狭心痛が安静時にも存在する。わずかな労作でこれらの症状は増悪する

NYHA Ⅱ度は相当する範囲が広いため，Ⅱs度（身体活動に軽度制限のある場合），Ⅱm度（身体活動に中等度制限のある場合）に細分することがある。
出典／The criteria committee of the New York Heart Association :Nomenclature and criteria for diagnosis of diseases of the heart and great vessels, 9th edition, Little, Brown & Co, 1994, p. 253-256.

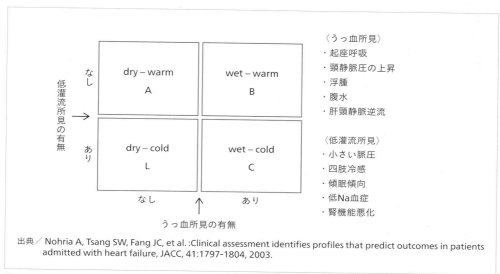

〈うっ血所見〉
・起座呼吸
・頸静脈圧の上昇
・浮腫
・腹水
・肝頸静脈逆流

〈低灌流所見〉
・小さい脈圧
・四肢冷感
・傾眠傾向
・低Na血症
・腎機能悪化

出典／Nohria A, Tsang SW, Fang JC, et al. :Clinical assessment identifies profiles that predict outcomes in patients admitted with heart failure, JACC, 41:1797-1804, 2003.

図4-7 ノーリア-スティーブンソン分類

右心不全では，体循環系のうっ血により浮腫，肝腫大，頸静脈怒張，右季肋部痛，食思不振，易疲労感などの症状がみられる。また，低心拍出量から末梢循環不全に陥ると，冷汗，四肢冷感，チアノーゼ，低血圧，意識障害，せん妄などもみられる。

3 ┃ 検査・診断・治療

▶ 検査・診断　心不全の診断は，自覚症状，病歴，身体所見，心電図検査，胸部X線検査，血液検査，動脈血液ガス分析，心エコー検査により判断する。胸部X線検査では，心胸郭比の拡大，肺うっ血，胸水がみられる。血液検査では**ナトリウム利尿ペプチド（BNP，NT-pro BNP，ANP）**の上昇がみられる。

　急性心不全が疑われる場合は，心電図およびSpO$_2$モニターの装着，静脈ラインの確保を行い，直ちに心不全の治療を開始する。

　心不全の原因疾患の同定や心機能評価のために，心臓カテーテル検査（CAG），CT検査，MRI検査，心筋シンチグラフィなどを行う。

▶治療　急性心不全では，原因疾患の診断・治療と心不全に対する治療を同時進行で行う。心不全に対する治療は，肺うっ血と末梢循環不全（低心拍出量）の軽減が目標となる。呼吸困難や低酸素血症に対して，**酸素療法**や**非侵襲的陽圧人工呼吸**（non-invasive positive pressure ventilation：NPPV），気管挿管による人工呼吸が行われる。肺うっ血に対しては，利尿薬や血管拡張薬を投与する。末梢循環不全に対しては，補液や，カテコラミン製剤，強心薬を投与する。また，肺うっ血および末梢循環不全を認める重症心不全では，強心薬，血管拡張薬を使用し，**大動脈内バルーンパンピング**（intra-aortic balloon pumping：IABP），**経皮的心肺補助**（percutaneous cardiopulmonary support：PCPS）などの補助循環が行われる。近年では，ノーリア - スティーブンソン分類に基づき，早期からアンジオテンシン変換酵素（ACE）阻害薬，アンジオテンシンⅡ受容体拮抗薬（ARB）などの血管拡張薬を使用する治療方針に変わりつつある。

　慢性心不全の治療は，水分バランスおよび体重の管理，塩分制限を行いながら，ACE阻害薬，ARB，β遮断薬，利尿薬，ジギタリス製剤などの薬物治療を行う。利尿薬服用時には，急激な利尿効果による電解質失調や脱水が生じやすいので注意が必要である。また，心不全の原因となる心疾患や高血圧などの治療と生活習慣の改善，増悪因子となる感染症の予防などが重要となる。安定期の運動療法は，運動耐容能や QOL の改善効果が報告されている。

4 ｜ 看護の概要

　急性心不全では，救命および呼吸・循環動態の安定と，患者の苦痛を緩和するケアが中心となる。高齢者では，重症の急性心不全から看取りへと移行する場合もある。その場合は，患者と家族の苦痛や不安を軽減し，安らかな死を迎えられるよう援助する。

　慢性心不全では，急性増悪を繰り返さないように薬物治療と生活管理を継続していく必要がある。ここでは，高齢者に多い慢性心不全の悪化を予防する看護を中心に，以下に述べる。

5 ｜ アセスメントの視点

❶心不全の原因疾患や増悪因子のコントロール状況のアセスメント

　高血圧，心疾患など心不全の原因疾患について，治療内容，疾患コントロールの状況をアセスメントする。

　また，不眠や精神的ストレス，感染症，貧血，腎機能低下などの増悪因子の有無についてアセスメントする。

❷心機能と日常生活のセルフケア能力のアセスメント

　患者の病期，バイタルサイン，心機能評価指標を把握し，日常生活動作における心負荷の程度，症状の有無についてアセスメントする。食事の摂取状況，飲水量，尿量，体重，浮腫の状態などから水分バランスをアセスメントする。

高齢者のアセスメント

高齢者のくらしを支える援助

高齢者特有の症状と看護

高齢者特有の疾患と看護

高齢者の家族への看護

事例による看護過程の展開

❸心不全に関する理解と健康管理状況のアセスメント

心不全の基本的な知識，必要な健康管理について，高齢者や介護する家族がどのように理解しているかをアセスメントする。また，医師から指示された塩分制限，水分管理，服薬管理などを高齢者自身で行えているか，家族などの介護者のサポートが必要な場合は，その状況についてアセスメントする。

6 生じやすい看護問題

❶慢性心不全の悪化のリスク

慢性心不全の原因となる複数の慢性疾患を有する高齢者では，急性増悪と入退院を繰り返しやすい。また，心不全の悪化を防ぐには薬物療法の継続に加え，水分と塩分の制限が重要になるが，高齢者は長年の生活習慣や身体機能の低下から生活習慣を変更したり，自己管理したりするのが困難な場合もある。

❷心機能低下に伴うセルフケア能力の低下

心機能が低下した高齢者では，歩行，階段昇降，入浴などの日常生活動作でも心負荷がかかり，息切れ，動悸，呼吸困難などの症状が生じる。また，加齢の影響や入院中の安静による廃用性の機能低下も加わり，セルフケア能力が低下しやすい。

7 目標と看護

❶慢性心不全の悪化の徴候を早期発見し，受診行動がとれる

高齢者の理解度に合わせて，心不全の基礎知識や急性増悪の徴候について説明し，異常がみられたら速やかに受診できるように支援する。**ジギタリス中毒**など処方薬の有害作用についても説明し，定期的な受診の必要性を理解してもらう。

独居高齢者や認知症などで急変時に高齢者自身で対応が難しい場合は，家族，介護サービス，訪問看護，見守りサービスなどの調整を行い，サポート体制を整えておく。

❷慢性心不全の悪化を予防するための健康管理ができる

塩分制限や水分制限の具体的な実践方法について，高齢者の生活習慣や1日の生活リズムなどから検討し，指示された制限が守れるように支援する。体重測定や血圧測定は，高齢者の身体機能や生活状況に応じて管理できるように調整する。心不全や，ほかの慢性疾患の治療薬の服薬管理方法について，高齢者の管理能力に応じた支援方法を検討する。

塩分以外の食事療法，運動療法，禁煙，節酒などの生活習慣の改善について必要性を説明し，本人の意思や希望とすり合わせながら具体的な実践方法を検討する。心不全の増悪因子である肺炎などの感染症を予防するため，口腔（こうくう）ケアや手洗いの励行，インフルエンザや肺炎球菌の予防接種の勧奨を行う。

❸その人のセルフケア能力を維持し，QOLを高める（退院調整）

患者が訪問看護や介護サービスなどを利用している場合は，入院時から連絡をとり，在宅での生活状況や服薬管理状況を把握する。また，高齢者の心機能や身体機能に応じて，

心負荷がかかりにくい日常生活動作の方法や，介助が必要な場合はだれがどのように介助するのかを具体的に検討し，退院調整を行う。安定期で運動療法が可能な場合は，運動負荷の程度などについてリハビリテーション職と連携して支援する。退院後の生活，服薬管理，定期的な体重測定などの支援について，訪問看護師，ケアマネージャー，在宅医療機関などと連携し調整する。

❹その人の望む場所で最期まで生きることを支える（退院支援）

　心不全は，増悪と寛解を繰り返しながら徐々に進行し，最期の時を迎えることが多い。病期の進行状況をとらえながら，最期をどこでどのように過ごすのかについて，患者と家族と共に話し合うアドバンス・ケア・プランニングに取り組み，患者と家族の意思決定を支援する。

C 高血圧

1 疾患の概要

　高血圧治療ガイドライン 2019 によれば，収縮期血圧 140mmHg 以上かつ／または拡張期血圧 90mmHg 以上を高血圧という。腎疾患，内分泌疾患などの基礎疾患により高血圧をきたす**二次性高血圧**と，基礎疾患が存在しない**本態性高血圧**がある。

　平成 30 年国民健康・栄養調査 [8] によると，65 歳以上の高齢者の半数が，高血圧と判定されている。高血圧は脳卒中や心疾患の最大の危険因子であり，高齢者にとって高血圧対策は重要である。

2 病態・症状

▶ **病態**　高血圧の約 9 割は本態性高血圧であり，遺伝因子と環境因子が相互に関連し発症する。遺伝因子は，レニン・アンジオテンシン系や交感神経系にかかわる遺伝子など，ゲノム解析により昇圧と降圧にかかわる遺伝子が報告されている。環境因子は，塩分過剰摂取，肥満，喫煙，過度の飲酒，運動不足，過労，ストレスなどが含まれる。

　また，加齢による**動脈硬化**は大動脈の伸展性を低下させ，高齢者では収縮期血圧が上昇し，拡張期血圧が下降しやすく，脈圧が増大する傾向にある。加齢による**圧受容器反射の低下**により血圧変動も大きく，**起立性低血圧***や**食後低血圧***を起こしやすい。

　二次性高血圧の原因疾患には，表 4-19 に示すとおり様々なものがあるが，慢性糸球体腎炎，糖尿病性腎炎などによる腎性高血圧が多い。

---

* **起立性低血圧**：起立後 3 分での収縮期血圧が 20mmHg 以上低下したものをいう。
* **食後低血圧**：食後 1 時間で座位の収縮期血圧が 20mmHg 以上低下したものをいう。食事に関連して倦怠感，眠気，脱力感が出現し，食事の継続が困難になったり，食後に立ち上がった際に立ちくらみを起こしたり，失神する場合もある。摂取した食物を消化するために消化管血流が増加すると，心臓への静脈還流が減少し血圧が低下するが，高齢者では圧受容器反射による代償機構が十分に働かず低血圧となる。

表4-19　二次性高血圧の原因疾患

腎性高血圧	慢性糸球体腎炎，糖尿病性腎炎，慢性腎盂腎炎，腎動脈の狭窄
内分泌性高血圧	原発性アルドステロン症，クッシング症候群，褐色細胞腫，甲状腺機能亢進・低下症，先端巨大症など
血管性高血圧	大動脈炎症候群（高安動脈炎），全身性強皮症，大動脈縮窄症など
神経性高血圧	脳腫瘍，脳出血，脳炎など
そのほか	閉塞性睡眠時無呼吸症候群，妊娠高血圧症候群，薬剤性高血圧（NSAIDs，甘草，グルココルチコイド，エリスロポエチン，エストロゲンなど）

▶ 症状　高血圧に特徴的な症状はなく，健康診断などで気づくことが多い。患者により頭痛，頭重感，めまい，肩こりなどを訴える場合がある。医療機関で測定する血圧値は，精神的緊張などから家庭での測定値より高くなる場合がある（白衣高血圧）。また，診察室血圧が正常でも，早朝や夜間などに高血圧となる場合もある（仮面高血圧）。仮面高血圧では，心血管疾患や突然死のリスクが高いため注意が必要である。

　高血圧の持続による臓器障害は，脳卒中や心疾患だけでなく腎臓や眼底など全身に及び，腎不全，高血圧性網膜症などを引き起こす。起立性低血圧や食後低血圧では，めまい，ふらつき，脱力感，目の前が暗くなったり白くなったりする，後頸部から肩の痛み，動悸，頻脈，ふるえ，悪心，思考力低下などの立ちくらみ症状が出現する。二次性高血圧では原因疾患に付随した症状がみられる。

3 ｜ 検査・診断・治療

▶ 検査・診断　高血圧は，血圧値と二次性高血圧の原因となる基礎疾患の有無により診断する。血圧測定の方法は，診察室で測定する診察室血圧，自宅で1機会に原則2回測定し平均をとる家庭血圧，自動血圧計を装着し日常生活下で10〜30分ごとに自動測定し記録する24時間自由行動下血圧がある。日常生活における血圧変化を把握し，白衣高血圧，仮面高血圧，起立性低血圧，食後低血圧の有無を判断する。

　高血圧の環境因子を把握するため，食事，喫煙，飲酒，睡眠状況，運動習慣，ストレスの有無などについても問診する。

　また，二次性高血圧の原因疾患の有無や高血圧による臓器障害を評価するため，血液検査，胸部X線検査，心電図検査，心エコー検査，頸動脈エコー検査，CT検査，MRI検査，眼底検査などを行う。

▶ 治療　二次性高血圧では原因疾患の治療が主体となる。本態性高血圧では，生活習慣の改善と降圧薬による薬物療法が行われる。降圧薬治療の第1選択薬は，カルシウム拮抗薬，アンジオテンシンII受容体拮抗薬（ARB），アンジオテンシン変換酵素（ACE）阻害薬，利尿薬の4種類である。降圧目標は，年齢，脳血管障害・冠動脈疾患・糖尿病・慢性腎臓病の有無などから個別に判断される。

　単剤の投与で十分な降圧が図れない場合，2種類，3種類と段階的に併用し，降圧効果をみる。3剤併用で効果が不十分な場合にβ遮断薬，α遮断薬，アルドステロン拮抗薬の

追加を検討する。非薬物療法として，減塩，運動，減量などの生活習慣の改善を行う。ただし，ほかの慢性疾患を合併する場合は，食事療法や運動療法の内容について個別に判断する。

4 | 看護の概要

　高血圧の持続は，脳卒中，虚血性心疾患，腎不全などを発症しやすくする。生活習慣の改善，降圧薬の服用，原因疾患の治療により適正血圧を維持できるように支援し，合併症を予防することが重要である。ここでは，本態性高血圧患者の看護について述べる。

5 | アセスメントの視点

❶高血圧の環境因子に関するアセスメント

　バイタルサインを把握し，1日のなかで血圧がどのように変動するかアセスメントする。また，降圧薬の服用状況，運動・活動や睡眠・休息の状況，ストレスや緊張の有無と血圧変動との関連についてアセスメントする。高血圧に関連する生活習慣（塩分・脂質の過剰摂取，喫煙，飲酒，肥満など）の有無についてアセスメントする。

　家族の介護をしている高齢の介護者では，介護による疲労，悩みなどがストレスとなって高血圧になる場合もある。その人の生活状況をていねいに把握し，高血圧の環境因子をアセスメントすることが重要である。

　血圧が変動しやすい高齢者では，立ちくらみ症状の有無，どのようなときに低血圧が起きやすいか，転倒リスクについてもアセスメントする。

　また，高血圧による臓器障害や合併症の徴候などの全身状態もアセスメントする。

❷高血圧に関する理解と健康管理能力のアセスメント

　患者が，高血圧に関する基本的知識，薬物治療の内容や生活習慣の改善の必要性について，どのように理解し取り組もうとしているのかを確認する。認知機能や身体機能の低下した高齢者では，健康管理能力をアセスメントし，家族の協力体制や介護サービスなどの利用の必要性について検討する。

6 | 生じやすい看護問題

❶血圧コントロール不良による合併症のリスク

　薬物療法や生活習慣の改善が継続されないと高血圧の状態が持続するため，臓器障害が進行し，合併症（脳卒中，心疾患，腎不全，網膜症など）を引き起こす。

❷起立性低血圧や食後低血圧のリスク

　高血圧をもつ高齢者では血圧変動が増大し，起立性低血圧や食後低血圧を起こしやすい。また，低血圧による転倒・骨折のリスクも高くなる。

❶適正血圧にコントロールする

　降圧目標の血圧値を患者と共に確認し，家庭での定期的な血圧測定について説明し，実践できるように支援する。薬物療法は，高齢者の自己管理能力に合わせて継続可能な方法を検討する。

　食事療法（塩分・コレステロール・飽和脂肪酸の制限）について，患者のこれまでの食生活習慣を把握しながら，実践可能な食事内容の変更方法を検討する。必要に応じて管理栄養士と連携し，調理する家族を含めて栄養指導を行う。また，減量，禁煙，節酒，運動についても患者が実践可能な方法を検討し，支援する。寒暖刺激は血管を収縮させ，急激な血圧上昇を招く。冬季は脱衣所やトイレの保温を行い，入浴は 40℃前後の熱過ぎない湯温にするなど，温度差に注意するように説明する。排便の際の努責も一過性の血圧上昇につながるため，便秘にならないように排便コントロールを行う。睡眠や休息を十分にとり，ストレスがかからない生活ができるように支援する。

❷起立性低血圧や食後低血圧を起こさない

　起立性低血圧を予防するために，活動時はゆっくりと動き，急に立ち上がらないようにする。離床する際も臥位からいったん座位になり，一呼吸置いてから立位になる。男性の場合は，座位での排尿ができるように支援する。脱水に注意し，入浴後などは水分補給を行う。弾性ストッキングの着用が効果的な場合もある。

　食後低血圧を予防するために，炭水化物は少量ずつ小分けにして摂取する。食事中のカフェイン摂取を勧める。食後の歩行や入浴を避ける。立ちくらみ症状がないときに適度な運動を行う。

　低血圧が頻繁に生じる場合は，降圧薬の適否や昇圧薬の使用について医師や薬剤師に相談し調整する。

❸異常を早期発見し，適切な受診行動がとれる

　高血圧に伴う臓器障害や合併症の徴候について説明し，異常がある場合には速やかに受診するように本人や家族に説明する。眼底検査や腎機能検査などを定期的に受けられるよう支援する。認知機能の低下などで自己管理が難しい高齢者では，在宅療養を支える医療・介護専門職と連携し退院調整する。

IV 呼吸器系疾患と看護

A 肺炎

1 疾患の概要

　肺炎はわが国の死因の第5位であり，2018（平成30）年の年間死亡者数は9万4654人となっている。これは，全死亡者数の6.9%を占める。また，肺炎による死亡者数の97.7%を高齢者が占めている[9]。

　肺炎は，原因や罹患場所，発生機序，病変の形態によって分類することができる。

　原因別では，細菌やウイルスなどによる**感染性肺炎**，誤嚥性肺炎などの**機械的肺炎**，インターフェロンや抗がん剤などによる**薬剤性肺炎**，リウマチなどによる**症候性肺炎**，そのほかの肺炎がある。高齢者では細菌性肺炎が多く，嚥下機能が低下した高齢者では，誤嚥性肺炎に代表される機械的肺炎を生じることがある。また，新型コロナウイルス感染症につづく肺炎の発症者は高齢者に多い。

　肺炎は罹患場所によって，**市中肺炎**（community-acquired pneumonia：**CAP**），**院内肺炎**（hospital-acquired pneumonia：**HAP**），**医療・介護関連肺炎**（nursing and healthcare-associated pneumonia：**NHCAP**）に分類される（表4-20）。

　市中肺炎は，一般社会生活を営む人に発症する肺炎，院内肺炎は，入院後48時間以上経てから発症した肺炎をいい，入院時すでに感染していたものを除く[10]。また，老人保健施設や在宅介護，長期療養型病床に入院している患者などの肺炎として，医療・介護関連肺炎がある。市中肺炎の原因菌には，肺炎球菌，マイコプラズマ，インフルエンザ菌，肺炎クラミジア，黄色ブドウ球菌，レジオネラ，グラム陰性悍菌などがある。

　NHCAPのリスク因子には，❶90日以内に2日以上の入院をした，❷ナーシングホームまたは長期療養施設に居住している，❸在宅点滴療法を行っている，❹30日以内の維持透析を行っている，❺在宅における創傷治療，❻家族内の多剤耐性菌感染，があげられている[11]。

表4-20　罹患場所による肺炎の分類

分類	特徴
市中肺炎（CAP）	● 通常の社会生活を送っているなかで罹患した肺炎
院内肺炎（HAP）	● 入院48時間以降に発症する肺炎 ● アメリカでは院内感染症の15%を占め，死亡率は22〜30%と高く，病院感染死亡の60%を占める ● 日和見感染の頻度が高い ● 退院後2週間までに起こった肺炎は院内肺炎とみなす
医療・介護関連肺炎（NHCAP）	● 医療施設，介護施設などで発生した肺炎

1 高齢者のアセスメント

2 高齢者のくらしを支える援助

3 高齢者特有の症状と看護

4 高齢者特有の疾患と看護

5 高齢者の家族への看護

6 事例による看護過程の展開

2019 年 12 月に中国の武漢で初めて報告された新型コロナウイルス（SARS-CoV-2）感染症（COVID-19）は，全世界に感染が拡大した。

37.5℃以上の発熱，咳，咽頭痛，味覚や嗅覚の変化，頭痛，倦怠感（けんたいかん），両側性肺炎などが主症状であり，核酸増幅法（PCR 検査）や抗体検査により診断を行う。高齢者や基礎疾患をもつ者で重症化しやすいとされ，その理由にはサイトカインストーム（免疫暴走）が生じ，血栓症が起こることがあげられている。

2 | 病態

肺炎とは，肺実質の急性の感染症による炎症である。ウイルスやマイコプラズマなどの非細菌性病原体による炎症では肺間質に炎症細胞が浸潤するが，細菌性肺炎では好中球が肺胞腔内に遊走する。そのため，細菌性肺炎は肺胞を充満する形で病変が進展し，X 線上で浸潤を呈することが多い[12]。

3 | 症状

症状には，発熱，咳，痰，呼吸困難，頻呼吸，全身倦怠感，悪寒，胸痛，低酸素血症によるチアノーゼ，特に高齢者では，食欲不振，活気・元気の低下などがある。一般に，高齢者の肺炎は非定型的で鑑別しにくい例が多い。また，重症化しやすく，難治性である場合が多い[13]。

4 | 検査・診断・治療

▶ 検査・診断　肺炎の診断には，聴診，胸部 X 線検査，胸部 CT 検査，血液検査（白血球数，CRP 値［炎症反応］，KL-6［血液ガス分析，間質性肺炎の血清マーカー］など），喀痰培養（かくたん）や血液培養検査などが行われる[14]（表 4-21）。肺野の聴診では，肺胞呼吸音の減弱，気管支呼吸音，水泡音が聴取される。

▶ 治療　抗菌薬を使用する際には，それぞれに対応するガイドラインに基づき，抗菌薬選択の原則を理解しておく。多剤耐性菌が増加している現状があるため，肺炎の種類，治療の場を加味して，薬剤を使用する。通常，診断後 4 時間以内に抗菌薬の使用が開始される。高齢者は潜在的に腎機能の低下があるため，抗菌薬の 1 回投与量は，成人量の 50 ～ 70%が基本とされる。抗菌薬投与終了の目安は，37℃台への解熱，白血球の正常値化，CRP

表4-21　肺炎の診断のための検査

検査項目	内容
胸部撮影	● 胸部 X 線検査 ● 胸部 CT 検査（陰影の性状，広がりなどを検査）
血液検査	● 白血球，好酸球，赤沈，CRP，KL-6 値など ● 細菌性肺炎では白血球増加と核の左方移動（幼若な好中球の増加）が特徴 ● 非定型肺炎では白血球増加がみられないことがある
微生物学的検査	● 喀痰培養検査，血液培養検査，診断キットなどによる病原菌の特定

が最高値の 30% 以下，胸部 X 線検査の明らかな改善である。

5 | 看護の概要

　肺炎に関連した症状（発熱，咳など）に伴う苦痛の改善と安楽の保持に努め，体力，栄養状態の回復を支援し，その回復を促す。

6 | アセスメント視点

❶肺炎のリスクアセスメント

　高齢者では，肺炎の症状は非定型的である場合が多く，症状が軽く経過が緩徐であったり，発熱はないか，あっても低いなど，定型的な症状が出現しない場合もある。また，意識障害やせん妄，消化器症状など直接肺炎に結びつかない症状がみられることもあるため，呼吸数，頻脈，食欲低下，活動性の低下，会話や意識状態など，全身状態の観察を行うことが重要である。

　施設に入所している高齢者では，MRSA 感染による肺炎やインフルエンザウイルスによる肺炎，結核菌などによる集団感染もみられる。また，寝たきりや障害をもつ高齢者など，セルフケアや口腔ケアが不足する場合，誤嚥性肺炎のリスクが高まる。

▶ 重症度の判定

（1）A-DROPシステムによる重症度分類

　肺炎の重症度分類では，A-DROP―年齢（age），脱水（dehydration），呼吸（respiration），意識状態（orientation），血圧（pressure）―の各項目を観察あるいは確認する（図4-8）。

　これらのいずれも満たさない場合，軽症と判断し，外来で治療することが可能である。1つまたは2つを有する場合は中等症と判断し，外来または入院治療のいずれかを検討する。3つを有する場合は，重症と判断して入院治療を行う。4つまたは5つ，またはショッ

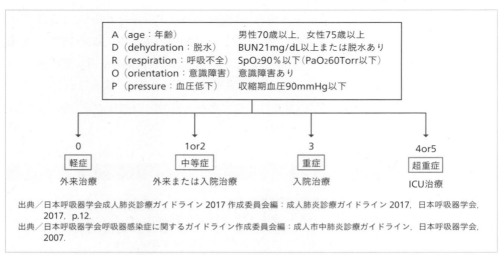

図4-8 身体所見，年齢による肺炎の重症度分類（A-DROPシステム）

高齢者のアセスメント 1

高齢者のくらしを支える援助 2

高齢者特有の症状と看護 3

高齢者特有の疾患と看護 4

高齢者の家族への看護 5

事例による看護過程の展開 6

クを有する場合は，超重症と判断して ICU などの集中治療室での治療を行う。

（2）血液検査による重症度判定

血液検査による肺炎の重症度判定では，①白血球 $\geqq 2$ 万 $/mm^3$ あるいは $< 4000/mm^3$，②CRP $\geqq$ 20mg/dL，③$PaO_2 \geqq$ 60Torr，$SpO_2 \leqq$ 90% の 3 項目中 2 項目以上を満たす場合，重症とされる[15]。

▶ **リスク因子**　高齢者の入院では，リスク因子として気管挿管や気管切開，ネブライザーの使用，抗がん剤やステロイド薬の使用，膀胱留置カテーテルなどの使用，ワクチン接種を受けていない，集団生活をしている，冬季であるなどがあるため[16]，院内肺炎の感染リスクに留意する。

人工呼吸器関連肺炎のリスク因子としては，血清アルブミンの低下，年齢 60 歳以上，ARDS（急性呼吸促迫症候群），COPD（慢性閉塞性肺疾患），そのほかの呼吸器疾患の合併，および呼吸器疾患の重症度などがあげられている。

治療に関連したリスク因子としては，H_2 受容体拮抗薬（制酸薬），筋弛緩薬，2 日以上の人工呼吸，PEEP（呼気終末陽圧）による人工呼吸，人工呼吸器回路の頻繁な交換などがあげられている[17]。

❷看護におけるアセスメントの視点

現病歴，既応歴，生活習慣，喫煙歴，問診，視診，聴診などから患者の症状とその程度，苦痛などを評価する。

- **バイタルサイン**：頻脈，呼吸数増加，発熱パターン，熱型（ねっけい）など
- **輸液・水分量**
- **意識**：意識状態，活気
- **全身症状**：発熱，倦怠感（けんたいかん），悪寒（おかん），脱水症状，食欲不振，不活発など
- **呼吸器症状**：痰の色・性状，咳，呼吸困難感，胸痛など
- **検査値**：胸部 X 線検査，血液検査（CRP，LDH（乳酸脱水素酵素），血液ガス）など

7 ｜ 生じやすい看護問題

①発熱，酸素飽和度低下に伴う苦痛症状

②痰の貯留に伴う呼吸困難（気道クリーニングの必要性）

③安静に伴う機能低下

8 ｜ 目標と看護

入院治療が開始される場合，高齢者ではせん妄発症に留意する。認知機能が低下した高齢者には，安心を与えるよう，わかりやすい説明を行う。回復期には，食事指導，禁煙指導，ワクチン接種の奨励などを行う。家族への指導も必要である。

❶酸素（人工呼吸器）や薬剤の投与により症状緩和を図る

- 酸素投与が行われている場合は，パルスオキシメータによる酸素飽和度の測定，酸素流

量の確認をするとともに，チューブの折れ曲がりがないかなど酸素の確実な投与を確認する。

- 輸液管理を行い，電解質バランスを確認する。脱水があれば輸液などにより補正する。
- 処方された抗菌薬を定時で投与する。
- 体温，呼吸数，呼吸困難感，意識状態，活気，表情，睡眠の状態などの全身の状態を観察し，症状の変化をとらえる。
- 安静の確保と保温，室温の調整を行う。悪寒(おかん)がある場合は掛け物をかけ，熱感がある場合は冷罨法を行う。
- 苦痛や呼吸困難感の少ない体位の保持などにより，苦痛の緩和を図る。
- 室温，衣類などの調整を行い，安楽を図る。
- 人工呼吸器管理の場合は，血液ガスの確認，パルスオキシメータによる酸素化の確認，自発呼吸の確認，回路や設定の確認を行う。

❷気道クリーニング（痰の喀出）を図る
- 痰の喀出を促進するため，室内を加湿し，飲水(すす)を勧める（飲水可能な場合）。
- 気道内分泌物の喀出介助（加湿，体位排痰［ドレナージ］，ハフィング，用手的排痰手技など）により呼吸困難感の改善を図る。
- 口腔(こうくう)内の清潔保持のため，口腔ケアを1日3回行う。

❸安静による機能低下を予防する
- 会話に，日にちや曜日，時間などを入れ，リアリティオリエンテーションを行う。
- 食事摂取，栄養補給を勧め，体力低下を防ぐ。
- うがい，手洗い，清潔保持に努める。
- ベッド上での座位，端座位(たんざい)などを取り入れる。
- 下肢の等尺運動を行う。
- 回復の状況に応じ，早期に歩行を開始する。

❹評価を行う
　以下の項目について評価する。目標が達成されていない場合，具体策を継続するか，変更を行うなどを再度検討する。
- 体温，呼吸数など，バイタルサインの正常化。
- 痰の色・性状・量の観察と評価。
- 呼吸困難感や胸背部痛，苦痛症状が消失する。
- 脱水がない。
- 酸素化が図られている（$SpO_2 \geqq 90\%$）。
- 排痰がスムーズに行える。
- 呼吸音が清明。肺ラ音がない。
- 人工呼吸器から離脱できる。
- 食事により必要エネルギーの摂取ができる。

- 誤嚥性肺炎を生じない。

- 全身の機能低下がみられない。

Ⓑ 慢性閉塞性肺疾患（COPD）

1 疾患の概要

　慢性閉塞性肺疾患（chronic obstructive pulmonary disease：COPD）には**肺気腫，慢性気管支炎**が含まれ，これらは，たばこ煙を主とする有害物質を長期に吸入曝露することで生じた肺の炎症性疾患である（図4-9）。非可逆的気流閉塞を伴い，体動時の呼吸困難を特徴としている。慢性の咳，痰を伴うことも多い。性別では男性に多い[18]。

　2017（平成29）年のわが国のCOPDによる死亡者数は1万8523人と報告されており，前年と比較し死亡順位は下がっているものの，男性では8位となっている[19]。潜在患者数は530万人といわれているが，高齢者では息切れなどの症状があっても，老化によるものだと決めつけてしまい，未受診であることも多いという問題がある。

　世界保健機関（WHO）は，2002年に世界の死亡原因の第5位と報告し，2030年には第3位に上昇すると予測している[20]。今後は，途上国における患者数増加が懸念されている。これまでは男性の喫煙率が高かったため死亡者数も男性に多かったが，最近では女性の喫煙率が途上国でも高くなりつつあり，今後は女性の死亡率が増加すると予測されている。

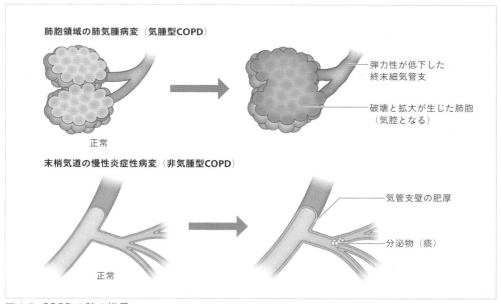

図4-9 COPDの肺の様子

COPD は，たばこ煙などの有害物質の吸入による気道や肺の炎症反応の増強などにより，気流閉塞，動的肺過膨張を生じるものである。

COPD の 3 大症状は，慢性の咳，慢性の痰，労作時呼吸困難（息切れ）である。

咳と痰は COPD の早期からみられる。呼吸困難感は病期が進行してから，持続的・反復的に生じる。慢性の咳は，最初は間欠的であるが，のちに毎日みられるようになり，1日中持続する場合もある。慢性の痰とは，慢性気管支炎の定義である「2 年連続して年間 3 か月以上，常に痰がある状態」をいう。呼吸困難のアセスメントには，息切れを評価する修正 MRC（mMRC）質問票（表 4-22），修正ボルグ（Borg）スケール（表 4-23）などを用いる。

症状の一つである喘鳴は非特異的で，日によって異なり，1 日のなかでも出現したり消失したり，変動する。COPD が進行すると，体重減少や食欲不振が出現し，予後にも影響する。悪性腫瘍を合併する場合もあるので注意する。

QOL の改善が患者の治療目標となるため [21]，呼吸器疾患に特異的な QOL 尺度や，全体的な健康に関連した QOL など，定量的に評価する。

3 | 検査・診断・治療

▶ 検査・診断　診断は，呼吸機能検査，胸部 X 線検査，スライス厚 2 ～ 3mm 以下で撮影する肺高分解能 CT 検査によって行う。診断基準は，呼吸機能検査で 1 秒率（FEV_1%）が 70% 未満であれば，COPD と診断される。診断の確定のためには，胸部 X 線検査で肺野

表 4-22 修正 MRC（mMRC）質問票

グレード 分類	あてはまるものにチェックしてください（1つだけ）	
0	激しい運動をしたときだけ息切れがある。	☐
1	平坦な道を早足で歩く，あるいは緩やかな上り坂を歩くときに息切れがある。	☐
2	息切れがあるので，同年代の人よりも平坦な道を歩くのが遅い，あるいは平坦な道を自分のペースで歩いているとき，息切れのために立ち止まることがある。	☐
3	平坦な道を約 100m，あるいは数分歩くと息切れのために立ち止まる。	☐
4	息切れがひどく家から出られない，あるいは衣服の着替えをするときにも息切れがある。	☐

出典／日本呼吸器学会 COPD ガイドライン第 4 版作成委員会編：COPD（慢性閉塞性肺疾患）診断と治療のためのガイドライン，第 4 版，日本呼吸器学会，2013，一部改変。
出典／Global Initiative for Chronic Obstructive Pulmonary Disease. Global strategy for the diagnosis, manegement and prevention of chronic obstructive pulmonary disease, 2011.

表 4-23 修正ボルグスケール（息切れの評価）

0	感じない
0.5	非常に弱い
1	やや弱い
2	弱い
3	
4	多少強い
5	強い
6	
7	とても強い
8	
9	
10	非常に強い

出典／Borg, G. A.：Psychophysical bases of perceived exertion, Medicine and Science in Sports and Exerise, 14（5）：377-381, 1982.

表4-24 COPD病期分類

病期		特徴
I期	軽度の気流閉塞	%FEV₁ ≧ 80%
II期	中等度の気流閉塞	50% ≦ %FEV₁ < 80%
III期	高度の気流閉塞	30% ≦ %FEV₁ < 50%
IV期	極めて高度の気流閉塞	%FEV₁ < 30%

- 気管支拡張薬投与後の1秒率（FEV₁/FVC）70%未満が必須条件
- 1秒量（FEV₁）：最初の1秒間で吐き出せる息の量
- 努力肺活量（FVC）：思い切り息を吸ってから強く吐き出したときの息の量
- 1秒率（FEV₁%）：FEV₁値をFVC値で割った値
- 対標準1秒量（%FEV₁）：性，年齢，身長から求めたFEV₁の標準値に対する割合

出典／日本呼吸器学会COPDガイドライン第5版作成委員会編：COPD（慢性閉塞性肺疾患）診断と治療のためのガイドライン，第5版，日本呼吸器学会，2018. 一部改変.

透過性の亢進，横隔膜の低位・平坦化，肺高分解能CT検査で，肺野低吸収領域（LAA）の増加，気道内腔の狭小化を確認する。

　COPDの病期分類は，予測1秒率（性，年齢，身長から求めた1秒量の日本人の標準値）に対する比率（%FEV₁）を用い，I〜IV期に分類されている（表4-24）。

▶ 治療　治療の目標は，症状やQOLの改善，運動耐用能と身体活動性の向上，維持，増悪の予防，疾患の進行抑制，全身併存症と肺合併症の予防と治療，生命予後の改善があげられている[22]。

　近年では，包括的呼吸リハビリテーションとして，日常生活指導，薬物療法，食事・栄養，運動，酸素療法，呼吸器感染症の予防などについて，包括的に患者教育を行うことが一般的となった。呼吸不全が進行し，慢性呼吸不全（1か月以上呼吸不全が続く）の状態となると，在宅酸素療法（home oxygen therapy：HOT）の適用となり，要介護認定を受けたうえで，訪問看護や訪問診療，訪問介護などが必要に応じて開始されることがある。

4 | 看護の概要

　労作性呼吸困難を軽減する呼吸法，内服・吸入などの薬物療法，食事・栄養摂取状況，酸素療法などを含む包括的患者教育や支援を行う。

5 | アセスメントの視点

❶COPDのリスクアセスメント

　COPDのリスク因子の大半は喫煙であるが，そのほかの因子として遺伝子（α₁-アンチトリプシン欠損症），たばこの煙の受動的な曝露，粉塵，化学物質などの吸入性曝露物質，職業上の粉塵や化学物質への曝露（吸入），木材，動物の糞など室内大気汚染，排気ガスなどの屋外大気汚染，肺の成長発達の障害，酸化ストレスによる障害，性別（男女の喫煙率が反映され，女性にリスクが上昇），細菌感染，社会的・経済的状態が低いことなどがあげられている[23]。

高齢者のアセスメント

高齢者のくらしを支える援助

高齢者特有の症状と看護

4 高齢者特有の疾患と看護

高齢者の家族への看護

事例による看護過程の展開

❷看護におけるアセスメントの視点

- 禁煙歴を含む問診，視診，聴診，バイタルサイン，SpO_2 などから，安静時，労作時の息切れの程度，痰貯留を評価する。
- 全身症状として意識レベル，頭痛，冷感，口唇・爪床のチアノーゼ，浮腫，食欲，便秘，胸痛などを把握する。
- 呼吸機能検査（1秒率，1秒量），胸部X線検査，動脈血ガス分析，血液検査（アルブミン，総たんぱく）などの検査値を把握する。

6 | 生じやすい看護問題

①労作時呼吸困難感（回避する呼吸法を身につける必要がある）

②不適切な薬物管理（薬物療法への理解を促す）

③不適切な栄養管理（必要エネルギー摂取の方法を理解する必要がある）

④在宅酸素療法の導入に伴う患者・家族の困難感（患者・家族教育の必要がある）

7 | 目標と看護

　日常生活に呼吸法を取り入れ，労作性呼吸困難を減らし，前向きな生活を維持するため，包括的呼吸リハビリテーションとして，以下のことを行う。

❶COPDの病態，薬物治療の内容を確認する

　薬物療法の中心は，重症度に応じて吸入による気管支拡張薬を段階的に使用する。気管支拡張薬には，抗コリン薬（短時間作用性：SAMA，長時間作用性：LAMA），β_2刺激薬（短時間作用性：SABA，長時間作用性：LABA），およびメチルキサンチンがある。また，喘息病態の合併がある場合，吸入ステロイド薬を併用する。吸入ステロイド薬は，中等度以上の気流閉塞を有し，増悪を繰り返す者に対して増悪頻度を減らす[24]とされている。これら複数の配合薬もある。

❷息切れを少なくするための呼吸法を説明し，日常生活に取り入れる

　口すぼめ呼吸（図4-10），横隔膜呼吸（腹式呼吸），リラクセーション，パニックコントロー

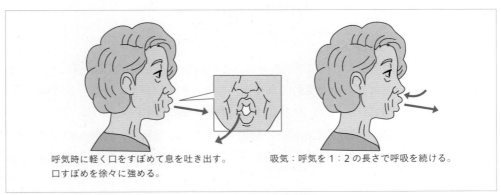

呼気時に軽く口をすぼめて息を吐き出す。　　　吸気：呼気を1：2の長さで呼吸を続ける。
口すぼめを徐々に強める。

図4-10 口すぼめ呼吸

ル（息切れが起きたときにとる楽な姿勢を事前に学習しておく），日常生活における呼気を使った労作時の呼吸法（歩行，物を持ち上げる，階段昇降，排便時，入浴・洗身・洗髪時の呼吸）について説明し，呼気を利用した労作法を身につける。

❸効果的な気道クリーニングについて指導し，排痰をスムーズにする

- 水分摂取に制限がない場合，1 日 1,000 〜 1,500mL の摂取を勧める。
- クッションや枕などを利用し，体位排痰により貯留した痰の喀出を促す。
- ハフィングなど，よりエネルギー消費が少なく効果的な咳のしかたを説明する。

❹運動の必要性について理解を促し，具体的な運動法を説明する

- **柔軟体操，ストレッチ体操**：上肢，肩まわり，首まわり，体幹，下肢，呼吸筋など
- **下肢運動**：ゴムベルトなどを利用した開脚運動など
- **運動**：20 分以上の歩行，吹き矢など

❺食事・栄養管理

- BMI などにより，肥満度を評価する。
- 必要エネルギー摂取量の確保：やせの場合は，高たんぱく・高エネルギー食を基本として，呼吸商（呼吸の際に排出される二酸化炭素量と摂取された酸素量の体積比）の高い炭水化物は控えめにする。呼吸商が高い食事では，二酸化炭素を体外に排出する必要があるため，呼吸不全患者には不利である。できるだけ呼吸商を低く抑え，呼吸仕事量を軽くする必要がある。
- 補助栄養製剤：高齢者で，高エネルギー食を調理したり十分に摂取することが困難なとき（目安として目標エネルギー量の 80％に満たないとき）は，不足分を栄養補助製剤で補うことを検討する。
- 肥満の場合は，計画的に減量していく。

❻インフルエンザなどのワクチン接種の勧め

　　インフルエンザワクチンは，COPD の増悪による死亡率を 50％低下させるため，すべての COPD 患者への接種が勧められている。また，肺炎球菌ワクチンとの併用は，インフルエンザワクチン単独の摂取に比較し，COPD の感染性増悪の頻度が減少するとされているため，両者の接種を勧める[25]。

❼評価を行う

　　以下の項目について評価する。目標が達成されていない場合，高齢者の理解力を確認し，方法の変更を検討する。

- 患者・家族が疾患や治療，呼吸リハビリテーションについて理解している。
- 労作性呼吸困難感が軽減する。
- 気管支拡張薬が正しく使用できる（吸入，内服とも。ステロイド薬吸入後はうがいを行う）。
- 排痰がスムーズに行える。
- 呼吸音が清明。肺ラ音がない。
- 必要エネルギーを摂取できる。

1 高齢者のアセスメント

2 高齢者のくらしを支える援助

3 高齢者特有の症状と看護

4 高齢者特有の疾患と看護

5 高齢者の家族への看護

6 事例による看護過程の展開

- 運動を継続できる。
- COPD の増悪をきたさない。

C 肺がん

1 疾患の概要

　肺がんは，肺に発生する悪性腫瘍である。原発性肺がんは，肺そのものから発生したものであり，転移性肺がんは肺転移ともいい，原発巣は他臓器にあり肺に転移したものである。肺がんは，2018 年度の悪性腫瘍の部位別死亡率（人口 10 万対）において，男性の死亡率 86.7 で第 1 位，女性の死亡率 34.4 で第 2 位であり，死因の上位を占めている[26]。5 年生存率は，病期によって異なる。

2 病態・症状

　肺がんの原因の一つは喫煙である。喫煙により，肺や気管支が繰り返し発がん物質にさらされ，遺伝子変異が積み重なり，がんになる[27]。また肺がんは，人間ドックなどで偶然発見されるも，無症状のことが多い。症状は，肺がんの種類，発生部位，進行度により異なる。

3 検査・診断

　肺がんであるかを調べる検査（胸部 CT 検査，喀痰検査，気管支鏡による細胞診検査［病理学的診断］）と，進行度（病期）を調べる検査がある。胸水が貯留している場合は，胸水のがん細胞の有無を調べる。進行度を調べる検査には，CT 検査，PET-CT 検査，脳 MRI，骨シンチグラフィ，超音波検査（エコー）が用いられる。検査により，小細胞肺がん，および非小細胞肺がん（小細胞がん以外の扁平上皮がん，腺がん，大細胞がん）の種類が判明し，進行度により治療法を決める。進行度を示す病期分類には，TNM 分類が用いられる。T は原発腫瘍の大きさ，および広がりと深さ，N は所属リンパ節転移の有無，M はほかの臓器への遠隔転移の有無である。これらを総合し，病期（ステージ）を判定する。病期は I 期（早期），II 期，III 期，IV 期（進行期）の 4 段階に分類され，さらに腫瘍の大きさ，リンパ節転移により，A，または B（B のほうが進行している）に分類される[28]。

4 治療

　小細胞肺がんと非小細胞肺がんとで，治療が異なる（図 4-11）。
　小細胞肺がんは，進展型（脳や副腎など他臓器への遠隔転移）と，限局型（肺のリンパ節転移のみ）に分けられる。進展型は，抗がん剤治療である化学療法，限局型では，化学療法と放射線療法を組み合わせる。非小細胞肺がんは IA 期では手術のみ，IB 期から手術可能な IIIB 期

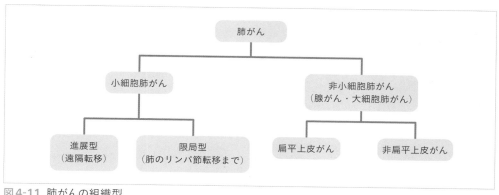
図4-11 肺がんの組織型

は，術後化学療法を組み合わせることが多い。手術が不可能な IIIA，IIIB 期では，放射線療法と化学療法の併用療法が行われる。放射線療法が適用にならない IIIB 期，IV 期では，化学療法を行う。

非小細胞肺がんは扁平上皮がんと非扁平上皮がんに分けられ，特定の遺伝子変異の陽性例では分子標的治療薬が使用でき，少ない有害作用で腫瘍縮小効果を得られることもある。しかし，分子標的治療薬は，間質性肺炎などの重篤な有害作用を引き起こすことがあるため，モニタリングが重要である[29]。

緩和ケアでは，高齢者は，体力の衰えや，治療による侵襲，化学療法薬剤の代謝遅延による有害作用の増強などにより，ADL や生活の質，全身状態（パフォーマンスステータス）などの低下に陥る可能性がある。また，認知機能の低下，そして慢性疾患などをもつ者も多い。よって，治療の選択には，意思決定の支援がいずれの病期においても重要である。

5 │ 看護の概要

高齢者の肺がんにおける看護の概要を，表 4-25 に示す。高齢者は治療による身体的侵襲を鑑みた治療選択の判断を必要とするため，診断前から看護師による援助が必要である。

6 │ アセスメントの視点

アセスメントの視点は，身体的側面（全身状態，治療の有害作用，症状，セルフケア能力，日常生活動作，併存する慢性疾患の状況），精神的側面（認知機能，不安，抑うつ），社会的側面（家族や介護の問題，経済的問題），スピリチュアル（霊的）な側面（死生観，生きる意味）から，生活を支えるための援助，および社会資源の調整を行う。

7 │ 生じやすい看護問題

生じやすい看護問題は，老化により生活遂行能力が低下しており，病状の進行に伴いセルフケアが困難となりやすい。また，抑うつや不安により認知機能がさらに低下し，精神面の混乱をきたす可能性がある。そして，説明への理解困難から，意思決定への困難を抱

1 高齢者のアセスメント
2 高齢者のくらしを支える援助
3 高齢者特有の症状と看護
4 高齢者特有の疾患と看護
5 高齢者の家族への看護
6 事例による看護過程の展開

表4-25 高齢者の肺がん診療の種別と看護の概要

肺がん診療の種別	看護の概要
診断するための検査	検査施行には，絶食や，内服薬の調整が必要になることがある。予定している検査が確実に受けられるように家族を交えて説明を行い，検査前の取り決めを遵守するようにかかわる。
結果説明と病状説明	看護師が立ち会い，診断結果，提示された治療，患者の理解状況や，受け止めを傾聴して確認する。また，治療に際しては，本人と家族の禁煙が必要である。
手術療法	術前の生活の留意事項，手術当日の必要物品などのわかりやすい説明と，不安の緩和に努める。肺切除術により呼吸機能が低下し，在宅酸素療法が導入される場合には，生活上の変化が心身に及ぶため，生活への適応の援助を継続して行う。
薬物療法	使用薬剤の有害作用症状，出現時期，および症状マネジメントの説明と観察を行う。分子標的治療薬では，内服管理をだれが行うのかの判断，ノートなどを用いた有害作用症状の記録と生活状況の聞き取りを行い，適宜援助を実施する。
放射線療法	スケジュールどおりに通院可能か，有害事象（放射線食道炎，放射線皮膚炎，放射線肺臓炎）の観察方法，ならびに早期発見と受診方法などの援助を行う。
緩和ケア	今ある症状，および使用薬剤の管理とその効果，頓服薬の使用方法と使用状況，有害作用症状とその対処をノートに記録し，飲み忘れの防止と，自分でできることを増やし，自尊感情の維持を助ける。感染症を回避し，呼吸機能を維持するため感染予防が重要であり，予防接種の調整を行う。介護が必要な場合には，社会資源の調整を行う。

えやすい。治療について，本人と家族の意見が異なった場合，家族内の役割により本人の意見が反映されにくくなることがあげられる。また，経済的問題，介護の問題，居住場所への問題があげられる。生活と医療の両側面から援助を必要とし，生活への着眼点と調整能力をもつ看護師による援助により，高齢者の生活の質の維持に貢献できる。

V 消化器系疾患と看護

A 便秘

1 | 疾患の概要

便秘とは，その個人の今までの習慣と照らし合わせ，排便回数が少ない，排便量が少ない，便性が硬いといったことに加え，日常生活に何らかの影響を及ぼしたり，快便という満足感が得られなかったりといった主観が加わった状態をいう。また，便秘は腸閉塞の症状であるとともにその要因となっており，高齢者の便秘への対応は重要である。

便秘の訴えは年齢が高くなるほど増加する傾向にあり，便秘の有訴者率は 65 歳以上の男性では 6.4 %，女性では 7.2 % となっており [30]，便秘は高齢者に共通する身体的症状の一つといえる。

高齢者では，身体機能の変化に伴い排便機能に障害が生じやすい。加齢により便秘が増加する理由には，以下の点があげられる。

1 高齢者のアセスメント
2 高齢者のくらしを支える援助
3 高齢者特有の症状と看護
4 高齢者特有の疾患と看護
5 高齢者の家族への看護
6 事例による看護過程の展開

- 活動量の減少による腹筋や呼吸筋の低下，腸の蠕動運動の低下，口渇感受性の低下による水分摂取量の低下
- 咀嚼力が低下し，食事の全体量の減少，食物繊維などの摂取の不足
- 脳血管疾患や認知症に伴う，不適切な排便姿勢による排便動作
- 直腸壁の神経伝達障害による便意の鈍麻

2 便秘の分類

　便秘はその原因により，腸管の器質的疾患によって起こる**器質性便秘**と，大腸の働きの問題によって生じる**機能性便秘**に分類される（図4-12）。機能性便秘のなかでも3か月以上続くものを慢性便秘とよび，原因によって**弛緩性便秘，直腸性便秘，痙攣性便秘**に大別される。それぞれの便秘の概要について，表4-26に示す。

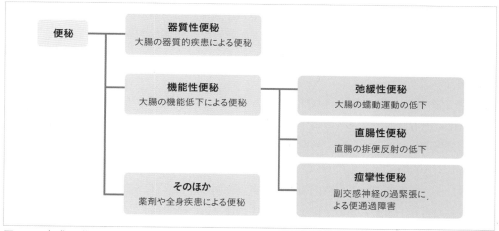

図4-12 便秘の分類

表4-26 便秘の種類と概要

種類	概要
器質性便秘	腸閉塞や大腸がん，クローン病など大腸の器質的疾患による腸内容物の通過障害で起こる。
弛緩性便秘	腸管の緊張の減弱や蠕動の低下によって起こり，腸内容物の通過が遅れるために水分が過剰に吸収され，硬便になるものである。高齢者，長期臥床患者に多くみられる。
直腸性便秘	習慣性便秘ともよばれ，たび重なる便意の抑制によるもの，下剤や浣腸の乱用によるもの，痔による痛みなどで排便を我慢していて便秘になる場合などがあり，排便反射の減弱が原因と考えられる。
痙攣性便秘	副交感神経の過緊張により，腸内容物が停滞し，水分が吸収されて硬便になるものである。腹痛などの腹部症状を伴うことが多く，若年者に多い。
薬剤による便秘	抗うつ薬，オピオイドなどの使用に伴う便秘
症候性便秘	甲状腺機能低下症，糖尿病，脳血管疾患やパーキンソン病などの全身性疾患の随伴症状としての便秘

　器質性便秘は緊急な対応を要することがあり，便秘に対する検査・治療では，まず器質性便秘の可能性を除外することが重要である。検査では問診，身体診察，腹部X線撮影，大腸内視鏡検査，便潜血検査，血液検査などを組み合わせて行う。問診では，便秘の症状や生活習慣，食事内容，ストレスなどを確認する。

　器質性便秘に対する治療では，腸閉塞など原因となっている疾患の治療が原則である。機能性便秘に対しては，生活習慣の改善，食事療法，運動療法，薬物療法が主だった治療法である。

4 | アセスメントの視点

　高齢者の便秘のアセスメントでは，はじめに既往歴や服用している薬剤から，器質性便秘や薬剤性の便秘の可能性を検討する。器質性便秘では，原因となっている疾患に対する検査・治療が基本であるため，ここでは機能性便秘に対するアセスメントを中心に解説する。

　便秘のアセスメントでは，水分・食事摂取量，腹部・肛門部の状態，1日の活動量，もともとの排便パターンや排便習慣，下剤などの服用状況などの評価を組み合わせてアセスメントを行う。

❶食事や水分の摂取状況

　食事・飲水量や内容のほか，口腔内の状態，姿勢，介助状況などを評価する。食事では，食物繊維の摂取などバランスの良い食事を，規則正しく摂ることが便秘の解消につながる。また水分摂取量では，1日の水分摂取量を把握し，1日に必要な水分量をおよそ，体重(kg)×35mL － 1000mL として計算し，過不足の評価を行う。

　そのほか，高齢者では，口腔内の異常や摂食動作の障害から，適切な食事・水分摂取を行えなくなることがあるため，併せて食事中の様子の評価も行う。

❷腹部・肛門部の状態

　フィジカルアセスメントにより，腹部の張り，排ガスの有無，腸蠕動音の有無を確認する。高齢者では，痔瘻や脱肛の観察，また，慢性的な硬便の排泄による肛門周囲の出血などが，さらに便秘を助長するという悪循環を引き起こしている場合もあるため，併せて肛門部の観察を行う。

❸活動量や排便習慣，下剤の服用の有無

　活動量の低下によって腸蠕動が低下し，便秘が生じやすいため，1日の活動量などを把握する。

　また，高齢者では排便習慣も個人差が大きく，以前より便秘をかかえている人も多いため，もともとの排便の頻度や性状，便秘時の対処方法などを把握する。

　軟便，硬便などの便性の主観的評価は個人差が大きいため，家族や他職種とも共通認識

が得られるように**ブリストルスケール**（図1-10参照）を用いることが推奨される。ブリストルスケールは国際的に共通して使用されている7段階の便性状スケールで，3〜5を正常と評価する。

5 │ 生じやすい看護問題

便秘は，腹痛や腹部膨満感，悪心などの身体的な苦痛を伴う。加えて高齢者では，腹部膨満感や腹痛により食欲の低下，活動意欲の低下が生じるなど，便秘によって様々な生活への影響が起こる。

さらに排便に関することは羞恥心を伴うため，排便を援助されることに対する自尊心の低下や，残便感や便失禁への不安から外出を控えるなどの，心理的・社会的な問題にもつながる。硬便の排泄では，肛門周囲の出血や排便時の努責による心臓への負担などの問題も，便秘のある高齢者の看護では重要となる。

また，便秘は食事や運動，内服薬など，生活全般との関連が強い病態であり，特に要介護高齢者においては，看護師だけでなく，医師，介護士，栄養士，薬剤師などと連携し支援していく必要がある。

6 │ 目標と看護

❶食生活の改善

便秘の改善には食生活の見直しが必要である。規則正しい食事を3食適量摂ることに加えて，食事に食物繊維（食物残渣の多い食品）や発酵食品，乳製品などを取り入れることが推奨される。ただし高齢者では，その人なりの嗜好や食事習慣があるため，それに合わない場合は無理に勧めないほうがよい。

便秘に有効な食品について表4-27に示す。また必要な食事量の計算は，その個人の活動レベルから1kg当たりに必要なエネルギーを割り出し，体重にかけて算出する（表4-28）。

❷排便習慣の改善

規則正しい排便習慣を確立するために，①十分な睡眠をとる，②1日のなかでできる限り座位や立位をとる機会を多くする，③膝立て，ヒップアップ，腰ねじりなどの体操により腹筋の維持・強化を図るなど，睡眠と活動のリズムを整えることが必要である。

表4-27 便秘に有効な食品

食物	食品名
乳酸菌	ヨーグルト，乳酸菌飲料，納豆，チーズ
食物繊維，不溶性繊維	玄米，ごぼう，海藻類，寒天，こんにゃく
くだもの	バナナ，りんご，プルーン
そのほか	玉ねぎ，にんにく，オリーブ

表4-28 活動レベルに応じた必要摂取エネルギー

活動レベル	必要摂取エネルギーの目安
寝たきり，床上生活	20〜25kcal/kg
食事や入浴，排泄時には離床	25〜30kcal/kg
1日をとおしておおむね離床	30〜35kcal/kg

1 高齢者のアセスメント
2 高齢者のくらしを支える援助
3 高齢者特有の症状と看護
4 高齢者特有の疾患と看護
5 高齢者の家族への看護
6 事例による看護過程の展開

また，高齢者では排便時に腹圧がかかりづらいために便秘が生じている場合もあるため，足台などを用いて排便時に前かがみになる姿勢をとるなど，排便動作の見直しも有効である。

❸温罨法・腹部マッサージ

弛緩性便秘では，温罨法や腹部マッサージにより，大腸の蠕動運動の促進を図ることが有効である。腹部マッサージでは，皮膚が1〜2cm沈むくらいの力で大腸の走行に沿って，時計回りに腹部に「の」の字を書くようにマッサージする（図4-13）。

❹薬剤の調整

以上の❶〜❸のような方法で排便コントロールが改善されることが理想的であるが，必要に応じて薬剤の調整を検討する。薬剤の調整では，薬剤の飲みやすさ（錠剤，散剤，液剤など）や薬効，排便時間の目標から，服用する下剤の種類，服用量，服用時間の調整を行う。下剤の使用により下痢などが生じることがあるため，下剤開始後の数日間は観察を行い，必要に応じて再検討を行う。便秘に用いる一般的な薬剤について，表4-29にまとめた。

内服薬は，便の水分量を増やし便性を軟らかくする**機械的下剤**と，腸蠕動と分泌を亢進させる**刺激性下剤**に大別される。一般的には機械的下剤から開始し，効果が乏しいときは即効性のある刺激性下剤が併用される。便秘に対して使用される刺激性下剤の多くは作用時間が6〜12時間であるため，選択した薬剤の作用時間を考慮し，排便周期に合わせて排便予定の前日就寝前に服用されることが多い。また，嚥下機能の障害などにより錠剤や散剤の服用が困難な場合は，液剤を選択する。

直腸性便秘の場合，直腸から結腸に便が存在していても排便がみられないことがあるため，坐薬や浣腸を併用することがある。坐薬の場合，挿入後30〜60分で効果が得られることが多いため，タイミングをみてトイレでの排便を促すなどの援助が必要である。

そのほか，薬剤性便秘の場合には，原因となる薬剤（抗うつ剤などの抗コリン薬やオピオイドなど）の使用について，医師や薬剤師と相談をする。

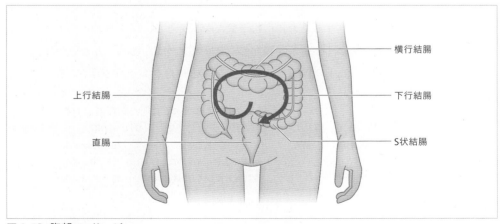

図4-13 腹部マッサージ

高齢者の
アセスメント

高齢者のくらし
を支える援助

高齢者特有の
症状と看護

4 高齢者特有の
疾患と看護

高齢者の
家族への看護

事例による
看護過程の展開

表4-29 下剤の種類

分類		作用機序	薬物名 (代表的な商品名)	作用時間 (目安)
機械的下剤	塩類下剤	浸透圧によって腸管内の水分を保ち, 便の容量を増大させることで腸の蠕動運動を促す	酸化マグネシウム (マグミット®)	8～10時間
			硫酸マグネシウム・水酸化マグネシウム (ミルマグ®)・クエン酸マグネシウム (マグコロール®)	3～10時間
	膨張性下剤	腸内で水分を吸収し, 便の容積を増大させることで反射的に蠕動運動を促す	カルメロースナトリウム (バルコーゼ®)	12～24時間
	浸潤性下剤	腸内容の表面張力を低下させ, 便を軟化させる	ジオクチルソジウムスルホサクシネート・カサンスラノール (ビーマス®, ベンコール®)	24～72時間
	糖類下剤	小腸で消化されず, 大腸細菌叢にて有機酸となり, 腸管運動を亢進させることで, 排便を促進する	ラクツロース (ラクツロース, モニラック®)	4～24時間
刺激性下剤	小腸刺激性下剤	小腸粘膜を直接刺激し, 蠕動運動の亢進と水分吸収抑制をする	ヒマシ油	2～4時間
	大腸刺激性下剤	大腸粘膜を直接刺激し, 蠕動運動の亢進と水分吸収抑制をする	センノシド (プルゼニド®, センノサイド®)	6～10時間
			センナ (アローゼン®, アジャストA)	6～10時間
			ピコスルファートナトリウム水和物 (ラキソベロン®)	7～12時間
漢方薬		腸の水分を調整する	大黄甘草湯・麻子仁丸	
坐薬		直腸粘膜への蠕動促進作用と直接刺激により排便を促す (大腸刺激性下剤)	ビサコジル (テレミンソフト®)	5～60分
		腸内に炭酸ガスを発生させることで, 蠕動の亢進, 腸刺激を生じさせる	炭酸水素ナトリウム・無水リン酸二水素ナトリウム (新レシカルボン®)	10～30分
浣腸剤		グリセリンの潤滑作用により, 直腸・結腸に停滞した便の排泄を促す. 浸透圧によって肛門や直腸の粘膜を刺激して排便を促進する	グリセリン50%液	15～60分

出典／中島紀恵子, 石垣和子監:高齢者の生活機能再獲得のためのケアプロトコール:連携と協働のために. 日本看護協会出版会. 2010. p.157.

B 胃・十二指腸疾患

1. 胃食道逆流症

1 疾患の概要

　胃食道逆流症とは, 主に酸性の胃内容物が食道や口腔内に逆流することで胸やけなどの症状を呈する疾患である。内視鏡検査において, びらんや潰瘍などの粘膜障害を認める逆流性食道炎と, それらを認めない非びらん性胃食道逆流症の2つに分類される。

　従来は高齢者が患者の大半を占めていたが, 近年では食生活の欧米化により, 20歳代, 30歳代の患者も増えている。人口の高齢化によって, 今後さらに患者数が増加することが予想される。

2 | 病態・症状

　食道と胃の境界部に存在する下部食道括約筋は，通常は胃内容物の食道への逆流を防止するように収縮しており，嚥下運動に伴って弛緩する弁の役割を担っている。本疾患では，下部食道括約筋が嚥下に関係なく一過性に弛緩することで食道内に胃内容物が逆流し，食道上皮に損傷が起こり，胸やけなどの症状が生じる。

　主な症状は，食道に胃内容物が逆流することによって生じる胸やけ，前胸部・心窩部痛などであるが，そのほかに咽頭痛，嗄声，耳痛，逆流誤飲による咳嗽など，症状は多岐にわたる。また，これらの症状は臥床時や夜間，明け方などにみられることが特徴的である。

3 | 検査・診断・治療

　症状の観察に加え，内視鏡検査で食道粘膜の発赤，びらん，潰瘍などを認めた場合，胃食道逆流症と診断する。

　治療では，**プロトンポンプ阻害薬**などによる薬物療法のほか，食事，減量，禁煙，節酒などの生活指導を行う。薬物療法や生活指導のみでは効果が不十分な場合は，内視鏡検下での手術など，外科的治療を考慮する。

4 | アセスメントの視点

　胃食道逆流症は生活習慣との関連が深いため，類似する症状を訴える患者に対しては，生活習慣のアセスメントが必要である。胃食道逆流症が生じやすい生活習慣とその理由について，表4-30 に示す。加えて高齢者では，加齢に伴う下部食道括約筋の弛緩，義歯が合わないなど咀嚼の問題により，食物と一緒に空気を飲み込んでしまい噯気が生じやすいこと，骨粗鬆症に伴う円背によって胃が圧迫され，胃酸が食道へと逆流することなどがあるため，生活習慣のほか，口腔機能や姿勢の評価も併せて行う。

　また，高齢者では胃食道逆流症による不顕性誤嚥によって誤嚥性肺炎が生じやすいため，胃食道逆流症を疑う高齢者では，併せて誤嚥性肺炎の予防も行う必要がある。

表4-30　胃食道逆流症を生じやすい生活習慣

生活習慣	理由
過食，早食い	過食や早食いにより胃が過度に膨らんだ状態になると，頻繁に噯気が生じ，同時に胃内容物が食道へ逆流しやすくなる。
高脂肪食，飲酒，喫煙	高脂肪食では，コレシストキニンというホルモンが分泌され，一過性に下部食道括約筋弛緩が生じる。飲酒や喫煙も胃酸逆流に悪影響を及ぼす。
食後すぐに横になる	食後3時間程度は最も胃酸逆流が生じやすい時間であるため，食べてすぐ横になると長時間胃酸が食道内にとどまることになり，食道上皮の損傷が起こりやすい。
そのほか	ベルトやコルセットなどによって過度に腹部を圧迫している場合，便秘などにより腹部膨満が生じている場合，肥満である場合にも，胃が圧迫されるため胃食道逆流が生じやすい。

胃食道逆流症の看護では，内服治療の継続に加えて，生活習慣の改善に向けた指導が重要である。食事面では，過食をしない，食後すぐに横にならない，睡眠3時間前には夕食を済ませておく，アルコールや炭酸飲料などは適量に控えるなどの指導を行う。また，肥満や便秘は胃内容物の逆流を誘発することを説明し，運動や食事内容の見直しを指導する。夜間臥床時に胸やけが生じている場合は，胃酸の逆流を予防するために，ベッドの頭側を少し挙上することが有効であることを説明する。

2. 慢性胃炎

1 | 疾患の概要

慢性胃炎とは，狭義には胃粘膜の慢性組織的炎症を指す。慢性胃炎の原因には，**ヘリコバクター・ピロリ感染症**や，非ステロイド性抗炎症薬の投与，自己免疫疾患，食物，胆汁の逆流など多様であるが，日本ではヘリコバクター・ピロリ感染によるものが最も多い。

ヘリコバクター・ピロリ感染症は，主に水を感染源として経口感染するといわれ，日本では衛生環境の整備が不十分であった時代に生まれた50歳以上の感染率が高く，若い世代では低くなっている。ヘリコバクター・ピロリ感染症は胃がん発症のリスクとなることから，現在，ヘリコバクター・ピロリ感染症によって生じた慢性胃炎に対しても，除菌治療が勧められている。

2 | 病態・症状

通常，慢性胃炎のみでは自覚症状がなく，健康診断や内視鏡検査などにて指摘され発見されることが多い。長期経過により胃粘膜が萎縮し，**萎縮性胃炎**となった場合では，食欲不振，心窩部痛，悪心，腹部膨満感などが起こる。

3 | 検査・診断・治療

慢性胃炎の検査・診断は，バリウム造影を用いたX線検査や上部消化管内視鏡検査にて行われ，併せて主な原因であるヘリコバクター・ピロリ感染の評価を行う。

慢性胃炎の治療では，基本的には原因を除去することが治療となるため，ヘリコバクター・ピロリ感染によるものは除菌が，非ステロイド性抗炎症薬によるものは休薬することが治療となる。ヘリコバクター・ピロリ感染症の治療では，プロトンポンプ阻害薬にアモキシシリン水和物とクラリスロマイシンの2種類の抗菌薬を加えた，3剤併用療法が用いられている。

4 | 看護の概要

看護については，次項の「胃・十二指腸潰瘍」と同様であるため割愛する。

■ 3. 胃・十二指腸潰瘍

1 | 疾患の概要

　胃・十二指腸潰瘍は，胃酸やペプシンによる自己消化作用により，胃および十二指腸の粘膜に障害を受け，粘膜欠損した状態を指す。胃・十二指腸潰瘍の原因には，主にヘリコバクター・ピロリ感染による慢性胃炎と，非ステロイド性抗炎症薬があり，日本においては，これら2つで原因の95%程度を占める。

　また，発症は胃潰瘍では50歳代，十二指腸潰瘍では40歳代に多く，ストレスや生活習慣との関連も指摘されている。

2 | 病態・症状

　胃・十二指腸潰瘍は原因別に，①感染性（ヘリコバクター・ピロリ感染など），②薬剤性（非ステロイド性抗炎症薬など），③2次性（慢性閉塞性肺疾患，肝硬変などに伴う），④そのほか（過酸症，特発性など）に分類される。胃・十二指腸粘膜を保護する粘液，重炭酸バリアなどの防御因子と，ヘリコバクター・ピロリ感染や非ステロイド性抗炎症薬などの攻撃因子のバランスが崩れることで，胃・十二指腸潰瘍が発症しやすくなる。

　胃・十二指腸潰瘍の主な症状は，食欲不振や悪心・嘔吐，心窩部痛，上腹部不快感，胸やけ，曖気など多様であるが，10%程度は無症状である。

3 | 検査・診断・治療

　胃・十二指腸潰瘍の検査・診断では，身体診察にて貧血の有無や心窩部の圧痛などがないか確認し，症状や身体所見から胃・十二指腸潰瘍が疑われる場合は，上部消化管内視鏡検査およびX線造影検査が行われる。上部消化管内視鏡検査およびX線造影検査で潰瘍の存在を証明し，悪性腫瘍が否定されれば確定診断となる。

　治療では，潰瘍の治癒，症状緩和のほか，潰瘍の再発予防が重要である。胃・十二指腸潰瘍（消化性潰瘍）の非除菌療法の概要を図4-14に示す。内視鏡検査などにより，消化性潰瘍と判断した後，ヘリコバクターピロリ陽性者には除菌療法を中心とした治療が行われ，陰性者には非除菌療法が行われる。非除菌療法では，**プロトンポンプ阻害薬**や**H$_2$受容体拮抗薬**による薬物療法のほか，生活習慣の改善・食生活の工夫などの非薬物療法も重要であり，潰瘍が治癒した後も**維持療法**として継続していく必要がある。

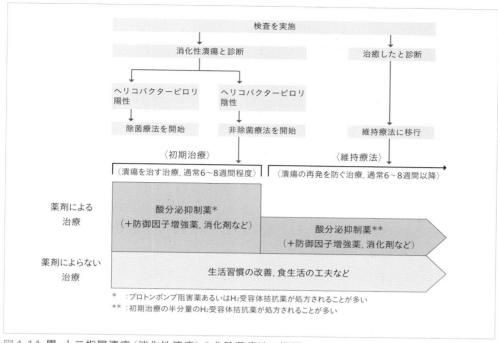

高齢者のアセスメント 1

高齢者のくらしを支える援助 2

高齢者特有の症状と看護 3

高齢者特有の疾患と看護 4

高齢者の家族への看護 5

事例による看護過程の展開 6

〈初期治療〉

〈維持療法〉

〈潰瘍を治す治療，通常6〜8週間程度〉　〈潰瘍の再発を防ぐ治療，通常6〜8週間以降〉

薬剤による
治療

酸分泌抑制薬*
（＋防御因子増強薬，消化剤など）

酸分泌抑制薬**
（＋防御因子増強薬，消化剤など）

薬剤によらない
治療

生活習慣の改善，食生活の工夫など

* ：プロトンポンプ阻害薬あるいはH_2受容体拮抗薬が処方されることが多い
** ：初期治療の半分量のH_2受容体拮抗薬が処方されることが多い

図4-14　胃・十二指腸潰瘍（消化性潰瘍）の非除菌療法の概要

4 ┃ 看護の概要

　胃・十二指腸潰瘍における看護では，潰瘍治癒に向けた服薬指導や症状への対応とともに，再発予防に向けた生活習慣の改善指導などが重要である。

5 ┃ アセスメントの視点

　胃・十二指腸潰瘍の発症には，ストレスや生活習慣が関連するといわれている。

　ストレスは，自律神経を介して胃粘膜の血流低下や胃酸分泌の亢進を生じさせることが知られている。ここでいうストレスは身体的・精神的ストレス両方を含み，病歴聴取にて既往歴の確認とともに，生活における不安や精神的ストレス，対処方法についても聴取し，評価を行う。

　生活習慣では，喫煙，食事，飲酒などの状況を確認する。喫煙は胃粘膜内の胃酸分泌の亢進，胃粘膜血流の低下，胃粘膜内のプロスタグランジン低下などを生じさせ，またヘリコバクター・ピロリ菌の除菌治療率を下げることが知られているため，喫煙者の場合は，禁煙指導が必要である。食事については，酸分泌抑制薬の服用を行っていれば原則として厳しい食事制限を行う必要はないものの，カフェインや香辛料の多い食品は胃酸分泌を促進するため，多量に摂取することは避けるよう指導を行う。また，アルコールは急性胃潰瘍の原因の一つであるため，過度のアルコール摂取が原因となっている場合には節酒の指導も重要である。

6 目標と看護

　胃・十二指腸潰瘍の症状は，悪心・嘔吐，心窩部痛，上腹部不快感，噯気，食欲不振など多様である。特に高齢者では，悪心・嘔吐や上腹部不快感などから食欲不振が生じ，食事や水分摂取ができなかったり，嘔吐によって大量に水分を喪失したりすることで重篤な脱水に陥る可能性がある。そのため，胃・十二指腸潰瘍の症状が強く表れている時期には，これらの症状と病気の関連を説明し，治療の中心である服薬指導を行うとともに，必要に応じて水分出納バランスを評価し，水分摂取の指導や輸液などの実施を行う。また，症状が落ち着いている場合には，再発予防に向けた生活指導を行う。

　特に高齢であったり長期経過であったりすると，患者独自の生活習慣の工夫を行っていることがあるため，患者自身が胃・十二指腸潰瘍に伴う不快感を軽減するために行ってきた生活の工夫（例：食欲がわかないため，塩分を多くする）を知り，それがかえって患者の健康を阻害していないか評価したうえで，良いところを生かした新しい生活習慣を考えていく必要がある。

C 腸疾患

1. 大腸憩室症

1 疾患の概要

　大腸憩室症とは，腸管内圧の上昇などの要因により，大腸憩室（大腸壁の一部が腸壁外に嚢状に飛び出したもの）が多発している状態を指す。憩室の原因には食物繊維の摂取不足や便秘などがあるといわれ，加えて加齢により腸管壁が脆弱となるため，高齢者では発症頻度が20％程度といわれている。

　大腸憩室症は多くが無症状であるが，合併症には**憩室出血**や**憩室炎**があり10〜20％程度に発症し，時として重症な状態に移行することがある。これらの合併症は，一度治療ができても再発の可能性があり，再発予防も重要である。

2 病態・症状

　大腸憩室が生じる原因には，便秘などによる腸管内圧の上昇と腸管壁の脆弱化がある。食生活の欧米化に伴い，食物繊維の摂取量が減少したため，便秘や腸管の攣縮が生じやすく，腸管内圧の上昇を起こしやすくなると考えられる。大腸憩室には便がたまりやすく，そこから憩室炎を生じることがある。また炎症が周囲の血管に波及することで，憩室から出血を伴う憩室出血が生じることがある。

　大腸憩室症の症状は，多くの場合は無症状であるが，時として便秘や腹部膨満感などの

症状を伴う。

　合併症である憩室炎は，腹痛や発熱，嘔吐などの症状を生じ，進行することで憩室が穿孔し腹膜炎を生じることがある。また，憩室炎を繰り返すことで腸管が癒着や狭窄を起こし，腸閉塞を生じることがある。憩室出血では，腹痛を伴うことなく突然に鮮血色の大量出血（下血）が生じる。高齢者で非ステロイド性抗炎症薬や抗血栓薬を服用している場合は，特に出血が生じやすいため注意が必要である。

3 ｜ 検査・診断・治療

　大腸憩室症の診断は，大腸内視鏡検査や注腸造影検査により憩室の存在が確認されることで行われる。内視鏡検査では憩室はくぼみとしてみられ，注腸造影検査では残留したバリウムが投影され憩室が描写される。

　大腸憩室症は，無症状の場合は治療対象とならないが，憩室炎や憩室出血などの合併症を伴う場合には治療が行われる。憩室炎の治療は抗菌薬の投与が主体となる。加えて大量出血を繰り返す場合や腸閉塞を起こす場合，憩室が穿孔し腹膜炎になった場合には，外科的治療の適応となる。また憩室出血では，おおよそ70％が自然止血するが，内視鏡下で止血部位を同定できた場合は，再出血を避けるためにもクリップで止血する。

4 ｜ 看護の概要

　大腸憩室症の看護については，便秘に対する看護と同様であるため割愛する（本節 - A「便秘」参照）。

▎2. 虚血性大腸炎

1 ｜ 疾患の概要

　虚血性大腸炎は，腸管に分布する動脈の末梢が閉塞し，必要な酸素や栄養分が供給されなくなるために，大腸粘膜が虚血となり，炎症や潰瘍を生じる疾患である。動脈硬化や慢性便秘などに関連し，高血圧や糖尿病，膠原病，血管炎などの基礎疾患をもつ人や高齢者に多いといわれる。

2 ｜ 病態・症状

　虚血が生じる原因は，もともと高血圧や糖尿病などにより動脈硬化が生じているところに，便秘による腸管内圧の上昇などが加わるためといわれている。大腸に血液を供給している上腸間膜動脈と下腸間膜動脈の支配領域の境界部分である**下行結腸**は，構造的に虚血が生じやすく，虚血性大腸炎の好発部位となっている。

　虚血性大腸炎は，重症度から，痕跡なく治癒する**一過性型**，治癒後も狭窄を残す**狭窄型**，壊死が生じる**壊死型**に分類される。虚血性大腸炎の多くが，短期間で痕跡なく治癒する一

1 高齢者のアセスメント

2 高齢者のくらしを支える援助

3 高齢者特有の症状と看護

4 高齢者特有の疾患と看護

5 高齢者の家族への看護

6 事例による看護過程の展開

過性型である。虚血性大腸炎の症状は，突発する強い腹痛，下痢，下血などである。また壊死型では，重症化し敗血症やショック状態を合併し死に至ることがある。

3 | 検査・診断・治療

突発する腹痛や下血などの特異的な症状から診断を推定し，大腸内視鏡検査により下行結腸やS状結腸に発赤，出血，浮腫，縦走潰瘍などがみられた場合に診断される。

虚血性大腸炎の治療では，安静にし，絶食，輸液などによって治癒することが多く，腹痛などの症状が伴う場合は，対症療法として鎮痙薬や鎮痛薬を用いる。壊死型では，壊死した大腸の外科的切除が必要となる。

4 | 看護の概要

再発予防に向けた看護支援では，高血圧や糖尿病などの動脈硬化を起こす疾患に対する食事・運動指導のほか，便秘に対するかかわりが重要である。看護については便秘に対する看護と同様であるため割愛する（本節 - A「便秘」参照）。

VI 内分泌・代謝系疾患と看護

1 | 内分泌と外分泌

身体における分泌機能には内分泌と外分泌がある。内分泌器官は，ホルモン（活性物質）を分泌し，血流によって全身あるいは特定の臓器組織に作用して生理機能を調整する。その結果，身体活動の均衡が一定に保たれるホメオスタシス（恒常性の維持）の役割を担っている。分泌されるホルモンは極めて微量で，標的器官の受容体に特異的に結合することにより長時間作用を発揮する。一方，汗，唾液，消化液など体表や外界に通じる導管を経由するのが外分泌である。

ヒトの主要な内分泌器官は，松果体，下垂体，甲状腺・副甲状腺，副腎，膵臓，精巣，卵巣である（図 4-15）。

2 | 加齢に伴う変化

加齢に伴う変化は，これらの器官のホルモン分泌，および感受性の両面において生じる。生涯発達に沿った身体的変化で最もよく知られる現象として，女性では，閉経後の卵巣機能の低下により劇的にエストロゲンが減少する。男性では，テストステロン値の低下がみられる。そのほかに成長ホルモン系の成長ホルモン（growth hormone：GH），インスリン様成長因子（insulin-like growth factor：IGF）の低下が知られている。

一方で，副腎皮質刺激ホルモン，副腎皮質ホルモン，甲状腺刺激ホルモン，甲状腺ホル

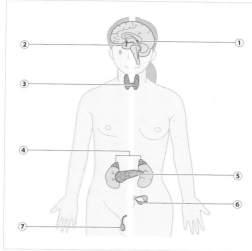

①松果体	メラトニン
②下垂体	成長ホルモン，抗利尿ホルモン，プロラクチン，オキシトシンなど
③甲状腺・副甲状腺	サイロキシン，トリヨードサイロニン，パラソルモン
④副腎	アドレナリン，ノルアドレナリン，糖質・鉱質コルチコイド
⑤膵臓	インスリン，グルカゴン
⑥卵巣（女性）	エストロゲン，プロゲステロン
⑦精巣（男性）	テストステロン

図4-15　主な内分泌器官とホルモン

高齢者の
アセスメント

高齢者のくらし
を支える援助

高齢者特有の
症状と看護

4
高齢者特有の
疾患と看護

高齢者の
家族への看護

事例による
看護過程の展開

モンなど，生命維持に関連するホルモンの加齢変化は比較的少ないとされている。

　ここでは，加齢に伴うホルモンの変化から，高齢者に高頻度にみられる症状と疾患として，甲状腺疾患，糖尿病，脂質異常症，水・電解質異常について述べる。

Ⓐ 甲状腺疾患

1. 甲状腺の構造と機能

▶ 甲状腺の構造　甲状腺はのどの中央で，甲状腺軟骨のすぐ下で気管を取り巻くようにある。重さ15 ～ 20g，縦5cm，横4cm程度の左右対称の形をし，副甲状腺が4個程度付随している。甲状腺ホルモンには，サイロキシン（thyroxine：T_4）とトリヨードサイロニン（triiodothyronine：T_3）がある。血液中に分泌されたT_4のほとんどは，甲状腺ホルモン結合たんぱくと結合して存在しているが，遊離の状態にあるフリーT_4（free thyroxine：FT_4）が肝臓や腎臓で細胞内に取り込まれ，T_3に変換される。生成されたT_3は活性型の甲状腺ホルモンであり，活性力はT_4の約5倍である。加齢により，このT_4からT_3への変換過程が低下するため，T_3濃度は若年者に比して1～2割低い。

▶ 甲状腺ホルモンの機能　T_3，T_4は体温産生にかかわる。酸素消費を増加させ，体内での熱の発生を促進する。さらに，心拍数や心臓の収縮を増加させ，血圧を上げる心血管系への作用がある。また，たんぱく合成の促進作用，ブドウ糖の酸化（熱産生）の促進作用，脂肪の合成と分解の促進作用などがある。

2. 甲状腺機能低下症

1 疾患の概要

甲状腺ホルモンの分泌低下，または甲状腺ホルモンに対する感受性の低下により，作用不足が生じた状態である。甲状腺に対する自己免疫が原因で，組織が細胞障害を起こす**橋本病**（慢性甲状腺炎）がほとんどを占める。男女比は 1：5 ～ 8 で女性に多い。甲状腺機能低下症の有病率は加齢とともに上昇し，一般では 0.1 ～ 2％であるが，閉経後から増加し始め，60 歳以上で 5％に増加する。

症状は緩徐に進行し，加齢に伴う変化や不定愁訴と酷似しているため，適切な加療により回復が可能にもかかわらず見逃されたり，うつや認知症と誤認されたりしやすい。

2 病態・症状

▶ **原因**　甲状腺の機能低下や損傷により，適量の甲状腺ホルモンが分泌できない。また，自己免疫性の甲状腺炎による分泌不足，甲状腺機能亢進症の治療の結果として起こる。

▶ **病態・症状**　甲状腺機能低下症は甲状腺ホルモンの不足により，身体の全体的な代謝が低下する。特定の症状がなく，進行がゆっくりであるため症状がはっきりせず，加齢現象と間違われ見逃されやすい。通常は，検診などで発見される。

❶動作緩慢：関節可動性の減退，筋力低下により活動的でなくなる。嗜眠がみられる。

❷皮膚，毛髪の乾燥：皮膚の角質層が角化し，細かい粉がふいたようになり，肥厚した状態が観察される。毛髪も乾燥により，ばさばさした状態になる。眉毛の外側 1/3 に脱毛がみられる。

❸体温調節の困難：新陳代謝が低下し，全身の熱の産生が減るため，寒さに弱くなる。夏でも暑さをあまり感じず，汗をかきにくくなる。

❹食欲低下と体重増加，便秘傾向：食欲がなくなり，食べる量が少なくなる。しかし，新陳代謝が低下してエネルギーの消費が減っているため，体重は減らずにむしろ増加しがちである。また胃腸の働きの低下により，腹部が張り，便秘になりやすい。

❺心機能低下：心臓の収縮力が低下し，脈拍が少なく，弱くなる。心嚢水がたまる場合がある。

❻無気力，記憶障害：ものごとに対する意欲・気力が低下し，忘れっぽくなる。話をする時に口がもつれる。話し方がゆっくりとなる。

3 検査・診断・治療

▶ **検査・診断**　甲状腺ホルモン値（T_3, T_4, FT_3, FT_4），甲状腺刺激ホルモン（thyroid-stimulating hormone：TSH）値を測定する（表 4-31）。たとえ T_3, T_4 が基準範囲内であっても，FT_3, FT_4 が基準値以下の場合に診断される。TSH は甲状腺ホルモンを正常範囲に保つ働きを

表4-31 甲状腺ホルモンの種類と基準値

甲状腺ホルモンの種類		基準値
T₃	トリヨードサイロニン	0.80～1.60ng/mL
T₄	サイロキシン	6.10～12.4ng/mL
FT₃	遊離トリヨードサイロニン	2.30～4.30ng/mL
FT₄	遊離サイロキシン	0.90～1.70ng/mL
TSH	甲状腺刺激ホルモン	0.500～5.00μIU/mL

しているため，高値を示す場合は甲状腺機能低下症を意味することになる。橋本病では，抗サイログロブリン抗体などを測定する。また，総コレステロール，中性脂肪，CK（クレアチンキナーゼ），LDH（乳酸脱水素酵素）が高値となり，貧血も認められる。

▶ 治療　甲状腺ホルモン補充療法を行う。

4　看護の概要

　高齢者では，甲状腺機能低下による症状が非定型的であり，元気がない，動きが遅いといった加齢に伴う変化として見過ごされることが非常に多い[31]。受診時や相談を受けた際は，付き添いや家族から，本人の数か月から数年前の活動性や様子を尋ね，変化を確認する。

5　アセスメントの視点

❶他疾患との鑑別

　甲状腺ホルモンは，精神面の活発さにも影響するなど多彩な症状が現れやすい。そのため，うつや認知症といった高齢者に多いほかの疾患と間違われやすい。甲状腺の触診の施行および血液検査での確認が必要である。

❷活動性の変化

　活動性の低下は身体的な変化としてとらえやすい。原因がはっきりしない生活行動の減退，無気力，無表情になるといった変化がみられる場合は受診を勧める。循環器症状として，心肥大，徐脈，心嚢液貯留が起こりやすいため，心機能を踏まえて活動量を判断する。

6　生じやすい看護問題

❶代謝機能低下による身体的変化

　全身倦怠感，易疲労感により生活行動が不活発となるため，適宜休息を入れながら離床を促す。また，低体温，食欲減少，便秘といった消化器症状など様々な症状に対して援助を行う。

❷皮膚および精神症状

　皮膚の乾燥に対する保護，脱毛症に対する説明を行う。会話時は動作および言語の緩慢さ，記銘力の低下，言葉が出にくいなどの症状へ配慮する。

高齢者のアセスメント

高齢者のくらしを支える援助

高齢者特有の症状と看護

4 高齢者特有の疾患と看護

高齢者の家族への看護

事例による看護過程の展開

- 全身の代謝機能の低下に対し，保温，皮膚の観察と保護を行う。浮腫_{ふしゅ}の部位や程度，起床時の関節のこわばり，眼瞼_{がんけん}のたるみ，皮膚の乾燥の有無を観察する。
- 循環状態の観察：心拍数・心拍リズムの測定，血圧測定，心音・肺音聴取を行う。
- 精神症状の観察：活動性の低下に対して，日中は起床や離床を促す。治療開始による記憶障害や会話の緩慢さの変化を観察する。
- 甲状腺ホルモン薬を適切に服用することによって，日常生活への支障はなくなるため，定期的な受診を促す。

3. 甲状腺機能亢進症

1 | 疾患の概要

　甲状腺ホルモンが多量に分泌されるため全身の代謝が亢進する。大部分は甲状腺刺激ホルモン（TSH）受容体を自己抗原とする**バセドウ病**である。高齢者の発症率は若年層よりも高いと考えられ，男女で性差がみられない[32]。典型的な眼球突出，頻脈，甲状腺腫がみられるのは 10％程度であり，高齢者では体重減少による他疾患との鑑別の過程や，不整脈の精密検査などで偶然判明することが多い。

2 | 病態・症状

❶不整脈，頻脈，動悸

　甲状腺ホルモンの過剰分泌により，末梢での酸素消費量が増える。そのため心拍数が上昇し，常に運動している状態になり，不整脈（主に頻脈）や動悸が起こる。安静時でも脈拍が 100 以上ある場合や，少し動いただけで動悸を訴える場合には，本症を疑い，早めに医療機関の受診を促す。甲状腺機能亢進症の約 2％に，頻脈から血栓の原因となる心房細動が合併する場合がある。心房細動が悪化すると，心機能が低下して心不全の状態になり，足の浮腫，心臓や肺に水が貯留するなどの症状がみられる。

❷甲状腺の腫大

　甲状腺が腫大し，頸部_{けいぶ}〜鎖骨の上の腫脹が肉眼的にはっきりわかるケースや，手で触った際に硬くしこりになっていることから気がつくケースがある。

❸食欲増進，体重減少

　甲状腺ホルモンの分泌が過剰になると，代謝が亢進するために食欲が増す。また，代謝が亢進するため，やせて体重減少が起こる。ただし，食欲が体重減少の速度よりも勝っている場合には，太るケースもある。

❹眼球の突出

　バセドウ病の患者の 10％程度に，眼球突出症状がみられる。これは，眼球の後ろ側に

1 高齢者の
アセスメント
2 高齢者のくらし
を支える援助
3 高齢者特有の
症状と看護
4 高齢者特有の
疾患と看護
5 高齢者の
家族への看護
6 事例による
看護過程の展開

ある脂肪や眼球運動にかかわる筋肉に炎症や浮腫が起き，眼球が前方に押し出されることによって起こる。また，まぶたが腫脹し上に引っ張られるために眼が大きく見える。

❺多飲，多尿，高血糖

甲状腺機能亢進により，基礎代謝が亢進し，発汗など不感蒸泄が多くなり，自然にのどが渇くようになる。また，甲状腺ホルモンの過剰分泌で高血糖の状態になると，腎臓が血液中の糖分を尿として水分と一緒に排泄しようとする。そのため多飲多尿となり，カルシウム排泄の増加につながりやすい。代謝が高まることにより，普通に過ごしていても体温が上昇して暑く感じ，多量の発汗がみられる。

糖代謝の亢進により血糖値が高くなり，尿中にも糖が排出される。そのため高血糖や尿糖の所見がある場合は，糖尿病だけではなく，甲状腺機能亢進が関係していることがある。

❻感情の不安定，易興奮性

高齢者では交感神経の興奮状態をきたし，その影響を受けやすい。不眠やうつ症状が伴う場合もあり，精神疾患と間違われやすい。

❼麻痺，手の震え

交感神経が刺激されるために，自律神経のバランスが崩れ，不安やイライラなどの精神症状が起きる場合がある。神経が緊張した状態になるために，手が小刻みに震えるようになる。

❽甲状腺クリーゼ

治療の遅れや不十分なコントロール，また，手術や感染が引き金となった重篤な状態である。甲状腺クリーゼの症状は，急激な意識障害，38℃を超える高熱，発汗，頻脈（130回以上／分），嘔吐，呼吸筋麻痺などで生命にかかわる状態となる。

3 検査・診断・治療

▶ **検査・診断**　血液検査（甲状腺ホルモン値［T_3, T_4, FT_3, FT_4］，甲状腺刺激ホルモン［TSH］値）を測定する（表4-31参照）。また，超音波検査，甲状腺シンチグラフィ，心電図検査，必要時に組織検査を行う。たとえT_3，T_4値が基準範囲内であっても，FT_3，FT_4が基準値以上の場合に診断できる。TSHは甲状腺ホルモンを正常範囲に保つ働きをしているため，低値を示す場合は甲状腺機能亢進症を意味する。

▶ **治療**　甲状腺ホルモン抑制療法によって甲状腺ホルモンが過剰につくられないようにする。治療には，①内服薬治療（抗甲状腺薬，場合によりヨウ素薬），②放射性ヨウ素治療（アイソトープ治療），③手術の3つの方法があり，病状，年齢，社会的状況などを考慮して選択する。

4 看護の概要

代謝の亢進，自律神経刺激により全身の臓器が影響される。精神症状では，感情の不安定，易興奮性や不眠，認知機能障害を呈する。認知症と間違われやすいが，治療により症

状は回復する。

　甲状腺ホルモンの濃度が正常に維持できれば，普通の人とまったく変わらない生活を送ることが可能である。

5 アセスメントの視点

❶食欲低下を伴わない体重減少

　食事量が変わらなくても，半年で3kg以上体重が減少する場合には本症を疑い，他疾患との鑑別が必要である。

❷心身の疲労感

　代謝が亢進している状態では，常に動悸や倦怠感〔けんたいかん〕が生じている。

6 生じやすい看護問題

❶全身の過活動状態の持続

　原因不明の体重減少，頻脈，手指の振戦〔しんせん〕，発汗多量が目立ち，本人にとっても不快な症状である。

❷長期にわたる症状への不安

　患者の訴えを聞き，治療により症状の回復が可能であることを理解してもらう。

7 目標と看護

- 代謝の亢進に対しては，適切な休養と栄養を取り，体重を維持する。体力の消耗が激しいため，たんぱく質やビタミンを補給しエネルギーの消耗を補う。
- 甲状腺の機能亢進状態が続いている間は，ある程度活動を制限し，心負荷量の観察として，心電図検査や心臓超音波（心エコー）検査を行う。
- まぶたが閉じにくい場合は角膜保護を行う。
- 手術治療後でも甲状腺が残されている場合は再発の可能性があり，後になってしだいに甲状腺機能が低下する心配がある。
- 放射性ヨウ素治療（アイソトープ治療）でいったんホルモンが落ち着いた場合，再発はまれであるが，後に機能低下を起こす場合がある。
- 半年から1年ごとに定期的な受診が必要である。血液中の甲状腺ホルモンの量を正常にコントロールし，治療を継続することにより，健康で生き生きとした生活を送ることが可能である場合が多い。

高齢者の
アセスメント

高齢者のくらし
を支える援助

高齢者特有の
症状と看護

4
高齢者特有の
疾患と看護

高齢者の
家族への看護

事例による
看護過程の展開

B 糖尿病

1 疾患の概要

　糖尿病は，食べ物がエネルギーに変換されず，血液中のブドウ糖濃度（血糖値）が高い状態が継続することにより，様々な合併症を招く疾患である。厚生労働省の調査によると，2019（令和元）年に糖尿病が強く疑われる人は約 2412 万人で，今後さらに高齢者の糖尿病は増加すると考えられている[33]。

　糖尿病の高齢者には，青壮年期に発症した罹病期間の長い患者，および高齢になってから発症した患者がいる。病型では発症機序によって 1 型糖尿病，2 型糖尿病がある。高齢者の糖尿病の大部分は 2 型糖尿病であるが，緩徐進行 1 型糖尿病や劇症 1 型糖尿病は 40 歳以降に発症することが多い。したがって高血糖や低血糖を繰り返す不安定な糖尿病患者では，治療方法選択のために病型の確認が重要となる。

　糖尿病に関連するホルモンは，膵臓から分泌されるインスリンである。インスリンは全身の細胞にブドウ糖を取り込ませ，肝臓や筋肉にグリコーゲンの貯蔵を促進させて血糖値を下げる唯一のホルモンである。

2 病態・症状

▶ 病態　1 型糖尿病は，主に自己免疫に起因するインスリンを合成・分泌するランゲルハンス島 β 細胞の破壊的病変により，インスリン分泌障害となり高血糖を引き起こす。2 型糖尿病はインスリンの分泌低下や，インスリンが分泌されていても作用インスリン抵抗性をきたす素因を含む複数の遺伝因子に，過食，運動不足，肥満，ストレスなどの環境因子と加齢が加わることによって発症する（図 4-16）。

　高齢者における糖尿病患者数は年々増加しており，70 歳以上の約 4 割に耐糖能異常が認められる。糖尿病においては脳血管性認知症，アルツハイマー病のいずれのリスクも上昇し，アルツハイマー病発症リスクが 1.39 倍，脳血管性認知症は 2.38 倍，認知症全体では 1.47 倍と報告されている[34]。

▶ 症状

• 高齢者では，体温調節機能の低下や加齢による口渇中枢の機能低下のため，のどの渇き，発汗，多尿，頻脈といった典型的な高血糖の症状が現れにくい。また，腎臓におけるグルコースの閾値上昇などにより，高血糖でありながら尿糖が出現しにくい。

• 耐糖能機能低下により，特に食後血糖値が上昇しやすい。

• 2 型糖尿病では，加齢に伴うインスリン分泌量の低下，身体活動量や筋肉量の低下，体脂肪増加などにより，インスリンに対して細胞が反応しにくいというインスリン抵抗性が増大しやすい。

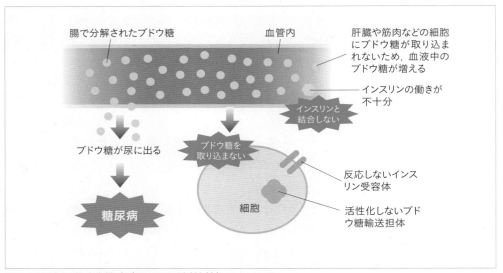

図4-16 糖尿病発症機序（インスリン抵抗性）

腸で分解されたブドウ糖

血管内

肝臓や筋肉などの細胞にブドウ糖が取り込まれないため，血液中のブドウ糖が増える

インスリンの働きが不十分

インスリンと結合しない

ブドウ糖が尿に出る

ブドウ糖を取り込まない

反応しないインスリン受容体

細胞

活性化しないブドウ糖輸送担体

糖尿病

- 高齢者では，罹病期間が長いことによる脳血管や心臓血管の閉塞，下肢動脈の閉塞などの動脈硬化疾患の合併，さらに運動量の低下といった加齢による心身機能の変化が避けられない。
- 高齢者で血糖コントロールが十分でない場合は，高血糖や低血糖の状態を繰り返しやすく，自己管理能力や認知機能の低下を招く。これにより要介護状態に陥り，さらに糖尿病治療が困難になるといった悪循環が生じる。
- 高齢者では，失明につながる糖尿病網膜症，人工透析につながる糖尿病腎症，しびれや痛みなどを伴う糖尿病神経障害といった糖尿病性細小血管症の合併頻度が高い。
- 糖尿病では心筋梗塞や脳梗塞，閉塞性動脈硬化症といった動脈硬化性血管障害が多発しやすく，これらを糖尿病性大血管症と包括している。
- 糖尿病神経障害が進行すると無症候性脳梗塞，無痛性心筋梗塞が高率で起こり，治療が遅れる危険がある。
- 生理機能の低下によって腎障害，肝障害を合併することが多く，遷延性低血糖をきたしやすいのに加え，あくび，脱力感，手足の震えといった低血糖症状が現れにくい。さらに，糖尿病の進行により自律神経機能が低下している場合は無自覚低血糖を起こす可能性が高くなり，生命の危険が生じてくる。

3 │ 検査・診断・治療

▶ 検査・診断　血糖値を正常に保つ作用（耐糖能）は加齢に伴い低下するが，高齢者での糖尿病診断には成人と同様の手順と基準が用いられている（図4-17）。高齢者の空腹時血糖は，126mg/dL 未満であっても，糖負荷後 2 時間血糖値が 200mg/dL 以上となる頻度が高いことから，高齢者では空腹時血糖値ではなく，HbA1c*，経口ブドウ糖負荷試験，随時血糖

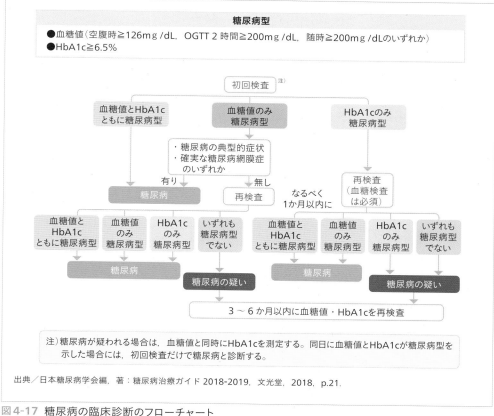

1 高齢者のアセスメント

2 高齢者のくらしを支える援助

3 高齢者特有の症状と看護

4 高齢者特有の疾患と看護

5 高齢者の家族への看護

事例による看護過程の展開

糖尿病型

●血糖値（空腹時≧126mg/dL，OGTT 2 時間≧200mg/dL，随時≧200mg/dLのいずれか）
●HbA1c≧6.5%

初回検査 注）

血糖値とHbA1c ともに糖尿病型 ／ 血糖値のみ糖尿病型 ／ HbA1cのみ糖尿病型

・糖尿病の典型的症状
・確実な糖尿病網膜症
のいずれか

有り　糖尿病

無し　再検査

なるべく1か月以内に

再検査（血糖検査は必須）

血糖値とHbA1c ともに糖尿病型　糖尿病
血糖値のみ糖尿病型　糖尿病
HbA1cのみ糖尿病型
いずれも糖尿病型でない　糖尿病の疑い

血糖値とHbA1c ともに糖尿病型　糖尿病
血糖値のみ糖尿病型　糖尿病
HbA1cのみ糖尿病型
いずれも糖尿病型でない　糖尿病の疑い

3～6か月以内に血糖値・HbA1cを再検査

注）糖尿病が疑われる場合は，血糖値と同時にHbA1cを測定する。同日に血糖値とHbA1cが糖尿病型を示した場合には，初回検査だけで糖尿病と診断する。

出典／日本糖尿病学会編，著：糖尿病治療ガイド 2018-2019. 文光堂，2018, p.21.

図4-17 糖尿病の臨床診断のフローチャート

値の測定を実施することが望ましい。

▶ **治療** 高齢者の糖尿病の主な治療の目的は，細小血管症や大血管症などの合併症を予防し，日常生活の質（QOL）を維持することである。糖尿病治療では，食事療法，運動療法，薬物療法が基本である。高齢者の糖尿病においては，厳格な血糖コントロールよりも，起こり得る低血糖を考慮するべきと考えられ，血糖コントロールの共通した目標として図4-18 が示されている。

❶食事療法

糖尿病において食事療法は治療の基本である。食事療法の原則は患者の代謝状態をできるだけ正常に近づけ，インスリン分泌異常およびインスリン抵抗性を是正し，合併症の発症と進展を防ぐことである。そのため食事療法の目標を，①適正なエネルギー量を摂取する，②糖質，たんぱく質，脂質を適切な配分で摂る，③食事の時間を規則的にする，ということに置く。高齢者では病歴，病態，合併症などの個人差が大きい。特に栄養問題には，

＊ **HbA1c**：糖尿病治療の重要な指標とされており，過去 1～2 か月の血糖レベルを示している。日本では，これまで海外標準値と約 0.4% 異なった標準値を用いていたが，日本糖尿病学会は 2014 年に世界共通の National Glycohemoglobin Standardization Program（NGSP）にそろえ，換算することなく運用が可能となった。

		カテゴリーI		カテゴリーII	カテゴリーIII
患者の特徴・健康状態[注1]		①認知機能正常 かつ ②ADL自立		①軽度認知障害～軽度認知症 または ②手段的ADL低下, 基本的ADL自立	①中等度以上の認知症 または ②基本的ADL低下 または ③多くの併存疾患や機能障害
重症低血糖が危惧される薬剤(インスリン製剤, SU薬, グリニド薬など)の使用	なし[注2]	7.0%未満		7.0%未満	8.0%未満
	あり[注3]	65歳以上 75歳未満 7.5%未満 (下限6.5%)	75歳以上 8.0%未満 (下限7.0%)	8.0%未満 (下限7.0%)	8.5%未満 (下限7.5%)

治療目標は, 年齢, 罹病期間, 低血糖の危険性, サポート体制などに加え, 高齢者では認知機能や基本的ADL, 手段的ADL, 併存疾患なども考慮して個別に設定する。ただし, 加齢に伴って重症低血糖の危険性が高くなることに十分注意する。

注1) 認知機能や基本的ADL (着衣, 移動, 入浴, トイレの使用など), 手段的ADL (IADL:買い物, 食事の準備, 服薬管理, 金銭管理など) の評価に関しては, 日本老年医学会のホームページ (http://www.jpn-geriat-soc.or.jp/) を参照する。エンドオブライフの状態では, 著しい高血糖を防止し, それに伴う脱水や急性合併症を予防する治療を優先する。

注2) 高齢者糖尿病においても, 合併症予防のための目標は7.0%未満である。ただし, 適切な食事療法や運動療法だけで達成可能な場合, または薬物療法の副作用なく達成可能な場合の目標を6.0%未満, 治療の強化が難しい場合の目標を8.0%未満とする。下限を設けない。カテゴリーIIIに該当する状態で, 多剤併用による有害作用が懸念される場合や, 重篤な併存疾患を有し, 社会的サポートが乏しい場合などには, 8.5%未満を目標とすることも許容される。

注3) 糖尿病罹病期間も考慮し, 合併症発症・進展阻止が優先される場合には, 重症低血糖を予防する対策を講じつつ, 個々の高齢者ごとに個別の目標や下限を設定してもよい。65歳未満からこれらの薬剤を用いて治療中であり, かつ血糖コントロール状態が図の目標や下限を下回る場合には, 基本的に現状を維持するが, 重症低血糖に十分注意する。グリニド薬は, 種類・使用量・血糖値等を勘案し, 重症低血糖が危惧されない薬剤に分類される場合もある。

【重要な注意事項】 糖尿病治療薬の使用にあたっては, 日本老年医学会編「高齢者の安全な薬物療法ガイドライン」を参照すること。薬剤使用時には多剤併用を避け, 副作用の出現に十分に注意する。
出典／日本老年医学会, 日本糖尿病学会編著：高齢者糖尿病診療ガイドライン2017, 南江堂, 2017, p.46.

図4-18 高齢者糖尿病の血糖コントロール目標（HbA1c値）

高齢者特有の摂食嚥下機能の問題があることを念頭に置き, 食事指導を行う。

（1）エネルギー必要量を決める（表4-32）

• 1日に必要な推定エネルギー必要量：標準体重（kg）×身体活動量（kcal）

• 標準体重（kg）：身長（m）^{2} × 22（標準BMI値）

• 身体活動量：身体を動かす程度によってエネルギー必要量を設定する*。

　軽労働者（25～30kcal）, 中労働者（30～35kcal）, 超肥満者（20kcal）

（2）必要な栄養素をバランスよく摂る

• 標準的な割合は, 糖質：たんぱく質：脂質 = 60：20：20（%）とする。

• 食品交換表を用いて栄養バランスを保ち, 食事内容が多彩になるようにする。食品交換

＊ 実際の指導では, 肥満度や病状を考慮してエネルギー必要量を決定する。

表4-32 高齢者の身体活動レベル別の推定エネルギー必要量（kcal/日）

性別	男性			女性		
身体活動レベル	Ⅰ	Ⅱ	Ⅲ	Ⅰ	Ⅱ	Ⅲ
65～74（歳）	2,050	2,400	2,750	1,550	1,850	2,100
75以上（歳）	1,800	2,100	-	1,400	1,650	-

資料／厚生労働省：「日本人の食事摂取基準（2020年版）」策定検討会報告書．2019．p.84.

表4-33 食品交換表における食品分類表

表	食品の分類	食品の種類
表1	炭水化物を多く含む食品（Ⅰ群）	穀物（ご飯，パン，めん，とうもろこしなど） いも（さといも，じゃがいも，さつまいもなど） 炭水化物の多い野菜と種実（れんこん，西洋かぼちゃなど） 豆（大豆を除く）（グリンピース，あずき，そら豆）
表2		くだもの（すいか，ぶどう，バナナ，りんごなど）
表3	たんぱく質を多く含む食品（Ⅱ群）	魚介（魚，貝，いか，たこ，えびなど） 大豆とその製品（豆腐，豆乳，えだ豆，納豆など） 卵，チーズ（とり卵，うずら卵，プロセスチーズなど） 肉（牛肉，豚肉，鶏肉，肉の加工品など）
表4		牛乳と乳製品（チーズを除く） （スキムミルク，ヨーグルトなど）
表5	脂質を多く含む食品（Ⅲ群）	油脂（ドレッシング，マヨネーズなど） 脂質の多い種実（ごま，アーモンドなど） 多脂性食品（アボカド，ばら肉，とり皮など）
表6	ビタミン・ミネラルを多く含む食品（Ⅳ群）	野菜（炭水化物の多い一部の野菜を除く） 海藻（ひじき，ところてん，わかめなど） きのこ（えのきだけ，しめじ，きくらげなど） こんにゃく（こんにゃく，しらたき）
	調味料	みそ，みりん，砂糖など

出典／日本糖尿病学会編著：糖尿病食事療法のための食品交換表，第7版，日本糖尿病協会・文光堂，2013．p.13，38-87. 抜粋して作成．

表4-34 1日の指示単位（指示エネルギー量）の配分例

例：1日1600kcal＝20単位（炭水化物60％の場合）

⇩

表1	表2	表3	表4	表5	表6	調味料
10	1	4.5	1.5	1	1.2	0.8

表1，表3，表6の食品は，朝昼夕にほぼ均等に分配する．表2と表4は3食に分配するか，間食にする．
出典／日本糖尿病学会編著：糖尿病食事療法のための食品交換表，第7版，日本糖尿病協会・文光堂，2013．p.29. を基に作成．

　表は，食品のエネルギーを1単位80kcalと定め，4群6表に分類している（表4-33）。1日のエネルギー必要量を単位数に置き換えて表1～6および調味料に分類し，さらに朝・昼・夜で割り振る。同一の表で同じ単位であれば相互に交換できる（表4-34）。

❷運動療法

　非薬物療法である運動療法は，食事療法とともに生活習慣の改善の柱となっている。糖尿病治療における運動療法は，加齢に伴う身体不活動性でインスリン抵抗性が増悪する高齢者の身体的特徴を踏まえ，代謝の安定と合併症の予防を目的とする。

　高齢になると生活習慣の変更に困難を伴いやすく，また，加齢による変化は個人差が大

1 高齢者のアセスメント
2 高齢者のくらしを支える援助
3 高齢者特有の症状と看護
4 高齢者特有の疾患と看護
5 高齢者の家族への看護
6 事例による看護過程の展開

きいことから，性，年齢，体力，疾病の有無などの医学的所見や，個人の運動経験などを考慮して個別に指導することが必要である。

（1）運動療法の目的

- エネルギー消費量の増加による高血糖，肥満の改善
- インスリン抵抗性の改善
- 高血圧，脂質異常症の改善
- 心肺機能の改善
- 精神的な健康維持

（2）運動療法適応の条件

- 高齢者の運動療法では医師の診断と許可が求められる。食習慣，運動習慣など日常生活の状況，過去のスポーツ歴などの聴取のほか，血圧測定，心電図検査，胸部X線検査，血液生化学検査を実施し，糖尿病の血糖コントロールが良好であること，また運動による増悪がないことを確認する。
- 1回の運動時間は10〜30分，週3〜5日以上が望ましい。運動の種類としては，散歩，ジョギング，ラジオ体操，水泳など全身の筋肉を動かす有酸素運動が勧められる。筋力の低下した高齢者では，自分の体重を負荷とした足上げ，膝伸ばし，椅子やチューブを用いた低強度のレジスタンス体操などがある。
- 加齢に伴う運動機能の変化では，組織の柔軟性や弾力性の低下，筋力・筋量の低下が起こり（sarcopenia，サルコペニア），日常生活活動に影響してくる。骨はカルシウムが減少することにより骨粗鬆症が起こりやすいため，転倒などによって骨折が生じやすい。運動時には十分な準備運動が必要であり，低強度でもゆっくりした動作が望まれる。
- 高齢者では，運動実施による疲労からの回復が遅延するため，運動実施後には十分な休養をとるようにする。
- 高齢者では，動かないことによる身体不活動によってインスリン感受性が低下し，耐糖能が低下する。しかし，日常生活動作に含まれる単純な運動であっても，実施することによりインスリン抵抗性が改善することが報告されている[35]。

❸薬物療法

　高齢者は生理的機能および加齢に起因した様々な代謝の変化，他疾患の併存などが加わるため，薬物療法では個々の特殊性に十分に配慮した対応が要求される。2型糖尿病への薬物療法は，食事療法と運動療法によるライフスタイルの改善（通常8〜12週間）によっても血糖管理が不良の場合に適応とされている。日本糖尿病学会のガイドラインでは，高齢者の血糖コントロールの目標値は空腹時血糖値140mg/dL未満，HbA1c 7%未満で，さらに生命予後を考慮した管理目標値も具体的に設定されている（表4-35）。

（1）内服療法

　十分な食事療法，運動療法を行っても良好な血糖コントロールが得られない場合，経口血糖降下薬の適応となる。薬物の選択は作用の特性や有害作用を考慮して，個々の患者の

表4-35　高齢者糖尿病患者の生命予後および合併症の重症度別血糖管理目標

重篤な併存合併症[*1] または 高齢（生命予後）	細小血管症の重症度別の推奨HbA1c値		
	なし／軽度	中等度	高度
なし（生命予後 ＞15年）	＜7%	＜8%	＜9%
あり（生命予後 5〜15年）	＜8%	＜8%	＜9%
高度（生命予後 ＜5年）	＜9%	＜9%	＜9%

＊1：心血管疾患，COPD，慢性肝疾患，脳卒中，悪性腫瘍など
出典／Pogach, L.M., et al.：Development of evidence-based clinical practice guidelines for diabetes：The Department of Veterans Affairs/Department of Defense guidelines．Diabetes Care．27（2）：B82-89．2004.

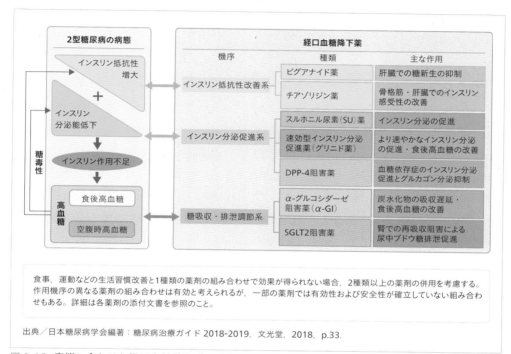

出典／日本糖尿病学会編著：糖尿病治療ガイド 2018-2019．文光堂．2018．p.33.

図4-19　病態に合わせた経口血糖降下薬の選択

病態に応じて少量から開始し，血糖コントロール状況を確認しながら必要に応じて増減する。2型糖尿病の発症と状態から作用機序の異なる治療薬があり，患者の状況によって選択して用いられている（図4-19）。

（2）インスリン療法

　インスリン導入の絶対的適応は，1型糖尿病のインスリン依存状態，また，糖尿病ケトアシドーシスや高浸透圧高血糖症など高度のインスリン作用不足に基づく急性代謝障害である。2型糖尿病では，食事療法や運動療法，経口血糖降下薬で血糖コントロールが不十分な場合に導入される。

　インスリン導入は膵β細胞保護作用の観点から考えると，膵β細胞の機能不全の進行により，追加分泌のみならず基礎分泌までが障害されコントロールが不安定となりやすいため，できるだけ早期が望ましいとされている。

1　高齢者のアセスメント
2　高齢者のくらしを支える援助
3　高齢者特有の症状と看護
4　高齢者特有の疾患と看護
5　高齢者の家族への看護
6　事例による看護過程の展開

表4-36 インスリン製剤の種類と機序

分類	作用と特徴	作用と特徴
超速効型	皮下注射後10〜20分で作用する。30分〜1.5時間で効果がピークに達し、3〜5時間持続する。通常、食事の直前に注射する。	ノボラピッド®注フレックスタッチ® ノボラピッド®注イノレット® ヒューマログ®注ミリオペン®
速効型	最も基本的なインスリンで、皮下注射後30分〜1時間で作用が発現する。1〜3時間で効果がピークとなり、血糖降下作用は5〜8時間持続する。	ノボリン®R注フレックスペン® ヒューマログ®R注ミリオペン®
中間型	持続化剤を添加した製剤で、皮下注射後1〜3時間で作用が発現する。4〜12時間で効果はピークとなり、18〜24時間持続する。	ノボリン®N注フレックスペン® ヒューマログ®N注ミリオペン®
混合型 （二相性）	速効型と中間型インスリン、または超速効型と中間型インスリンを混合した（二相性）製剤である。様々な配合割合があり、作用発現時間やピークとなる時間が異なる。	ヒューマログ®ミックス（25、50）注ミリオペン® ノボリン®30R注フレックスペン® イノレット®30R注
持効型	皮下注射後1〜2時間で作用が発現し、明らかなピークはなく、約24〜48時間以上その血糖降下作用が持続する。	レベミル®注フレックスペン® トレシーバ®注フレックスタッチ®

❶経口血糖降下薬と基礎インスリンの補充：BOT療法

　BOT（basal supported oral therapy）療法は、経口血糖降下薬を服用している2型糖尿病患者に対して、基礎インスリンを補充する手法である。体重増加や低血糖発作を増やすことなく血糖コントロール改善が期待できる。1日1回の注射で済むなど患者の抵抗感が少なく、外来でも導入が可能である。夜間低血糖の発現を減少させることから、高齢者では持効型インスリンが推奨されている（表4-36）。

❷基礎インスリンとGLP-1受容体作用薬の併用

　BOTは高齢者によく選択される方法であるが、食後血糖の上昇、体重増加が問題になることがしばしばみられる。また、基礎インスリンで効果が不十分な場合、DPP-4阻害薬よりもGLP-1受容体作動薬を併用する有用性が示されている[36]。

❸頻回インスリン療法（基礎ー追加インスリン療法：basal bolus療法）

　強化インスリン療法ともいわれ、毎食前の速効型インスリンと眠前に中間型または持効型インスリンを組み合わせて1日4回の注射となる。急性代謝障害による高血糖状態などの場合、入院のうえで導入され、最も血糖コントロールが得やすい。

4 ｜ 看護の概要

　高齢者においても、食事療法、運動療法、および薬物療法は有用である。一方、高齢者はこれまでの生活習慣を変えることが困難であり、高血圧や脂質異常症などの複数の疾患を抱えることが多く合併症が進行しがちである。また、加齢による身体機能や代謝機能の低下がさらに生活に影響を与え、療養条件が安定しにくい。血糖コントロールにおいては、これまでの生活背景を理解し、嗜好やライフスタイルに沿った援助を話し合う。薬物療法においては薬剤の作用機序、適応、有害作用などを認識し、患者それぞれの高血糖、低血糖の症状および前駆症状を認識することが重要である。

❶高齢者糖尿病の病態

　高齢者は複数の疾患をもち，服用している薬剤も多い。身体機能は個別性が高く，症状の現れ方や表現も多様である。本人の訴えや検査データなどを合わせて病状をとらえ，適切な援助を行っていく必要がある。

❷自立や主体性を促す目標

　食事療法・運動療法は，合併症の発症と進展に大きく影響するため，生涯にわたって行っていく必要がある。高齢者は必要性を理解し知識を有していても，自己管理の継続に結びつかない場合が少なくない。患者とともに実現可能な目標を設定し，できたところをねぎらい，次の目標に進めるよう段階的な支援を行う。

❸周囲のサポート体制

　患者一人での療養継続には困難がある。家族や介護者に患者の状態を伝え，低血糖など変化がみられた際の対応などを理解してもらい，療養への協力を得る。

6 ｜ 生じやすい看護問題

❶低血糖の出現

　低血糖は，血糖値が70mg/dL 未満に下がる状態を指す。また，高血糖から急激に正常血糖値に低下した場合も低血糖症状が現れることがある。高齢者では生理的な腎機能の低下によって薬の排泄が遅延され，低血糖を起こしやすい。

　さらに，高齢者は低血糖症状を感じにくいために対応が遅れ，気がつかないうちに意識障害や昏睡（こんすい）に陥るなど，重症化する場合がある。患者とその周囲の者は，低血糖の症状および前駆症状を理解することが重要である。

❷高血糖持続による合併症の進展

　糖尿病による動脈硬化の進展は，高血圧，虚血性心疾患，脳血管疾患につながりやすい。血流障害や神経障害による足病変（あし）では感染が起こりやすいため，潰瘍（かいよう）・壊疽（えそ）への注意が必要である。

❸療養生活を続けることへの精神的不安

　糖尿病は「治る」という病気ではないため，時に患者が治療を続けていくことに拒否感や抵抗感を表すことがある。よく訴えを聞き，ふだんの生活のなかで血糖コントロールを行っていけるように援助する。

❹運動療法の禁忌

　糖尿病のコントロールが不良な場合（空腹時血糖値 250mg/dL 以上，または尿ケトン体が中等度陽性），心肺機能に障害がある，糖尿病網膜症（もうまくしょう）による眼底出血がある，糖尿病性自律神経障害がある，腎不全がみられる患者では運動療法は控える。

高齢者の
アセスメント

高齢者のくらし
を支える援助

高齢者特有の
症状と看護

4
高齢者特有の
疾患と看護

高齢者の
家族への看護

事例による
看護過程の展開

❶運動療法における目標

- 散歩，ラジオ体操，ジョギングなど，十分に酸素が供給される有酸素運動が適している。必要に応じてストレッチ体操，下腿挙上運動などを組み合わせる。
- 高齢者の運動の方法や量，好みについて情報を収集する。
- 運動療法の重要性，メリット・デメリット，障害となることを確認する。
- 高齢者本人と一緒に計画を立てる。計画は実現可能な範囲内とし，少しずつ目標を上げていく。

❷食事療法における看護

- 栄養のバランスが良い食事を，決まった時間に適量摂取し，アルコールや外食といった習慣をできるだけ適切に調整する。
- 患者だけではなく，家族も含めて指導する。塩分の強い味つけや，多量の油を使う調理方法，欠食やまとめ食いを避けるように指導する。
- それまで続けてきたエネルギー摂取量や栄養バランスが崩れないよう配慮し，極端な食事療法とならないようにする。

❸薬物療法（内服療法）における看護

- 服薬アドヒアランスを確認する。薬剤の服用方法，適応，有害作用の理解，遵守が可能かを判断する。実施できない場合は，可能な範囲に調整を図る。
- 脱水への対策，水分補給の説明を十分理解できる患者に対し，慎重に投与を開始する。
- シックデイ*への対応をする。高齢者は食事摂取が不安定になりやすく，容易に脱水状態になり，腎機能の低下を生じやすい。そのため，食事や飲水ができないなど体調不良の場合は中止したほうがよい内服薬があることに留意する。

❹薬物療法（インスリン療法）における看護のポイント

- 食事時間や食事量を規則正しくするように指導する。特にインスリンが効果を現す30分以内（超速効型インスリンは10 ～ 20分以内）の食事を習慣づける。
- インスリン療法には，自己血糖測定が必要となる。高齢者本人および家族が実施できるように，手技や個別の注意点などを確認する。
- 低血糖への対処として，家族も含めて血糖測定，前駆症状，低血糖症状の有無を確認する。ふだんからブドウ糖や砂糖を携帯するように習慣づけ，徴候がみられた際に口にしてもらう。
- シックデイなどで食事ができない場合は，主治医に連絡をとり，インスリンの中断やインスリン量の調節などの対処方法を確認することを説明する。また，自己判断でインス

＊ シックデイ：糖尿病患者が，かぜなどの感染症で発熱した場合，また下痢や嘔吐が続く場合に，血糖コントロールが著しく困難な状態に陥る状況を指す。平常より血糖が高い状態となりやすいため，脱水予防のための水分摂取，保温，食事を工夫することなどを申し合わせ，連絡をとり合うことを取り決めておく。

リンを中断してはならないことを説明する。

C 脂質異常症

1 | 疾患の概要

　脂質異常症は，血液中の脂質であるコレステロールや中性脂肪が異常値となる状態を指す。血清脂質の主要な成分はコレステロール，コレステロールエステル，中性脂肪，リン脂質および遊離脂肪酸である。食物から摂取され，小腸で吸収された脂質（外因性脂質）や，肝臓で糖質などをもとに新たに合成された脂質（内因性脂質）は，筋肉などでエネルギー源として使用され，過剰な分は中性脂肪として脂肪組織内に蓄積される。

　2006（平成18）〜2016（平成28）年までの血清総コレステロールの平均値は，男性196.3mg/dL，女性207.6mg/dLで男女ともに有意な変化はみられていない[37]。

2 | 病態・症状

　脂質異常症の病態では，加齢に伴う筋肉量や運動の減少などがリポたんぱく代謝とかかわっており，高LDLコレステロール（低比重リポたんぱく）血症が冠状動脈疾患のリスクであることが明らかにされている[38]。一方，血液中にHDLコレステロール（高比重リポたんぱく）が少ないことにより，血管の内腔の狭窄・閉塞が生じて**動脈硬化**が進行するため，メカニズムを理解し動脈硬化性疾患を予防していくことが望まれる。

　症状として特に自覚されるものは現れない。しかし，放置すると動脈硬化が進展し，血液の流れが不良となり脳血管障害，狭心症や心筋梗塞につながる危険がある。

❶動脈硬化との関連

　動脈硬化には，血管内膜が肥厚することにより内腔が狭窄する粥状動脈硬化と，血管壁が弾力を失い血管が硬化することの両者の意味が含まれている。動脈硬化は，コレステロールや中性脂肪などが蓄積することにより，血管の詰まりや硬化によって弾力性や柔軟性を失った状態を指す。動脈硬化が進展すると血液の流れが不良となる（図4-20）。

❷動脈硬化の指標

　LDLコレステロールが高い場合やHDLコレステロールが低い場合は，動脈硬化が進行する。また，LDLコレステロールが正常でも，LDL/HDL比*が高い場合，心筋梗塞などの動脈硬化性疾患に罹る危険が高まる。

❸高LDLコレステロール血症

　LDLコレステロールは，コレステロールを体内に供給する役割を担うが，増加しすぎ

＊ LDL/HDL比：LDLコレステロール値÷HDLコレステロール値
基準値は2.0以下（高血圧や糖尿病，狭心症などの既往がある場合は1.5以下）で，値が高いほど動脈硬化が進行していると考えられる。

1 高齢者のアセスメント
2 高齢者のくらしを支える援助
3 高齢者特有の症状と看護
4 高齢者特有の疾患と看護
5 高齢者の家族への看護
6 事例による看護過程の展開

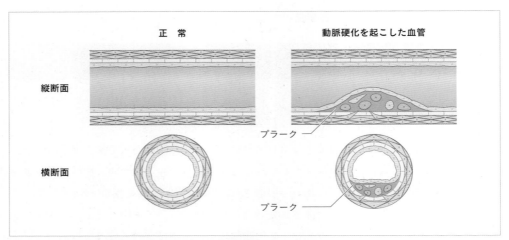

図4-20 血管内の脂質による変化（縦断面，横断面）

ると血管にたまり血管壁に付着して，動脈硬化が進展する。

　また，LDLコレステロールが血液中に増え過ぎると，血管壁の中に入り込み，さらに白血球の一種であるマクロファージが集まってくる。その結果，血管壁の中にプラークを形成する。

❹低HDLコレステロール血症

　コレステロールは，血液中ではたんぱく質に覆われたリポたんぱくの状態で存在する。HDLコレステロールは，このHDLリポたんぱく中に含まれているコレステロールを指す。HDLコレステロールは余分なコレステロールを肝臓へ運ぶ役割をもち，動脈硬化を防ぐ働きをすると考えられ，基本的には多いほうが好ましいとされている。

❺高中性脂肪血症（高トリグリセリド血症）

　中性脂肪（トリグリセリド）は，糖質（炭水化物），動物性脂肪を主な原料として小腸や肝臓でつくられる。食事で摂取した脂質は，小腸から吸収されて血液中に入り，体内の生命維持活動に利用され，余ったエネルギーが中性脂肪として，肝臓などに蓄えられる。中性脂肪の役割として，生命維持活動のほかに，内臓を守り，体温を一定に保つ働きがある。エネルギー消費が少ないなどにより，血液中に中性脂肪が増加すると，動脈硬化が促進される。

3 ｜ 検査・診断・治療

▶ 検査・診断　四肢の血圧を測定するABI検査（足関節・上腕血圧比），PWV検査（脈波伝播速度），頸部動脈超音波検査が行われる。空腹時採血による脂質異常症の診断基準を表4-37に示す。

▶ 治療　食事療法と運動療法が中心となるが，肥満，糖尿病，高血圧などを合併している場合は薬物療法を考慮する。

高齢者の
アセスメント

高齢者のくらし
を支える援助

高齢者特有の
症状と看護

4
高齢者特有の
疾患と看護

高齢者の
家族への看護

事例による
看護過程の展開

表4-37 脂質異常症の診断基準（空腹時採血*）

LDLコレステロール	140mg/dL 以上	高 LDL コレステロール血症
	120 ～ 139mg/dL	境界域高 LDL コレステロール血症**
HDLコレステロール	40mg/dL 未満	低 HDL コレステロール血症
トリグリセライド	150mg/dL 以上	高トリグリセライド血症
Non-HDLコレステロール	170mg/dL 以上	高 non-HDL コレステロール血症
	150 ～ 169/mg/dL	境界域高 non-HDL コレステロール血症**

* 10 時間以上の絶食を「空腹時」とする。ただし，水やお茶などカロリーのない水分の摂取は可とする。
**スクリーニングで境界域高 LDL-C 血症，境界域高 non-HDL-C 血症を示した場合は，高リスク病態がないか検討し，治療の
　必要性を考慮する。
• LDL-C は Friedewald 式（TC-HDL-C-TG/5）または直接法で求める。
• TG が 400mg/dL 以上や食後採血の場合は non-HDL-C（TC-HDL-C）か LDL-C 直接法を使用する。
　ただし，スクリーニング時に高 TG 血症を伴わない場合は LDL-C との差が＋ 30mg/dL より小さくなる可能性を念頭において
リスクを評価する。
出典／日本動脈硬化学会編：動脈硬化性疾患予防ガイドライン，2017 版，日本動脈硬化学会，2017.

4 | 看護の概要

　脂質異常症は自覚症状に乏しいことから治療の継続が難しい。また，食生活や生活習慣に根差していることから，脂質の摂り方や必要量をわかりやすく説明していくことが必要になる。

5 | アセスメントの視点

❶2次的に起きる脂質異常症

　高齢者の脂質異常症では，多くは多臓器の疾患をもつことから，2 次性の脂質異常症，薬物による医原性脂質異常症の可能性を念頭に置く必要がある。特に高血圧を合併している場合には，利尿薬，β 遮断薬の服用により悪化するので注意が必要である。

❷食事療法の維持

　高中性脂肪血症が持続する場合は，禁酒，単糖類・炭水化物の制限を行い，炭水化物由来エネルギーを全体の 50％以下とする。食物繊維にはコレステロールの低下作用はないが，便の排泄を早め，糖質の吸収を抑制し，血中中性脂肪値を低下させる。

6 | 生じやすい看護問題

❶食生活への影響

　脂肪分の多い食事，甘いおやつ，動物性脂肪を好むなどの食習慣を見直し，食物繊維の豊富な野菜を摂り，魚油，大豆製品といった和食を勧める。高齢者では，低栄養による低 HDL コレステロール血症が成人より多い。

❷認知症やうつのある高齢者への支援

　食事を摂ることや運動習慣に対して，家族や介護者による支援が必要になる。

❶生活習慣の改善

適度な運動，適度な飲酒は HDL コレステロールを増加させる傾向がある。逆に喫煙や肥満は HDL コレステロールを減少させる傾向がみられるため，本人が理解したうえでの生活習慣の改善が必要である。

❷肥満の改善

年齢や嚥下機能に適した食事形態や内容を話し合い，適正な体重に近づける。

Ⓓ 水・電解質異常

高齢者の体重の約 50％は体液（水）である（成人男性では約 60％）。体内の水分は細胞膜をはさみ，細胞外液と細胞内液として存在し，酸素や栄養素の供給，老廃物の運搬という生命活動を支えている。毎日の食事や水分量は変化しても，身体の細胞外液はわずか 1 ～ 2％の誤差範囲に維持されている[39]。血漿浸透圧を構成する主な浸透圧成分はナトリウムであり，ナトリウム量が体液量を決定する。したがって，加齢による尿細管でのナトリウム再吸収能の低下，濃縮機能の低下といった腎機能の変化は，水・電解質代謝に多彩な変化をもたらし，ホメオスタシス（恒常性）に影響する。体液の恒常性にかかわる主な電解質の基準値と異常を表4-38 に示す。

1. 低ナトリウム血症

1 疾患の概要

血清ナトリウム濃度が 135mEq/L 未満に低下する状態で，水分の過剰が原因となっている。体内総水分量の増加，および体内の総ナトリウム量の欠乏の両方が考えられ，必ずしもナトリウムの欠乏だけを意味しない。65 歳以上の入院患者では悪性腫瘍による全身状態の不良，輸液や利尿薬に起因するものが多く，最も多くみられる電解質の異常である。

表4-38 電解質の基準値と異常

電解質	基準値	基準範囲外（異常）	
ナトリウム（Na⁺）	135 ～ 145mEq/L	145mEq/L 以上	高ナトリウム血症
		135mEq/L 未満	低ナトリウム血症
カリウム（K⁺）	3.5 ～ 5.0mEq/L	5.0mEq/L 以上	高カリウム血症
		3.5mEq/L 未満	低カリウム血症
カルシウム（Ca⁺）	8.6 ～ 10.2mg/dL	10.2mg/dL 以上	高カルシウム血症
		8.6mg/dL 未満	低カルシウム血症

＊血清カルシウム濃度は，血清アルブミン 4.0g/dL 以下の際は補正を行う。

2 病態・症状

▶ 病態　サイアザイド系利尿薬はナトリウム排泄量を増加させるため，ナトリウムと共に水分が失われて循環血流量減少性低ナトリウム血症を起こし得る。また，遷延性の下痢，腎不全，腎疾患が誘因となり，低ナトリウム血症が生じる。体液を喪失すると，抗利尿ホルモン（ADH）放出によって腎臓尿細管における水分再吸収が起こり，ナトリウムに比べ水分量が多い状態となって低ナトリウム血症が悪化する。抗利尿ホルモン分泌異常症候群では，尿細管におけるナトリウム再吸収が低下し，ナトリウムの欠乏から低ナトリウム血症をきたす。

▶ 症状　頭痛，悪心，腱反射低下，筋力低下があげられる。高齢者ではしばしば無症状で経過し，血中ナトリウムが比較的急速に125mEq/L 以下に低下する場合，倦怠感や食欲低下がみられる。120mEq/L 以下では，傾眠や昏睡などの意識障害，四肢筋の痙攣がみられる。さらに進むと全身の筋肉が痙攣を起こす。

3 検査・診断・治療

血漿浸透圧と尿浸透圧を知る必要がある。血清ナトリウム値，血糖値，BUN（尿素窒素），および尿比重を測定する。

治療としては水分摂取制限，水分排出促進，生理食塩水によるナトリウムの補充療法および原因疾患の治療を行う。

4 看護の概要

低ナトリウム血症の原因となる疾患と，使用されている薬剤を把握し，浮腫の観察，飲水量・食事量，または下痢や嘔吐などの消化器症状を観察する。

5 アセスメントの視点

70歳以上の入院症例では悪性腫瘍による全身状態の不良，輸液や利尿薬に起因するものが多い。特に急性低ナトリウム血症では，感情鈍麻や倦怠感といった神経学的な臨床症状を呈する。

6 生じやすい看護問題

慢性的な低ナトリウム血症は無症状で経過する場合が多いが，急激に進行すると意識障害や痙攣などによる中枢神経障害が起こり得る。

7 目標と看護

• ナトリウム補充療法が行われる場合，生理食塩水など適切に輸液管理を行う。
• 尿量の減少，または脱水状態と共に疲労感や頭痛の訴え，精神症状を観察する。

1 高齢者のアセスメント

2 高齢者のくらしを支える援助

3 高齢者特有の症状と看護

4 高齢者特有の疾患と看護

5 高齢者の家族への看護

6 事例による看護過程の展開

- 浮腫性の疾患に伴う場合，皮膚の程度や全身状態を観察し，治療を安心して受けられるよう支援する。

2. 低カリウム血症

1 | 疾患の概要

　血液中のカリウム濃度が 3.5mEq/L を下回った状態である。体内のカリウム量は，40〜50mEq/kg 体重（成人男女）である。カリウムの 98％は細胞内液に存在し，細胞外液には少量しか存在しない。細胞内液のカリウムは，①細胞容積の恒常性維持，②細胞膜電位の形成，にかかわっている。細胞外液のカリウム濃度の増減が細胞の膜電位を大きく変化させ，神経細胞や筋細胞の興奮性に大きな影響を与えている。高齢者では低ナトリウム血症に次いで多くみられる。

　一般的な 1 日の食事には 80〜120mEq のカリウムが含まれているが，通常，その 90％は尿中に，約 10％は汗と便中に排泄されるため，体内のカリウム量は変化しない。

2 | 病態・症状

▶ 病態
- 糖尿病，高血圧，悪性腫瘍などがある高齢者で食事摂取量が低下している場合になりやすい。
- 利尿薬，漢方薬などの服用によりカリウムが腎から失われる。
- 原発性アルドステロン症，クッシング症候群などの分泌亢進によるものとして，アルドステロンが上昇すると，腎遠位尿細管のカリウム排泄が増す。
- 消化管性では，食物中のカリウム不足，下痢，嘔吐によるカリウム喪失がある。
- 代謝性アルカローシス，利尿薬の服用，アルドステロン過剰，尿細管アシドーシスによる影響がある。

▶ 症状　軽度の低カリウム血症は無症状であるが，進行すると脱力感，四肢麻痺が生じてくる。低カリウム性周期性四肢麻痺は男性によくみられる症状で，朝起きたときに発作的に手足が動かなくなり，数分〜数時間で自然に治る。過剰分泌された甲状腺ホルモンが交感神経を刺激し，低カリウム血症が誘発されることで起こるとされている。

3 | 検査・診断・治療

▶ 検査・診断　病歴や服薬状況を聴取し，標準 12 誘導心電図を取る。低カリウム血症では ST 低下所見がみられる。原因がはっきりしない場合，尿中電解質，BUN，Cr（クレアチニン），血清電解質を調べる。

▶ 治療　原因によって，薬剤（利尿薬）や食品が原因の場合は，それらを中止する。重度の場合はカリウムの経静脈投与を行う。

4 ｜ 看護の概要

　カリウム製剤の投与に関しては心臓の伝達系への影響が大きいため，指示された速度を厳守する。

5 ｜ アセスメントの視点

　不足したカリウムや体液を補充するとともに，薬物の作用が消失するまで水分摂取を制限することにより低カリウム血症は改善する。

6 ｜ 生じやすい看護問題

　カリウム値が 2.6mEq/L 未満では不整脈が起こりやすく，特に心室性頻拍では緊急処置が必要となる。

7 ｜ 目標と看護

- カリウムの摂取不足が原因の場合は，できるだけ経口で補うように指導する。
- カリウム製剤を輸液で投与する場合は，投与速度を厳守する（20mEq/ 時間未満）。

■ 3. 高カリウム血症

1 ｜ 疾患の概要

　血液中のカリウム濃度が 5.0mEq/L を上回った状態を指す。すべての興奮性細胞は脱分極し，特に心臓において不整脈を誘発させるため危険である。カリウム値の上昇とともに，心電図胸部誘導において高い尖鋭化した T 波（テント状 T 波）が確認される。さらにカリウム値が上昇すると PR 間隔が延長し，房室ブロックが起こり，心停止に至る。

2 ｜ 病態・症状

▶ 病態　疾患の背景に，腎不全，糖尿病，悪性腫瘍，肝硬変が多くみられる。腎臓からのカリウム排出障害が主体と考えられ，循環血漿量の減少，慢性および急性の腎不全，低アルドステロン症，カリウム保持性利尿薬の服用などによる。体内カリウム分布異常の場合は，細胞内からの移行として筋組織の挫滅，横紋筋融解症や溶血（内出血），アシドーシス，インスリン不足が影響している。

▶ 症状　症状に乏しい。原因疾患の所見に注意する。

3 ｜ 検査・診断・治療

▶ 検査・診断　病歴や服薬状況を調べ，心電図を取る。血液ガス（pH，HCO_3^-），BUN，血

糖値，血清電解質を調べる。

▶ 治療　筋力低下や心電図に異常がみられる場合には，経口的にはイオン交換樹脂製剤，アルドステロン欠乏に対しては薬物内服，至急対処する必要がある場合はブドウ糖とインスリンを静脈内に点滴する。腎臓の機能が低下すると，体液の恒常性を維持できなくなる。血液透析は，体内に蓄積した水や代謝産物を排出する役割を果たし，体液量，電解質濃度（カリウム濃度），血漿 pH（アシドーシス）を正常化する。

4 │ 看護の概要

　高カリウム血症となる患者は，慢性的・急性的な腎不全や肝臓疾患を抱え，輸液や利尿薬による治療を受けていることが多い。カリウム値が高いことによる自覚症状は乏しいため，検査結果や心電図の変化に留意する。

5 │ アセスメントの視点

　心電図を取り，異常の程度に応じた対応をとる（テント状 T 波，P 波の消失など）。腎臓がカリウムバランス調整の要であることに加え，インスリンや甲状腺ホルモンが細胞内のカリウム移動にかかわる因子であるため，合併症の理解も重要である。

6 │ 生じやすい看護問題

　急激に細胞外液のカリウム量が増えると，致死的濃度（8.8mEq/L）に上昇し，心室細動や神経麻痺（呼吸停止）を起こし生命の危険がある。

7 │ 目標と看護

- 筋力低下や腎不全状態の観察，また，原疾患の治療を進める。
- 野菜や果物など，カリウムを多く含む食品の摂取を制限する。
- 血液透析の対象となる場合，低血圧，循環虚脱の危険があることに留意する。

▌4. 高カルシウム血症

1 │ 疾患の概要

　意識障害をきたす内分泌異常の一つである。主にカルシウム上昇作用のある副甲状腺ホルモン（parathyroid hormone：PTH），またはビタミン D の過剰によって生じる。

　体内のカルシウム量は，骨表面からのカルシウムの遊離，腎尿細管でのカルシウムの再吸収で調節されている。したがって，これらのホルモン作用の異常，あるいは腸管，骨，腎などの標的臓器の異常により血中カルシウム値にも異常をきたす。また，血液中のカルシウムの約 50% はたんぱく質（大部分はアルブミン）に結合している。原発性副甲状腺機能亢進症は，わが国では比較的頻度が高く，約 3000 〜 5000 人に 1 人の割合である。特に

閉経後の女性に多く，男女比は1：3である。

2 病態・症状

▶ 病態　副甲状腺ホルモンは，カルシウムとリン酸塩の吸収，移動，排泄に関与している。血液中に存在するカルシウムは約0.1％にすぎないが，種々の生理機能調節に重要な役割を果たしており，血液中のカルシウムが減ると，副甲状腺ホルモンが増加する。これにより骨に蓄えられているカルシウムが血液中に溶出し，血液中のカルシウム濃度は一定の範囲内に保たれる。副甲状腺ホルモンは加齢とともに上昇するため，高齢者の場合は慢性的な内分泌過剰により高カルシウム血症が起こる。

▶ 症状
- 軽度な高カルシウム血症（11mg/dL未満）ではほとんど無症状である。
- 徐々に上昇し，12mg/dL以上で全身倦怠感，易疲労性，脱力感，食欲不振などがみられる。
- 13mg/dL以上になると，集中力の低下や傾眠傾向がみられ，腎臓での尿濃縮機能の低下により多尿，脱水，口渇が起きる。また，消化器運動の低下により悪心・嘔吐，便秘などが起きる。

3 検査・診断・治療

▶ 検査・診断
- 尿中カルシウム排泄量を測定する。
- Intact PTHの測定，副甲状腺腫などの超音波検査，シンチグラフィ検査などを行う。
- カルシウム濃度は，腎臓で活性化される活性化ビタミンD_3や，甲状腺から分泌されるカルシトニンの調節も受けているため，ビタミンD製剤・カルシトニン製剤の服用の有無を調べる。

▶ 治療
- 輸液と利尿薬によるカルシウム排泄，さらにカルシウム低下のため骨吸収抑制薬の併用療法を行う。
- 意識障害を合併し，緊急を要する場合は透析療法を実施する。
- 原因疾患への治療を行う。

4 看護の概要

原因に応じた治療方法が選択されるが，意識障害がみられる場合は，高齢者の安全確保に留意する。

5 アセスメントの視点

輸液，補液による治療の場合は，心機能に負担がかかるため，血圧など循環機能や心電図を確認する。

1 高齢者のアセスメント
2 高齢者のくらしを支える援助
3 高齢者特有の症状と看護
4 高齢者特有の疾患と看護
5 高齢者の家族への看護
事例による看護過程の展開

6 | 生じやすい看護問題

- 副甲状腺機能亢進症への治療と，輸液と利尿薬による治療が行われる。患者の意識状態を把握しながら，全身状態を管理する必要がある。
- 利尿薬によって尿量が増加し，カリウム，マグネシウムなど，ほかの電解質の尿中排泄も増加することから，血中・尿中の電解質濃度を定期的に評価する。
- 高齢者では，容易に心不全を合併することに注意する。

7 | 目標と看護

❶輸液の管理

尿中へのカルシウム排泄を目的として大量の輸液（例：生理食塩水 2 〜 3L/ 日）が行われる。そのため，輸液時間や尿量からの水分出納とともに全身状態の観察を続ける。

❷身体症状と神経症状の有無

体液量の負荷や心臓への負担を考慮し，血圧測定，浮腫の確認，胸部 X 線などをチェックする。患者の意識状態，易疲労感，傾眠傾向，食欲不振などを観察する。

VII 腎・泌尿器系疾患と看護

1 | 腎・泌尿器系の生物学的老化・加齢

腎・泌尿器の機能低下は，老化の過程として現れやすい。腎臓の老化の過程での特徴は，腎全体の萎縮である。また，生理的な（加齢）変化ではあるが，腎臓を構成している一部のネフロンには，代謝性肥大がみられる。

腎臓の実質（皮質と髄質）は，ネフロン，血管系および間質結合組織から構成されている。ネフロンは，糸球体と尿細管で構成される。糸球体の硝子化は，ネフロンの老化が影響し，ネフロン数は減少する。加齢に伴い糸球体の数は減少するが，その大きさには加齢による変化はみられない。尿細管では，糸球体濾液の再吸収や排泄機能に加齢変化がみられ，ナトリウムの排泄は増加する。また，腎血管では硬化性変化が現れる。間質結合組織の加齢変化は，主に腎髄質に認められる。

2 | 腎・泌尿器系の機能の低下

腎臓の機能には，糸球体による濾過と排泄がある。それは，有用な物質を再吸収し，尿濃縮・希釈する作用になるが，老化によってこの機能に変化がみられる。そのほかには，腎臓ではレニン・アルドステロン分泌による血行動態の調節，副甲状腺ホルモンによるビタミン D 産生，エリスロポエチンによる赤血球産生が行われるが，いずれも老化により

機能低下がみられる。

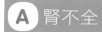
A 腎不全

腎不全は，時間経過によって急性腎不全と慢性腎不全に分類される。慢性腎臓病（CKD）は，慢性腎不全に至るまでの腎臓機能障害を疾患としてとらえた概念である。

1. 急性腎不全

1 | 疾患の概要

急性腎不全は，数時間から数日の経過で急激に腎機能が低下し，高尿素窒素，水・電解質・酸塩基平衡異常など，生体の恒常性が維持されなくなった病態である。臨床では，血清クレアチニンが 3.0mg/dL 未満のときに 1 日 0.5mg/dL 以上の上昇，3.0mg/dL 以上のときに 1 日 1.0mg/dL 以上の上昇を，急性腎不全と判断されることが多い。

高齢者の急性腎不全の多くは，術後，検査後にみられる。それは，加齢による電解質保持力の低下や腎機能低下に加え，手術侵襲による影響，手術や検査によって脱水になりやすいということが要因となる。また，糖尿病の患者が増えた背景があり，糖尿病性腎症から急性腎不全に至る場合もある。

2 | 病態・症状

急性腎不全の発生機序は，糸球体と尿細管で構成されるネフロンの複合的機能障害から，尿量減少と尿毒素蓄積を示す病態と考えられている。急性腎不全は障害された部位（原因）により，**腎前性急性腎不全，腎性急性腎不全，腎後性急性腎不全**に分類される（表 4-39）。

急性腎不全の病期は，発症期，乏尿期，回復期に分類される。

発症期の症状は，尿量が減少する無尿・乏尿型，尿量が減少しない非乏尿型に分類される。無尿・乏尿型は，体内に水分が貯留しやすく，体重増加，高血圧，浮腫が出現する。特に尿路閉塞が原因となる腎後性急性腎不全に起きやすい。また，体内に硫酸系，リン酸系の酸性物質が蓄積し，代謝性アシドーシスが出現する。そのため，食欲低下，悪心，倦怠感がみられる。

表 4-39 急性腎不全の分類

分類	原因	病態
腎前性急性腎不全	体液量減少（出血，脱水） 心拍出量低下（心不全） 末梢血管拡張（敗血症，ショック）	腎実質には障害はなく，腎動脈血液量低下が起こる。
腎性急性腎不全	急性尿細管壊死 急性間質性腎炎	糸球体，腎内血管，尿細管間質など組織障害が原因となる。
腎後性急性腎不全	上部尿路症状（結石） 下部尿路症状（前立腺肥大症，前立腺がん）	両側尿路が閉塞する疾患が原因となる。

1 高齢者のアセスメント

2 高齢者のくらしを支える援助

3 高齢者特有の症状と看護

4 高齢者特有の疾患と看護

5 高齢者の家族への看護

6 事例による看護過程の展開

回復期になると，尿量が増加し，1日尿量が3000mL/日以上の多尿を示し，脱水傾向になることもある。血清クレアチニンと尿素窒素が低下し，尿毒症が改善される。

3 | 検査・診断・治療

▶ 検査・診断

- **問診**：日々の生活に表れる症状（食事，排泄など）やその苦悩を傾聴する。
- **尿検査**：尿量，尿比重，尿浸透圧，尿中ナトリウム濃度により，腎前性急性腎不全と腎性急性腎不全を鑑別する。それにより治療が異なるため重要である。
- **血液検査**：クレアチニン，尿素窒素，電解質などの検査値を観察する。クレアチニン値は腎不全の重症度を示す指標である。検査値が増加することは急性腎不全の徴候である。代謝機能が不均衡になると，体内の恒常性を維持できなくなる状態となり，高カリウム血症，高マグネシウム血症，高リン酸血症となる。
- **腎機能検査**：クレアチニンクリアランス（Ccr）検査によって，正確な糸球体機能を確認することができる。
- **超音波検査**：水腎症の診断，腎盂（じんう）や膀胱の拡張を確認することができる。
- **腎生検**：泌尿器科専門医による正確な組織診断ができる。

▶ 治療

- **腎前性急性腎不全**：原因となる疾患を治療するために早期診断をする。体液量減少による場合には，循環血液量の確保のため水分摂取や補液を行う。原因が薬剤性の場合には，その薬剤を中止することがある。ほかにも塩分やカリウム制限による食事療法がある。腎性急性腎不全へ移行しないようにすることが重要である。
- **腎性急性腎不全**：高齢者では，急性尿細管壊死（えし）や急性間質性腎炎が多くみられる。急性尿細管壊死は原因を特定し，治療により腎機能の回復が期待できるが，乏尿期では多臓器障害の合併により予後は悪くなる。水電解質管理や食事管理，血液透析により腎臓の機能が回復する。
- **腎後性急性腎不全**：尿路閉塞（へいそく）の原因を早期診断し，早期治療により腎機能が回復する可能性がある。尿閉の場合には導尿を行う。治療には外科手術や，内視鏡により内科的に閉塞の原因を取り除く方法がある。

4 | アセスメントの視点

全身状態（意識状態，尿量，皮膚の乾燥など）を観察し，腎機能が低下していないか確認する。早期診断と治療により回復する見込みがあり，腎血流量を保つ安静が必要となる場合がある。

高齢者では，安静療法によって，フレイルを招きやすく，狭い行動範囲と制限された生活に精神的なストレスが生じることもあるため，看護として入院生活の環境に配慮することが求められる。そこでは，個人の生活習慣や好みを知る対話から始まる看護ケアが重要

である。

5 | 生じやすい看護問題

①安静療法による行動制限があり精神的苦痛がある。
②急性腎不全に伴う瘙痒感による苦痛がある。

6 | 目標と看護

❶ケアにより気持ちが落ち着く

　音や人の声など療養環境にストレスとなる要因がないか確認する。また，好みに合わせて聴覚への心地よい刺激となる音楽をかけることが良いこともある。

　医療者が患者に関心を示すことは，声が届く距離感が自然に生まれ，患者の安心につながる。また，安静を保ちながら，関節拘縮の予防を兼ねたマッサージをすることもケアになる。

❷ケアにより瘙痒感がなくなる

　瘙痒感が痛みや不眠などの生活へ影響を及ぼしていないか確認する。爪が長い場合には，掻き壊しから皮膚を守るため，爪切りを行う。外用薬や内服薬によって瘙痒感を抑える。また，瘙痒感の局所を冷却することにより，瘙痒感が抑制されることもある。

■ 2. 慢性腎不全

　慢性腎不全は，腎予備能力が数か月から数年以上にかけて低下し，腎機能不全に至り，ネフロン数が減少することから体内の恒常性を維持できなくなり，多彩な症状を呈する症候群である。

　慢性腎臓病（CKD）の重症度は5つの病期に分類されているが（表4-40），慢性腎不全はCKDの第3病期（G3）以上が該当する。

　CKDの治療目的は，糸球体濾過量（GFR）の低下を抑制し，末期腎不全への回避をすることである。CKDは臨床診断（原疾患）とGFRおよびアルブミン尿によって重症度分類される。また，重症度分類による治療方針が推奨されている。

　慢性腎不全の治療とケアには，症状の進行と合併症予防，今後の生活におけるQOLの見通し，適切な透析療法への準備（透析療法の選択への倫理的葛藤も含め）への支援がある（図4-21）。

Ⓑ 薬剤性腎障害

1 | 疾患の概要

　薬剤性腎障害は，「薬剤の投与により，新たに発症した腎障害，あるいは既存の腎障害

高齢者の
アセスメント

高齢者のくらし
を支える援助

高齢者特有の
症状と看護

高齢者特有の
疾患と看護

高齢者の
家族への看護

事例による
看護過程の展開

表 4-40 慢性腎臓病（CKD）の重症度分類

原疾患	蛋白尿区分		A1	A2	A3
糖尿病	尿アルブミン定量 （mg/日）		正常	微量アルブミン尿	顕性アルブミン尿
	尿アルブミン/Cr 比 （mg/gCr）		30 未満	30〜299	300 以上
高血圧 腎炎 多発性嚢胞腎 移植腎 不明 その他	尿蛋白定量 （g/日）		正常	軽度蛋白尿	高度蛋白尿
	尿蛋白/Cr 比 （g/gCr）		0.15 未満	0.15〜0.49	0.50 以上
GFR区分 （mL/分 /1.73㎡）	G1	正常または 高値 ≧ 90			
	G2	正常または 軽度低下 60〜89			
	G3a	軽度〜 中等度低下 45〜59			
	G3b	中等度〜 高度低下 30〜44			
	G4	高度低下 15〜29			
	G5	末期腎不全 （ESKD） < 15			

重症度は原疾患・GFR 区分・蛋白尿区分を合わせたステージにより評価する。CKD の重症度は死亡，末期腎不全，心血管死亡発症のリスクを緑■のステージを基準に，黄■，オレンジ■，赤■の順にステージが上昇するほどリスクは上昇する。
(KDIGO CKD guideline2012 を日本人用に改変)
出典／日本腎臓学会編：エビデンスに基づく CKD 診療ガイドライン 2018，東京医学社，2018，p.3.

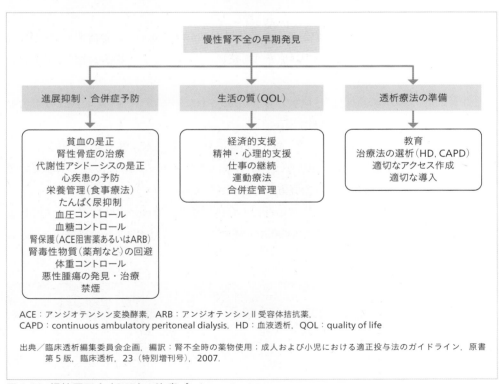

ACE：アンジオテンシン変換酵素，ARB：アンジオテンシンⅡ受容体拮抗薬，
CAPD：continuous ambulatory peritoneal dialysis，HD：血液透析，QOL：quality of life

出典／臨床透析編集委員会企画，編訳：腎不全時の薬物使用：成人および小児における適正投与法のガイドライン，原書第 5 版，臨床透析，23（特別増刊号），2007.

図 4-21 慢性腎不全（CKD）の治療プロトコール

のさらなる悪化を認める場合」と定義されている[40]。

薬剤性腎障害の早期診断は，適切な治療により慢性腎臓病（CKD）の進行および腎不全が減少するという観点から重要である。

2 | 病態・症状

腎臓は，薬剤排泄経路となる臓器の一つである。加齢変化によりネフロン数は減少し，腎血流量が減少し，糸球体濾過量（GFR）が低下する。薬剤は糸球体で濾過され，尿細管における分泌と再吸収により尿中に排泄される。そのため，高齢者では尿細管腔内の薬剤濃度が上昇しやすく，薬剤による腎障害になりやすい。

薬剤使用後に腎機能が低下したとき，薬剤性腎障害が疑われる。薬剤性腎障害が予測される薬剤には，非ステロイド性抗炎症薬（NSAIDs），抗菌薬，抗腫瘍薬，造影剤がある（表4-41，42）。

高齢者では，NSAIDs使用により腎機能低下のリスクが高くなることから，長期間の使用を避け，使用量を最小限とすることが推奨されている。NSAIDsに，レニン-アンジオテンシン（RA）系阻害薬，利尿薬を併用すると，腎機能低下や低ナトリウム血症のリスクがより高くなる。

表4-41 特に慎重な投与を要する薬物リスト

薬物	代表的な一般名	主な副作用・理由
NSAIDs	すべてのNSAIDs	腎機能低下，上部消化管出血のリスク
ループ利尿薬	プロセミドなど	腎機能低下，起立性低血圧，転倒，電解質異常
アルドステロン拮抗薬	スピロノラクトン，エプレレノン	高カリウム血症

出典／日本老年医学会，日本医療研究開発機構研究費・高齢者の薬物治療の安全性に関する研究研究班編：高齢者の安全な薬物療法ガイドライン2015，メジカルビュー社，2015，p.96. 抜粋.

表4-42 抗菌薬と主な有害作用

抗菌薬	主な有害作用
ペニシリン薬	過敏反応，肝障害，腎障害，出血傾向，中枢神経障害
セフェム薬	過敏反応，肝障害，腎障害，出血傾向，アンタビューズ様作用，中枢神経障害
カルバペネム薬	過敏反応，肝障害，腎障害，中枢神経障害
マクロライド薬	胃腸障害，肝障害
テトラサイクリン薬	肝障害，腎障害，光線過敏症
アミノ配糖体薬	腎障害，耳障害，神経・筋接合部障害
ポリペプチド薬	腎障害，末梢神経障害，神経・筋接合部障害
グリコペプチド薬	皮膚発疹（red man syndrome，red neck syndrome），腎障害，肝障害，耳障害
クロラムフェニコール	造血器障害，肝障害，Gray syndrome
キノロン薬	胃腸障害，肝障害，中枢神経障害，低血糖，光線過敏（光毒性）

出典／大内尉義，他編：高齢者の薬の使い方〈日常診療に活かす老年病ガイドブック2〉，メジカルビュー社，2005，p.128. 一部改変.

3 | 検査・診断・治療

▶ 検査・診断　薬剤使用前に腎機能に関連する検査値（GFR，Ccrなど）と薬剤アレルギーの既往を確認する。腎機能が低下している場合は，腎障害となる可能性が少ない薬剤への変更を検討する。

薬剤使用後には，多めに水分を摂取するように患者へ伝え，腎臓から尿中へと薬剤が排泄されることを意識する。また，定期的に腎機能の検査値を確認する。

薬剤性腎障害の診断基準は，①該当する薬剤の投与後に新たに発生した腎障害であること，②該当薬剤の中止により腎障害の消失，進行の停止を認めること，を満たし，ほかの原因が否定できることである[41]。

▶ 治療　腎障害の原因になると疑われる薬剤を中止する。適切な輸液療法により，脱水，低血圧，電解質異常を是正し，尿量を維持する。

4 | アセスメントの視点

薬剤性腎障害と診断され，薬剤変更や中止を行った高齢者の症状に影響はないか観察する。

加齢に伴い腎機能低下は一般的にみられるため，薬剤性腎障害となるリスクの高い薬剤を使用するときには，腎機能が悪化しないように予防策をとる必要がある。

5 | 生じやすい看護問題

①加齢に伴い，薬剤による腎機能低下となる可能性がある。
②重複服薬や薬の飲み間違いにより，腎障害が増悪する可能性がある。

6 | 目標と看護

❶ 内服している薬剤の効果と有害作用を理解する

患者が内服している薬に関心をもち，その薬剤を服用する必要性とその薬剤の有害作用を知り，患者の腎機能の検査値を確認することで，早期発見と早期治療につなぐことができる。

❷ 安全に内服薬を管理することができる

患者の服薬状況を確認しながら，薬剤と服薬方法をていねいに説明する。基本的に，患者のADLが低下すると服薬管理に影響するため，管理方法を検討する。

C 尿路感染症

1 疾患の概要

感染症のうち，高齢者に最も頻度が高く死因に直結するのは呼吸器感染症であるが，次いで尿路感染症，胆道感染症となる。これらの病態から敗血症を合併しやすいのも高齢者の特徴である。

尿路感染症は基礎疾患の有無によって，尿路に基礎疾患を認められない**単純性尿路感染症**と，基礎疾患を伴う**複雑性尿路感染症**に分類される。高齢者の尿路感染では，複雑性尿路感染症になることが多い。尿路感染症の多くは，直腸常在菌が尿道から膀胱，尿管，腎盂へと，細菌感染が排尿経路と逆行性となる上行性尿路感染である。

主な尿路感染症としては，**腎盂腎炎**（上部尿路感染症），**膀胱炎**（下部尿路感染症）がある。

2 病態・症状

尿路感染症は，病原微生物と感染臓器との遭遇により発症する。尿路感染症の多くは，直腸常在菌が原因となり，尿路である腎臓，尿管，膀胱，尿道のどこかで感染し，炎症（発熱）が起きる。

男性では前立腺肥大症によって尿道狭窄となり，そこで尿路感染症となることがある。

入院中の安静療養では，ベッドに寝ている状態のため，通常の排泄行為がとれないことによって残尿量が増加する。特に女性では尿道が短いため，膀胱炎や腎盂腎炎になりやすい。膀胱炎の症状は，頻尿，排尿時痛，残尿感などがあるが，発熱はあまりみられない。

臨床現場では，おむつ交換による排泄物中の病原微生物が感染源となる。また，尿道カテーテル留置はそれ自体が感染経路となることがある。

3 検査・診断・治療

▶ **検査・診断**　尿路感染症の診断・治療は，臨床症状と検査結果から，どこで，どの菌に感染したのかを推測する。尿路感染症の病原微生物や，感染臓器を特定する感染経路を知る手がかりとなる患者からの情報は重要である。

尿検査，尿細菌培養検査では，医学的に膿尿や細菌尿が検出される。そこで起炎菌を同定し，それに有効な抗菌薬による治療をすることが重要になる。しかし，単純性尿路感染症と複雑性尿路感染症では治療の考え方が異なるので，注意が必要である。また，無症候性細菌尿は原因不明なことが多く，診断が困難となりやすい。

血液検査では炎症反応（CRPの上昇）が確認される。

▶ **治療**　単純性尿路感染症は，通常は抗菌薬により治癒する。一方，複雑性尿路感染症は，尿路に基礎疾患がある尿路感染症であるため，根本的な基礎疾患の治療が重要とされる。

表4-43 尿路感染症の病原微生物

グラム陽性球菌	*Staphylococcus aureus*（含む MRSA） *Staphylococcus epidermidis* *Enterococcus faecalis*
グラム陰性桿菌	*Escherichia coli* *Klebsiella pneumoniae* *Proteus mirabilis* *Citrobacter* spp. *Enterobacter* spp. *Serratia* spp. *Pseudomonas aeruginosa*
抗酸菌	Mycobacterium tuberculosis
真菌	*Candida* spp.

出典／日本臨床検査医学会ガイドライン作成委員会編：臨床検査のガイドライン JSLM2015; 検査値アプローチ／症候／疾患，日本臨床検査医学会，2015．p.341．

抗菌薬の投薬では再燃する可能性が高く，耐性菌の観点においても，必要のない抗菌薬の投薬をしない選択肢もある。尿路感染症を起こす病原微生物には表4-43 のようなものがある。

4 ｜ アセスメントの視点

　尿路感染症の起炎菌となる病原微生物を周囲に伝播（でんぱ）させないように，感染経路別予防策を徹底する。感染経路を絶つことが重要となる。

　入院によって生活環境が変わり，高齢者がトイレに行く回数を減らすために水分を控える行動，あるいは我慢する行動がみられる。入院により高齢者が遠慮してしまう医療者側の環境を見直すことも重要である。

　医療者が個々の患者の尿意を感知し，排泄行動をよく観察し，関心をもつことが必要である。尿の性状（混濁（こんだく），浮遊物，血尿），排尿状態，排尿状況を確認し，尿路感染の要因となる感染源に注意を払う。

5 ｜ 生じやすい看護問題

①入院によって排泄を我慢することが多くなることにより，尿路感染症のリスクがある。
②尿道カテーテル留置による尿路感染のリスクがある。

6 ｜ 目標と看護

❶尿路感染のリスクに対処する

　患者が日々の生活のなかで十分な水分補給を行え，排尿量を確保でき，尿路性器を清潔に保つ予防行動ができるように支援する。これらをとおして，患者が感染予防に関心を向けられるように支援する。

❷スタンダードプリコーション（標準予防策）を徹底する

　行動する前後には手洗いするなど，感染予防を徹底する。

D 前立腺疾患

前立腺は男性にしかない臓器である。前立腺は膀胱の下側に位置し，中央を尿道が通る。大きさは胡桃（くるみ）大といわれている。

前立腺は加齢とともに徐々に大きくなるため，高齢男性の多くは組織学的に前立腺肥大症になるといわれている。

1. 前立腺肥大症

1 | 疾患の概要

前立腺肥大症は，前立腺の良性過形成による下部尿路機能障害を呈する疾患で，通常は前立腺腫大と下部尿路閉塞（へいそく）を示唆する下部尿路症状を伴うと定義されている[42]。前立腺

表4-44　国際前立腺症状スコア（IPSS）とQOLスコア

どれくらいの割合で次のような症状がありましたか	全くない	5回に1回の割合より少ない	2回に1回の割合より少ない	2回に1回の割合くらい	2回に1回の割合より多い	ほとんどいつも
1. この1か月の間に，尿をした後にまだ尿が残っている感じがありましたか	0点	1点	2点	3点	4点	5点
2. この1か月の間に，尿をしてから2時間以内にもう一度しなくてはならないことがありましたか	0点	1点	2点	3点	4点	5点
3. この1か月の間に，尿をしている間に尿が何度もとぎれることがありましたか	0点	1点	2点	3点	4点	5点
4. この1か月の間に，尿を我慢するのが難しいことがありましたか	0点	1点	2点	3点	4点	5点
5. この1か月の間に，尿の勢いが弱いことがありましたか	0点	1点	2点	3点	4点	5点
6. この1か月の間に，尿をし始めるためにお腹に力を入れることがありましたか	0点	1点	2点	3点	4点	5点
7. この1か月の間に，寝てから朝起きるまでに，ふつう何回尿をするために起きましたか	0回 0点	1回 1点	2回 2点	3回 3点	4回 4点	5回以上 5点

IPPS ＿＿＿＿＿＿＿点　IPSS重症度：軽症（0〜7点），中等症（8〜19点），重症（20〜35点）

現在の尿の状態がこのまま変わらずに続くとしたら，どう思いますか	とても満足	満足	ほぼ満足	なんともいえない	やや不満	いやだ	とてもいやだ
	0点	1点	2点	3点	4点	5点	6点

QOLスコア ＿＿＿＿＿＿＿点　QOL重症度：軽症（0，1点），中等症（2，3，4点），重症（5，6点）

肥大症は，中高年男性にみられる進行性の疾患である。

国際前立腺症状スコア（IPSS，表4-44）> 7，前立腺体積 > 20mL，最大尿流量 < 10mL/秒の3つの条件による日本における前立腺肥大症の有病率は，50歳代では2%，60歳代では6%，70歳代では12%と，加齢に伴い増加する。

下部尿路系は，加齢に伴い筋成分の変化や神経の萎縮（いしゅく）によって，膀胱容量が減少し，機能的にその伸展は低下する。さらに，高齢者に好発する尿路系疾患および神経系疾患によって，排尿障害（頻尿，尿失禁，排尿困難などの症状）が起こりやすくなるとされている。

2 病態・症状

▶ **病態**　前立腺肥大症のリスク因子には，加齢とテストステロンを産生する精巣の存在が明らかになっている。また，遺伝的要因のほかに，肥満，高血圧，高血糖，脂質異常症が関与し，食事の欧米化による高脂肪食が増えたことも要因の一つではないかといわれている。

前立腺肥大症による尿道の閉塞には，前立腺腫大によるものと平滑筋（へいかつきん）の収縮によるものがある。前者では，前立腺腫大により尿道が圧迫されて下部尿路症状が生じると考えられている。

臨床的な前立腺肥大症は，前立腺腫大，下部尿路症状，前立腺性下部尿路閉塞の要素により構成される。

▶ **症状**　尿は膀胱と尿道括約筋が協調することにより体外に排泄される。前立腺肥大症では，膀胱に蓄尿されたときに頻尿，尿意切迫感などがみられ，排泄しているときには排尿困難，残尿感などがみられる。排尿に関連する症状によって，自尊心が傷つき，日常生活に影響を及ぼすこともある。

3 検査・診断・治療

▶ **検査・診断**

- **問診**：排尿障害の診断および鑑別に重要である。どのような症状がいつから始まり，どのように経過してきたのか病歴を知る。主要下部尿路症状スコア（CLSS）にQOLスコアなどを加えた主要症状質問票がある。
- **直腸診**：前立腺の触知（大きさ，硬さ，表面の状態，結節など）は重要となる。
- **尿検査**：尿路感染症などを合併すると異常（血尿，尿たんぱく）を示すため，鑑別疾患に有用である。
- **超音波検査**：前立腺の大きさを確認する。
- **残尿（膀胱容量）検査，尿流量測定**：排尿状況を確認する。尿の勢い，排尿量（正常は1回約150～300mL），排尿時間に異常を示す。
- **前立腺特異抗原（PSA）検査**：前立腺がんと同様に，前立腺特異抗原（PSA）値が高くなるため早期発見に重要である。

ほかに，腎機能検査（クレアチニン値）などが行われる。

▶ 治療

- **保存療法**：日常生活に困らなければ，前立腺肥大症の治療法の選択肢として保存療法がある。保存療法では生活指導，経過観察などが行われる。
- **薬物療法**：α_1 アドレナリン受容体遮断薬（前立腺と膀胱頸部の平滑筋緊張に関連する α_1 アドレナリン受容体を阻害して前立腺閉塞による症状を軽減する），5α 還元酵素阻害薬（5α 還元酵素 [type1，type2] を阻害してジヒドロテストステロンの産生を抑制する），抗アンドロゲン薬（合成黄体ホルモン薬が精巣からのテストステロン分泌を抑制し，前立腺細胞へのテストステロン取り込み阻害作用や，ジヒドロテストステロンとアンドロゲン受容体との結合阻害作用がある），漢方薬，抗コリン薬などがある（表 4-45）。
- **手術療法**：内視鏡的手術（TUR-P：経尿道的前立腺切除術），レーザー治療などがある。
- **そのほか**：温熱療法なども行われている。

4 アセスメントの視点

早期の前立腺肥大症には，尿道粘膜刺激による切迫性尿失禁がみられ，症状が進行すると尿道狭窄による溢流性尿失禁がみられる。

尿意を感じて，排尿準備の前に待てずに漏れる切迫性尿失禁は，基本的には薬物療法が期待できる。まずは排尿日誌を活用し，排尿パターンの情報を確認する。患者の状態に基づいてケア方法を選択する。

下部尿路症状により身体的にも精神的にも活動範囲が狭くなり，社会的活動や交流を制限される社会的苦痛がみられることも多い。また，家族などの介護者にとって，排泄の介助は介護負担感を重くする要因となる。

5 生じやすい看護問題

①頻尿のために眠れない。
②残尿感や尿閉による精神的不安がある。
③排泄が気になり，社会との交流をもてなくなる。

6 目標と看護

❶**排尿を少し我慢し膀胱訓練（膀胱の筋トレ）を続ける**

加齢による膀胱容量の低下や抗利尿ホルモンの分泌低下の要因に加えて，前立腺肥大症による症状がある。日中に集中できるように睡眠不足による眠気がないかなど，生活習慣による影響に配慮し，膀胱訓練を含めた適度な運動を取り入れる。頻尿を気にして飲水量を減らすと，脱水や尿路感染を起こしやすくなるため注意する。

❷**安心できるゆっくりとした環境を整える**

排尿後も尿が残っているように感じ，トイレに何度も行くがすっきりしない感覚が続く

1 高齢者のアセスメント
2 高齢者のくらしを支える援助
3 高齢者特有の症状と看護
4 高齢者特有の疾患と看護
5 高齢者の家族への看護
6 事例による看護過程の展開

表 4-45 前立腺肥大症に保険適用のある薬剤

α_1 アドレナリン受容体遮断薬（α_1 遮断薬）

一般名	用法・用量	留意点	推奨グレード
タムスロシン	0.2mg/日 1日1回投与	年齢，症状により適宜増減する	A
ナフトピジル	25〜75mg/日 1日1回投与	1日1回25mgより投与を始め，効果が不十分な場合は1〜2週間の間隔をおいて50〜75mgまで漸増し，1日1回経口投与する	A
シロドシン	8mg/日 1日2回分割投与	症状に応じて適宜減量する	A
テラゾシン	1〜2mg/日 1日2回分割投与	1日1mgより投与を始め，1日2mgに漸増し，1日2回に分割経口投与する。なお，症状により適宜増減する	A
ウラピジル	30〜90mg/日 1日2回分割投与	1日30mgより投与を始め，効果が不十分な場合は1〜2週間の間隔をおいて60〜90mgまで漸増し，1日2回に分割経口投与する。なお，症状により適宜増減するが最高投与量は90mg	A
プラゾシン	1〜6mg/日 1日2回分割投与	1日1〜1.5mgより投与を始め，効果が不十分な場合は1〜2週間の間隔をおいて1.5〜6mgまで漸増し，1日2〜3回に分割経口投与する。なお，症状により適宜増減する	C1

5α 還元酵素阻害薬

一般名	用法・用量	推奨グレード
デュタステリド	0.5mg/日	A

抗アンドロゲン薬

一般名	用法・用量	推奨グレード
クロルマジノン	50mg/日 1日2回分割投与（錠），1日1回投与（徐放錠）	C1
アリルエストレノール	50mg/日 1日2回分割投与	C1

その他の薬剤

一般名	用法・用量	留意点	推奨グレード
オオウメガサソウエキス，ハコヤナギエキス，セイヨウオキナグサエキス，スギナエキス，精製小麦胚芽油配合剤（エビプロスタット®）	3錠/日（配合錠DB） 6錠/日（配合錠SG） いずれも1日3回分割投与	症状に応じて適宜増減する	C1
セルニチンポーレンエキス錠（セルニルトン®）	1回2錠 1日2〜3回分割投与	症状に応じて適宜増減する	C1
L-アラニン・L-グルタミン酸・グリシン（パラプロスト®）	通常6カプセル/日 1日3回分割投与	症状に応じて適宜増減する	C1
八味地黄丸	6.0g，7.5g，9.0g，18錠/日 1日2〜3回分割投与	症状に応じて適宜増減する	C1
牛車腎気丸	7.5g/日 2〜3回分割投与	症状に応じて適宜増減する	C1

出典／日本泌尿器科学会編：前立腺肥大症診療ガイドライン，リッチヒルメディカル，2011，p.51.

ため焦燥感が強い。早期に受診行動につなぎ，適切な治療とリラックスできる環境と，自尊心を傷つけない配慮が必要である。

❸ほかの人たちと安心した交流がもてる

排泄が気になる原因を理解し，現在の内服中の薬剤（向精神薬など），物理的な環境要因（ベッド上の排泄や長期の尿道カテーテル留置など）などを見直し，何か良いケアがないかと，あきらめないでかかわる姿勢が必要である。

■ 2. 前立腺がん

1 | 疾患の概要

前立腺がんの世界における罹患数（りかん）は，2012年に約110万人（14.8%）で，前立腺がんの死亡数は約31万人，男性がん死全体の約6%を占めている[43]。

加齢により罹患率が高くなることから，超高齢社会の日本においては，前立腺がん患者は増えることが予測される。すなわち前立腺がんは，泌尿器系疾患のなかの重要な疾患である。

早期発見により，患者と家族の希望に沿った適切な治療とケアが受けられるように支援していくことが必要である。近年では，手術支援ロボットによる腹腔鏡下手術（ふくくうきょうか）など，新しい治療法も導入されている。

2 | 病態・症状

前立腺がんの要因は科学的には解明されていない。前立腺がんは男性ホルモンであるアンドロゲンが関連し，遺伝的要因が重要と考えられている[44]。外因性には環境汚染（カドミウム），食生活環境の変化による高脂肪食などとの関連がいわれている。

前立腺がんの初期には自覚症状がないため，血液検査での前立腺特異抗原（PSA）の異常により，その多くが発見される。

臨床症状からでは，初期の前立腺がんと前立腺肥大症を鑑別することは難しい。がんは前立腺の周囲に発生するため，その大きさにより前立腺肥大症と同様の下部尿路症状がみられる。前立腺肥大症の症状は，膀胱に蓄尿されたときに頻尿，尿意切迫感などがみられ，排泄しているときには排尿困難，残尿感などがみられるが，このような症状と前立腺がんの症状が重なるのである。

前立腺肥大症と前立腺がんは，加齢に伴い罹患率が高くなり，アンドロゲン依存性などの共通点があるが，両疾患の関連は不明である。前立腺がんが骨転移すると，疼痛（とうつう）の原因となるだけでなく病的骨折，脊髄圧迫（せきずい），高カルシウム血症などの原因となる。脊椎転移（せきつい）による脊髄麻痺では，迅速な診断・治療に結びつかないことによって，不可逆性の麻痺や排尿障害がみられる。

また，**ラテントがん**は，生前には前立腺がんの臨床的な徴候を示すことなく，死亡解剖に

1 高齢者のアセスメント
2 高齢者のくらしを支える援助
3 高齢者特有の症状と看護
4 高齢者特有の疾患と看護
5 高齢者の家族への看護
6 事例による看護過程の展開

よって確認される前立腺がんのことである。一般的にラテントがんの多くは，治療を要する臨床がんに進展することなく経過する。

3 | 検査・診断・治療

▶ 検査（検診）・診断

● **前立腺がんのスクリーニング検査**：腫瘍マーカーである前立腺特異抗原（PSA）の測定が普及し，早期発見されるようになった。PSA が高値になると前立腺がんのリスクは高くなる。前立腺肥大症や前立腺炎によっても PSA が高値となる場合もある。

問診，直腸診，超音波検査によって，前立腺がんが疑わしいときには，前立腺生検によって病理組織診断がなされる。

一般的に PSA の基準値は 4.0ng/mL 以下，あるいは年齢階層別 PSA 基準値が使用されている。基準値を超える場合には，専門医による前立腺生検によって，がん細胞がないかを確認する。

▶ 病期診断

骨シンチグラフィ検査によって，骨転移巣（特に恥骨，骨盤骨，腰椎）と広がりを確認することができる。骨以外の転移部位には，胸部 X 線検査，超音波検査，CT，MRI などの検査が適応となる。

CT，MRI による検査では，リンパ節転移や精嚢へのがんの浸潤，前立腺被膜外への進展などを確認することができる。

● **TNM 分類**：T 分類により，治療選択のうえで重要となる病巣が被膜内（T1，T2）なのか被膜外（T3，T4）なのかを評価する。同様に N 分類では，リンパ節転移とその広がりの評価をする。M 分類は，予後を反映する骨転移の存在とその進展を評価する。

● **前立腺がんの指標**：前立腺がんの再発や生命予後などを推測し評価する指標には，D'Amico（ダミコ）の分類，NCCN 分類がある。このようなリスク分類は，PSA 値，GS（グリーソンスコア）と臨床病期を用いて広く使用されている。

▶ 治療

前立腺がんと診断された多くの患者は，長期の生存が可能である。前立腺がんは治療の選択肢が多様にあるが，合併症や有害作用によって，治療後の生活の質（QOL）が低下することもある。

❶ PSA 監視療法

前立腺がんと診断されるが，無治療のまま経過観察する治療選択の一つが PSA 監視療法である。PSA 検査の普及に伴い，早期発見される限局性前立腺がんが増加しているが，そこでは迅速な根治的治療を要さない場合もみられる。その多くで経過観察として，3〜6 か月ごとの PSA 検査と直腸診，1〜3 年ごとの生検が行われている。

❷ 手術療法

前立腺全摘除術の目的は，がん病巣を取り除き完治を目指すことにある。しかし，手術

療法はあくまでも局所治療のため，遠隔転移する病態もある。

❸放射線治療

前立腺がんの放射線感受性は，組織学的な分化度やグリーソンスコアにより違いがある。リンパ節転移を含む遠隔転移がなく局所限局性である場合には，初期治療適応となる。

❹薬物療法

①ホルモン療法：わが国において一般的なホルモン治療には，LH-RH アゴニストと抗アンドロゲン薬の併用（CAB）療法，あるいは単独療法がある。

②化学療法：抗がん剤のドセタキセルによるドセタキセル治療は，ホルモン療法による効果がみられない去勢抵抗性前立腺がんに対する標準的治療となる。

❺緩和ケア

前立腺がんの緩和ケアに適応する症状は，骨転移巣の疼痛，脊椎転移による脊髄麻痺，排尿困難と血尿による症状，尿管閉塞に伴う腎後性腎不全である。

4 アセスメントの視点

前立腺がんに伴う尿路症状による身体的・精神的・社会的な苦痛を緩和する。本人と家族へは，前立腺がんの医学的情報だけでなく，治療後の生活の質（QOL）への見通しがもてるように情報を提供する。このことは，これからの日常生活のあり方を含んだ治療とケアの方向性を一緒に考えられる支援にもつながる。

がんの進行に伴い排尿困難となり，下腹部に疼痛，しびれが生じる場合もある。また，骨盤内リンパ節への転移による下肢浮腫，尿管への浸潤により尿閉となる場合も考えられる。この場合は，一般的に悪性腫瘍によって水腎症となることから，予後は極めて不良となる。前立腺がんは，緩和ケアに至るまで多岐にわたる選択肢があり，患者と家族はどうしたらよいのか困惑することも考えられる。

5 生じやすい看護問題

①下部尿路症状による身体的・精神的な苦痛がある。
②自分の意思ではなく，治療とケアの選択を医療者（医師）に任せてしまう。
③骨転移による疼痛がある。

6 目標と看護

❶治療とケアにより症状が緩和される

治療とケアの実施によって，その症状の変化を観察する。

❷これからの漠然とした不安がなくなる

患者と家族の希望する治療とケアが選べるように，わかりやすく，ていねいに説明する。それらをとおして，患者との信頼関係を築き，不安な気持ちに寄り添う。対話と傾聴をとおして，患者自らが状況を整理し，より良い選択ができるように支援する。また，これか

1 高齢者のアセスメント

2 高齢者のくらしを支える援助

3 高齢者特有の症状と看護

4 高齢者特有の疾患と看護

5 高齢者の家族への看護

6 事例による看護過程の展開

ら治療を受ける人たちにとっては，実際の患者本人の体験談は道標となる[45]。

❸がん性疼痛がコントロールできる

　主観的な痛みを尊重し，痛みによる QOL 低下を招かないようにする。

　穏やかに過ごせるように生活環境に気を配る。

VIII 運動器疾患と看護

A 高齢者に多い骨折

1. 大腿骨頸部・転子部骨折

1 疾患の概要

　大腿骨近位部の骨折は，大腿骨頸部骨折と大腿骨転子部骨折が含まれる（図4-22）。大腿骨頸部・転子部骨折は，高齢者の転倒で生じる頻度が高い骨折である。大腿骨頸部・転子部骨折の年間発生数をみると，女性の発生率が男性より 3.5 倍程度高く，75 歳以降の高齢者の発生率が高い[46]。

2 病態・症状

▶ 病態　大腿骨頸部・転子部骨折の危険因子は**骨粗鬆症**による骨強度の低下，喫煙，向精神薬の使用，低体重などである。大腿骨頸部・転子部骨折は，立った位置からの転倒やしりもちなど軽い外力で生じる**脆弱性骨折**に分類される。骨粗鬆症が進行していると，おむつ交換時などのごく軽い刺激で骨折を生じる場合もある。

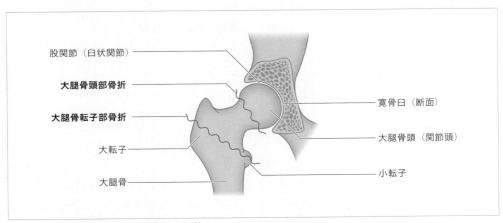

図4-22　大腿骨頸部・転子部骨折の部位

▶ 症状　大腿骨頸部・転子部骨折に共通の症状は，股関節の疼痛（とうつう）と立位・歩行困難である。大腿骨頸部骨折は関節包内の骨折のため，転子部骨折より出血量が少ない。また，転位（ずれ）の少ない場合は，痛みが軽く，骨折直後は歩行可能な場合もある。

　大腿骨転子部骨折は骨折部からの出血量が多く，大転子部から殿部（でんぶ）にかけて腫脹，皮下出血がみられる。転位が大きいと疼痛も強く，受傷直後より起立不能となる。

3 ｜ 検査・診断・治療

▶ 検査・診断　検査はX線検査が行われる。X線で骨折が確認できない場合はMRI検査やCT検査を行う。

▶ 治療　高齢者の大腿骨頸部・転子部骨折の治療は，骨折の重症度，転位の有無，年齢，疼痛の程度，合併症などを考慮し決定される。高齢者は，長期臥床により肺炎，深部静脈血栓症，認知機能障害などの合併症を生じるリスクが高い。そのため，早期の手術療法が推奨されている。大腿骨頸部骨折は，転位が少ないと**骨接合術**が行われ，転位が大きいと**人工骨頭置換術**が行われることが多い。大腿骨転子部骨折では骨接合術が行われる。

　大腿骨頸部骨折は，骨膜がないため仮骨形成されにくく骨癒合が遅延しやすい，骨頭への血流が阻害されるため骨頭壊死（えし）が起こりやすい，骨折部が斜めなので転位しやすいなどの特徴があり，治癒しにくい骨折である。大腿骨転子部骨折は血流が保たれており，治癒の条件が良い。

4 ｜ 看護の概要

　高齢者の大腿骨頸部骨折・転子部骨折は転倒による受傷が多く，急な入院や手術に対して精神的に動揺したり，骨折や手術による痛みなどから不安やストレスが高まる状態にある。また，高齢者は様々な慢性疾患を有しているため，合併症の観察も重要である。

5 ｜ アセスメントの視点

❶術前のアセスメント

　術前は，疼痛緩和，転位や出血拡大の予防のため安静の保持が必要である。しかし，安静や良肢位保持により**腓骨神経麻痺，深部静脈血栓症**のリスクがある。下肢の浮腫（ふしゅ），皮膚色，静脈の怒張（どちょう）の有無，足関節の背屈の有無について観察する。

　高齢者は認知機能の低下などから適切に疼痛を訴えることができない場合もあるため，疼痛について，表情や体動など客観的な情報も含めて判断する。

　骨折に伴う出血により貧血やショックを起こす可能性があるため，バイタルサインや血液検査データを把握する。精神面では，疼痛や環境の変化など，せん妄（もう）の誘発因子をアセスメントする。

❷術後のアセスメント

　術後は，一般的な術後管理と早期離床を促進するためのアセスメントが重要である。**疼**

痛，創感染，深部静脈血栓症，腓骨神経麻痺，呼吸器合併症の発症リスクについてアセスメントする。また，脱臼を起こしやすい肢位の理解ができているか，軽度の外転中間位をとれているかの観察をする。術後のせん妄発症のリスクについてもアセスメントする。

❸回復期〜退院支援のアセスメント

回復期から退院支援の時期のアセスメントは，セルフケア能力，再転倒リスクと脱臼のリスクに関するアセスメントを行う。退院支援では退院後の患者の生活をイメージし，自宅内外の環境整備，社会的資源活用の必要性についてアセスメントする。

6 生じやすい看護問題

❶疼痛や安静による身体可動性の低下に関連するセルフケア不足

高齢者の場合は，疼痛に関する恐怖心や術前・術後の安静による廃用性の筋力低下もあり，臥床がちになり，ADLやセルフケア能力が低下しやすい。離床が遅れると，肺炎や褥瘡，認知機能の低下などの合併症のリスクが高まる。

❷転倒のリスク状態

離床やリハビリテーションが進むと，歩行への自信から転倒のリスクが高まる。一方で転倒への不安感や恐怖心などから歩行に関して自信を失い，活動性が低下し，さらなる身体機能の低下，転倒リスクの増大と悪循環に陥ることもある。

術後の転倒は，骨折部が再度骨折するだけでなく，骨折治療のために挿入した人工物（インプラント）の周囲が新たに骨折する危険がある。

❸人工骨頭置換術後の脱臼のリスク

人工骨頭置換術後は，股関節の脱臼が起こる危険がある。股関節の脱臼は，手術方法によって脱臼しやすい肢位が異なり，前方からのアプローチによる場合は伸展・外旋位で脱臼しやすく，後方からのアプローチによる場合は過屈曲・内転位・内旋位で脱臼しやすい。どちらも**軽度の外転中間位**が良肢位である。

❹感染，深部静脈血栓症，腓骨神経麻痺のリスク

創部に感染が起こると，再手術が必要になる。ドレーンの管理に注意し，逆行性感染を予防する。また，失禁や排尿などによる創部汚染の危険性もある。術後半年以上経過した後に遅発性感染を起こす場合がある。

術後は，深部静脈血栓症，腓骨神経麻痺のリスクがある。

7 目標と看護

❶疼痛をコントロールしながら早期離床を進めセルフケア能力を高める

術後は鎮痛薬などを効果的に使用し，早期離床を進める。疼痛への恐怖心から離床が進まないこともあるため，高齢者の訴えをよく聞き，つらい気持ちを受け止める。また，疼痛について訴えが少ない場合も，痛みがないのではなく，訴えられない場合もある。主観的情報だけでなく，睡眠状態やベッド上での寝返りの様子，表情など客観的情報も含めて

表4-46　人工骨頭置換術後の脱臼しやすい姿勢

姿勢	例	
過度な屈曲になりやすい姿勢	• 前かがみで靴下をはく • しゃがみこむ	• 深すぎる椅子やソファへ座る • 正座をしてお辞儀する
外旋・内旋しやすい姿勢	• 横座り • あぐら • 足を組む	• 振り返る • 横向きで寝る

疼痛を判断する。

　日常生活のセルフケア能力の向上は，高齢者と目標を共有しながら支援する。特に排泄行動は回数も多く，高齢者の自立への思いも強いことが多いため，移動動作や排泄動作のできることを見守りながらセルフケア能力の向上を図る。できるようになったことを共有しながら，自己効力感や自尊感情へアプローチする。

❷転倒を予防する

　離床が進むと活動の機会と範囲が拡大し，転倒のリスクが高まる。転倒の内的因子や外的因子をアセスメントし，転倒予防に努める。認知機能低下がある場合は，転倒のリスクがさらに高まる。離床の理由となりやすい排泄のパターンを把握して誘導するなどの援助を行う。

❸脱臼の危険性を理解し，危険な肢位を回避する

　術後は外転枕を用いて，股関節が外転中間位を保持できるよう体位変換を行う。離床時は危険肢位による脱臼予防の指導を行う。具体的には，過度な屈曲になりやすい靴下をはく動作，床からの立ち上がりの動作，しゃがむ動作，横座り，振り返りなどが脱臼しやすい姿勢となる（表4-46）。洋式トイレやベッドを使用する生活ができるように介護保険などを利用し，自宅改修を検討する。

❹感染徴候や深部静脈血栓症，腓骨神経麻痺がみられない

　術後早期は創部の観察や適正なドレーン管理を行い，全身の清潔を保持し，感染を予防する。遅発性感染は，糖尿病などの慢性疾患の管理を行い予防する。深部静脈血栓症予防のため弾性ストッキングの着用，足関節運動を促す。良肢位保持の際は腓骨神経麻痺に注意し，腓骨小頭を除圧する。

2. 脊椎圧迫骨折

1 ｜ 疾患の概要

　脊椎圧迫骨折は，脊椎の椎体がつぶれたように骨折している状態で，骨粗鬆症のある高齢者の胸椎や腰椎によくみられる。高齢者の脊椎圧迫骨折はしりもちなどの軽い外力で生じることが多いが，骨粗鬆症がある場合は，外傷がなくても骨折が生じることもある。脊椎圧迫骨折は腰背部痛が残存したり，姿勢異常がみられたりするため，高齢者のQOLを低下させる。

2 | 病態・症状

▶ 病態　脊椎圧迫骨折は，椎体の前縁が楔状につぶれる，中央がへこむなどの形態的変化がある（図4-23）。胸椎と腰椎の移行部分に生じやすい。

▶ 症状　急に発症する腰背部痛が主な症状である。急性期は体動時の痛みのほかに，骨折部位より下肢の麻痺，膀胱直腸障害がみられることもある。慢性化すると，痛みに加えて，脊柱の変形や偽関節を生じ遅発性麻痺を起こすことがある。脊柱の変形が高度な場合は，逆流性食道炎や便秘，呼吸機能の低下が生じる。

3 | 検査・診断・治療

▶ 検査・診断　X線検査で椎体の変形状態を評価する。X線検査で脊椎の変形が確認できない場合や，骨折の新旧を判定するためにMRI検査が行われることがある。

▶ 治療　安静やコルセットによる保存治療，疼痛に対する薬物療法が基本である。骨が癒合する4〜8週間はコルセットの着用を継続する。長期の安静は筋力低下や寝たきりのリスクとなるため，早期からリハビリテーションを実施する。再骨折の予防のために，原因となる骨粗鬆症の治療が大切である。

4 | 看護の概要

　急性期には疼痛緩和に努め，痛みの軽減に合わせて，離床と日常生活動作の自立を促す。また，再骨折予防のために服薬や運動に関する指導が重要である。

5 | アセスメントの視点

❶疼痛と安静時による合併症のアセスメント

　急性期は疼痛の部位・程度，薬物療法の効果について評価する。安静による筋力低下，関節拘縮，褥瘡など，合併症のリスク状態についてアセスメントし，ベッド上での運動の

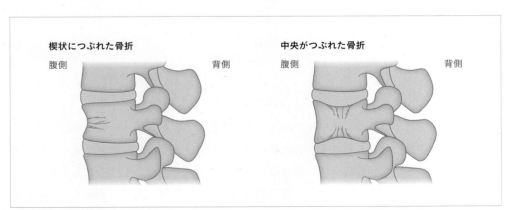

図4-23　脊椎圧迫骨折による椎体の変形

必要性を判断する。また，安静に伴うせん妄や生活リズムの乱れなどがないか注意する。

❷健康管理能力のアセスメント

　退院に向け，転倒リスク，日常生活動作や運動療法の継続，服薬管理についてアセスメントする。転倒は再骨折のリスクとなるため，転倒の要因となるような自宅内外の環境をアセスメントする。重いものを持ち上げる動作や同じ姿勢を継続するなど，腰背部への負荷のかかる動作を理解しているかアセスメントする。骨粗鬆症治療薬や鎮痛薬の服薬方法などについての理解や管理能力について，アセスメントする。

6 ｜ 生じやすい看護問題

❶安静臥床による活動性の低下と合併症のリスク

　疼痛がある場合は，効果的な疼痛緩和が行われないと離床が進まず，筋力低下など活動性の低下や心肺機能の低下を招くことがある。臥床が長期になると廃用症候群のリスクが高まる。

❷非効果的な健康管理

　脊椎圧迫骨折は，腰背部への負荷のかかる動作や転倒により，新たな骨折の起こる危険があるため，健康管理が重要となる。また，骨粗鬆症治療薬の服薬中断は脊椎圧迫骨折のリスクを高める。

7 ｜ 目標と看護

❶疼痛をコントロールしながら早期離床を図り，行動を拡大する

　疼痛が激しい場合は安静にし，鎮痛薬などによる疼痛緩和を行う。可能な限り早期に座位が取れることが重要である。疼痛による心理的な苦痛を十分に理解し，活動の意欲へ働きかけながら高齢者のペースで離床を進める。離床は座位，立ち上がり，歩行と徐々に進める。疼痛緩和や離床による生活リズムの調整は，せん妄予防にも効果的である。離床時にコルセットによる固定を行う場合は，コルセット着用による褥瘡や呼吸苦などがないか注意する。

❷日常生活を振り返り，健康管理行動がとれる

　再骨折しないように転倒を予防する。転倒につながる環境がないか，自宅内外の環境に関する情報収集を行い，環境を整える。

　腰背部へ負荷のかかる重いものを持ち上げる，からだをひねるなどの動作を避けるように指導する。骨粗鬆症による脊椎圧迫骨折は，退院後も薬物療法を継続するように入院時から指導する。

1 高齢者のアセスメント
2 高齢者のくらしを支える援助
3 高齢者特有の症状と看護
4 高齢者特有の疾患と看護
5 高齢者の家族への看護
6 事例による看護過程の展開

B 変形性膝関節症

1 疾患の概要

　変形性膝関節症は，膝関節の非可逆性の変形による関節障害である。膝は歩行などの生活動作により荷重が加わり，酷使されやすく，変形性関節症を生じやすい。男性より女性が罹患しやすく，高齢者に多い。

2 病態・症状

▶ 病態　変形性膝関節症は2つに分けられる。明確な原因が認められないものを **1次性変形性膝関節症** といい，代謝性疾患，外傷などに続発するものを **2次性変形性膝関節症** という。1次性変形性膝関節症の危険因子は加齢，肥満，筋力低下などである。

　変形性膝関節症の病態は，膝関節の関節裂隙の狭小化，骨棘の形成，関節軟骨の摩耗または消失，滑膜の肥厚などがみられる（図4-24）。

▶ 症状　初期は膝関節のこわばりが現れる。動作の開始時に疼痛を感じるが，動くと痛みは軽減する。進行すると持続的な疼痛を感じ，膝の伸展や屈曲など可動域が制限され，正座や階段昇降などが苦痛になる。進行に伴う関節包の腫脹，関節液の貯留により膝関節周囲が腫脹する。さらに進行すると，疼痛により日常生活が制限される。関節も変形し，多くは内反膝（O脚）を示す。

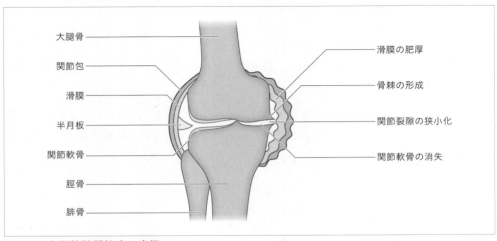

大腿骨
関節包
滑膜
半月板
関節軟骨
脛骨
腓骨

滑膜の肥厚
骨棘の形成
関節裂隙の狭小化
関節軟骨の消失

図4-24　変形性膝関節症の病態

▶ 検査・診断　検査は X 線検査，関節液検査を行う。X 線検査では，関節裂隙の狭小化，骨棘（こつきょく）の形成を確認する。関節液検査では，非炎症性疾患に特有の淡黄色透明，粘稠性の高い関節液（ねんちょう）が確認できる。血液検査では，CRP（C 反応性たんぱく）値上昇の有無により関節リウマチとの鑑別を行う。

▶ 治療

❶保存療法：変形や疼痛（とうつう）が軽度の場合は，薬物療法と運動療法などで進行を遅らせる。薬物療法は，疼痛を軽減するために非ステロイド系消炎鎮痛薬の内服，ヒアルロン酸の関節注射を行う。運動療法は，膝関節を支持する大腿四頭筋（だいたい）の筋力強化訓練が症状の軽減に効果的である。

　そのほか，温熱療法や冷却療法，膝に負荷のかからない歩行姿勢や杖歩行，座位姿勢など日常生活の指導を行う。また，肥満がある場合は栄養指導が必要である。

❷手術療法：保存療法で症状の改善がみられない場合は，手術療法が行われる。関節の変形が少ない場合は，**関節鏡視下デブリードマン**で半月板の部分切除や滑膜（かつまく）の切除を行う。変形が関節全体に及んでいない場合は，**高位脛骨骨切り術**（けいこつ）（high tibial osteotomy：HTO）で，内反膝や外反膝を矯正し，偏った荷重を移動させる。関節の変形が大きい場合や高齢者では，**人工膝関節単顆置換術**（unicompartmental knee arthroplasty：UKA）や**人工膝関節全置換術**（total knee arthroplasty：TKA）を行う。人工関節置換術は術後早期にリハビリテーションや歩行が可能で，人工関節の耐久性も良好である。

4 | 看護の概要

　膝関節痛のコントロール，膝関節への負荷軽減のための日常生活指導を行う。疼痛は活動性低下，筋力低下，体重増加につながり，さらなる疼痛の増強と悪循環に陥りやすい。手術を行う場合は，意思決定支援，手術後の機能回復，廃用症候群の予防が必要になる。

5 | アセスメントの視点

❶疼痛の日常生活動作への影響に関するアセスメント

　膝関節痛や可動域制限による歩行の制限が，外出の減少など生活の狭小化や閉じこもりへつながるリスクがないか評価する。日常生活で膝関節に負荷のかかる生活動作の有無，住環境のアセスメントを行う。具体的には，寝具やトイレなどは和式スタイルよりも洋式スタイルのほうが負荷は少ない。そのほか，階段昇降や坂道歩行，長距離歩行，履物の影響はないかなどを評価する。

　また，肥満は疼痛を悪化させる。食生活や体重の増減について情報収集する。

❷人工膝関節全置換術後管理に関するアセスメント

　人工膝関節全置換術の術後急性期は，**深部静脈血栓症**を起こすリスクが高いため，下肢

の浮腫や腫脹，圧痛やしびれ，**ホーマンズ徴候**＊などの自覚症状，**D-ダイマー**などの検査値を確認する。

　手術後半年以降に起こる感染を**遅発性感染**といい，発熱，患部の腫れ，痛みなどで発症する。糖尿病の既往があったり透析療法を受けていたり，慢性疾患によるステロイド薬の内服をしていると，そのリスクが高い。また，虫歯や爪白癬なども遅発性感染のリスク因子になる。感染徴候の観察は継続的に必要である。

　人工膝関節は耐久性があるが，正座やあぐらなど無理な姿勢により緩みが生じると，入れ替えが必要になるため，日常生活での正座の機会について確認する。

6 ｜ 生じやすい看護問題

❶疼痛や可動域制限に関連した日常生活動作のセルフケア不足
　疼痛や可動域制限により日常生活動作（ADL）と手段的日常生活動作（IADL）のセルフケア能力が低下する危険がある。セルフケア能力低下は日常生活の不自由さだけでなく，自尊心の低下など活動意欲に影響し，生活の不活発化の悪循環につながる危険がある。

❷体重や人工膝関節の不十分な自己管理
　人工膝関節への負荷を軽減するために，体重コントロールを継続する必要がある。高齢者の場合は，長年の食事や運動習慣などを急に変えることは容易ではない。疼痛や可動域制限のために，運動の継続が困難になりやすい。無理な姿勢や慢性疾患の不適切な自己管理は，遅発性感染や人工関節の緩みを生じやすくする。

7 ｜ 目標と看護

❶疼痛コントロールと日常生活動作の維持・向上ができる
　変形性膝関節症の疼痛緩和には肥満の解消，筋力の維持・向上を行う。特に，大腿四頭

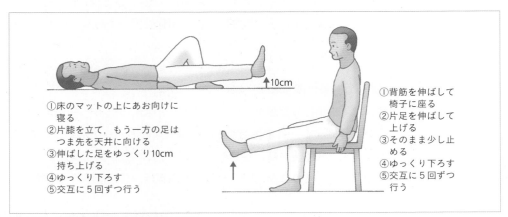

①床のマットの上にあお向けに寝る
②片膝を立て，もう一方の足はつま先を天井に向ける
③伸ばした足をゆっくり10cm持ち上げる
④ゆっくり下ろす
⑤交互に5回ずつ行う

①背筋を伸ばして椅子に座る
②片足を伸ばして上げる
③そのまま少し止める
④ゆっくり下ろす
⑤交互に5回ずつ行う

図4-25 大腿四頭筋の筋力強化の体操

＊ **ホーマンズ徴候**：膝を伸展し，足関節を背屈すると起こるふくらはぎの痛みを示す。

1 高齢者の
アセスメント

2 高齢者のくらし
を支える援助

3 高齢者特有の
症状と看護

4 高齢者特有の
疾患と看護

5 高齢者の
家族への看護

6 事例による
看護過程の展開

筋の筋力強化の体操（図4-25），ウォーキングや水泳など膝への負荷が少ない運動は疼痛緩和に有効である。適度な運動は，肥満の解消にも効果がある。肥満の解消は管理栄養士と連携し，摂取エネルギーを減らすだけでなく，筋肉量が減少しないように，十分なたんぱく質の摂取が行えるように指導する。

　日常生活動作では自宅の生活様式を確認し，できるだけ椅子やベッドを使用するなど洋式の生活を行うように指導する。必要があれば，住宅改修など社会資源の活用を検討する。また，膝を冷やさないようにサポーターを使用したり，ズボンをはくなどの生活を心がけるように指導する。

❷人工膝関節全置換術後の感染や人工関節の緩みなどを予防できる

　術後早期は，深部静脈血栓症予防のため弾性ストッキングの着用，足関節運動，早期離床を促す。離床後は，遅発性感染の危険因子である糖尿病や慢性腎臓病などの管理に注意する。虫歯や爪白癬がある場合は治療を促す。正座やあぐらは人工関節に負荷がかかり脱臼のリスクがあるので避け，長期使用により緩みが生じる危険性があるので，痛みがなくても定期的に受診するように指導する。

C 変形性脊椎症

1 疾患の概要

　変形性脊椎症は，加齢による椎間板の変性が椎間関節や骨，靱帯，筋肉など周辺組織にも影響し，姿勢変化や疼痛を生じる。

2 病態・症状

▶ 病態　加齢とともに椎間板の水分量は減少し，弾力性が低下し，クッション機能が不十分になる。椎体も一部が肥厚し，骨棘が形成される（図4-26）。

　老化などに伴う姿勢変化や筋力低下などで脊椎へ力が加わると，脊椎の変形が進行する。

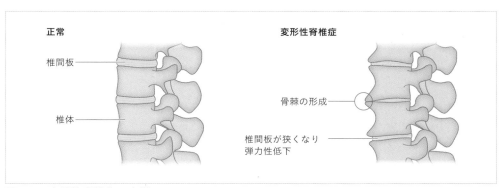

正常

椎間板

椎体

変形性脊椎症

骨棘の形成

椎間板が狭くなり
弾力性低下

図4-26 変形性脊椎症の病態

そのほかに，力仕事や農作業に長年従事するなど，脊椎に負荷がかかる生活をしていると発症しやすい。

変形性脊椎症は，腰部脊柱管狭窄症の原因疾患の一つである。

▶ 症状　主な症状は腰背部の疼痛である。疼痛は起床時など動作の開始時に出現するが，からだを動かしているうちに軽減する。変性が認められても症状がないこともある。

3 ｜ 検査・診断・治療

▶ 検査・診断　検査は，X線検査で脊椎の変形や骨棘を確認する。腰痛を主訴とするほかの脊椎疾患や脊椎以外の疾患との鑑別のために問診を行う。問診では，安静時の疼痛，疼痛の部位，しびれ，間欠跛行などを確認する。

▶ 治療　急性期の疼痛は安静，鎮痛薬の処方が主である。コルセットを用いることもあるが，長期間の装着は体幹の筋力低下につながる。疼痛が落ち着いたら，徐々に活動を増やし，機能の維持・回復に努める。また，再発予防のために日常生活の動作に注意する。

4 ｜ 看護の概要

変形性脊椎症は加齢によるものであり，変形があっても症状がないことも多い。日常生活で腰に負荷のかからない正しい姿勢をとること，腹筋などの筋力の保持・強化を行い，再発予防に努める。

5 ｜ アセスメントの視点

❶日常生活動作のアセスメント

長時間の座位や前屈姿勢など，腰背部への負荷が大きい動作や生活習慣がないかを確認する。具体的には，柔らかすぎるマットなどの寝具の使用，臥床時や座位時の姿勢，長時間の座位や歩行，荷物を持つ場合の姿勢などについて，本人や家族に確認する。また，病室やリハビリテーション時の姿勢などから，腰背部への負荷の状態をアセスメントする。

❷疼痛のアセスメント

疼痛は主観的な訴えであり個人差がある。高齢者は痛みを適切に訴えられない場合もあるため，主観的な情報だけでなく，臥床時の体動や表情なども観察する。また，疼痛が不眠や食欲不振などで表される場合もあるので，高齢者の話をよく聞くことが重要である。

6 ｜ 生じやすい看護問題

疼痛による日常生活の狭小化がある。痛みのコントロールが不十分であると臥床がちになり，筋力低下，寝たきりや廃用症候群のリスクが高くなる。

疼痛が慢性化すると，精神的なストレスが増大し，回復や社会参加への意欲が減退することもある。

疼痛コントロールと日常生活の活性化を図る。疼痛による安静は廃用症候群のリスクとなる。高齢者の訴えを理解しながら，疼痛緩和に努め，日常生活動作の拡大を促す。疼痛時は鎮痛薬を使用することが多いが，高齢者は効果が表れにくく，蓄積しやすいため，胃腸障害などの有害作用に注意する。

日常生活動作時は，脊椎への負荷が軽減するよう，前屈する動作は避ける。また，長時間の立位や歩行，座位は腰痛の誘因となるため，できるだけ避け，座位時には背もたれのある椅子を用いるように指導する。

退院後は，疼痛があっても家庭内の役割や，趣味活動を継続できるよう，杖やシルバーカーなど歩行補助具などを活用する。

D 骨粗鬆症

1 | 疾患の概要

骨粗鬆症（こつそしょうしょう）は，骨強度の低下により骨が脆弱化（ぜいじゃくか）し，骨折のリスクが増大した状態である。骨粗鬆症は自覚症状がなく，脊椎圧迫骨折や大腿骨頸部骨折などをきっかけに診断されることが多い。**骨強度**とは，**骨密度**（主にカルシウム量）と**骨質**（骨の微細な構造や骨代謝状態など）からなる骨の強さである。

骨粗鬆症では，軽微な外力により骨折を起こしやすくなり，要介護状態の原因になる。骨粗鬆症の有病率は，女性が男性の約3倍で，年齢とともに増加する。

2 | 病態・症状

▶ 病態　骨は，成長が完了すると骨芽細胞による**骨形成**と破骨細胞による**骨吸収**の均衡が保たれ（リモデリング），骨量が一定に維持される。しかし，骨吸収が骨形成を上回るリモデリングの異常により，骨量が減少し骨粗鬆症となる（図4-27）。

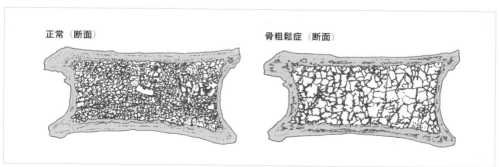

正常（断面）　　　骨粗鬆症（断面）

図4-27　骨粗鬆症による椎体の変化

1 高齢者のアセスメント
2 高齢者のくらしを支える援助
3 高齢者特有の症状と看護
4 高齢者特有の疾患と看護
5 高齢者の家族への看護
6 事例による看護過程の展開

表4-47 骨粗鬆症の分類

原発性骨粗鬆症		● 閉経後骨粗鬆症 ● 男性骨粗鬆症 ● 特発性骨粗鬆症（妊娠後骨粗鬆症など）
続発性骨粗鬆症	内分泌性	副甲状腺機能亢進症，甲状腺機能亢進症，クッシング症候群，性機能不全など
	栄養性	吸収不良症候群，胃切除後，ビタミン A または D 過剰，ビタミン C 欠乏症など
	薬物	ステロイド薬，性ホルモン低下療法治療薬，SSRI（選択的セロトニン再取り込み阻害薬），ワルファリンカリウム，メトトレキサート，ヘパリンナトリウム
	不動性	臥床安静，廃用症候群，骨折後など
	先天性	骨形成不全症，マルファン症候群
	そのほか	関節リウマチ，糖尿病，慢性腎臓病，肝疾患，アルコール依存症など

　骨粗鬆症は，加齢や閉経後に生じる**原発性骨粗鬆症**と，内分泌疾患や薬物，低栄養などによる**続発性骨粗鬆症**に分類される（表4-47）。高齢者にみられる原発性骨粗鬆症は，加齢による骨細胞の変性，運動量低下に基づく骨萎縮，カルシウム吸収能の低下などにより生じる。また，老化による女性ホルモン（エストロゲン），カルシトニン，活性型ビタミン D，男性ホルモン（アンドロゲン）の分泌低下も骨量減少を助長する。女性は閉経後にエストロゲンが急激に低下するため，骨粗鬆症が増加する。男性でも高齢になると，食生活や運動などライフスタイルの変化により，骨粗鬆症が増加する。

　続発性骨粗鬆症は，甲状腺機能亢進症，胃切除後の吸収不良，ステロイド薬などの薬物の使用などによって生じる。

▶ 症状　骨粗鬆症は自覚症状の少ない疾患で，徐々に進行する。脊椎の椎体が変形し，背が縮む，背中が曲がるなどの症状が出るが，痛みや麻痺を伴わないことも多い。骨粗鬆症がある高齢者に最も多くみられる骨折は，脊椎圧迫骨折である。ついで大腿骨頸部・転子部骨折が多く，そのほかに橈骨遠位端骨折，上腕骨頸部骨折がみられる。

　骨折時の症状は一般の骨折と同様であるが，骨粗鬆症により，骨癒合しにくく治癒が遅れる。

3 ｜ 検査・診断・治療

▶ 検査・診断　検査は胸椎・腰椎の X 線検査と骨密度測定が行われる。そのほかに血液検査や尿検査による骨吸収マーカーや骨形成マーカーなど骨代謝状態の評価が行われる。

　診断項目は，脆弱性骨折の有無と骨密度である。**脆弱性骨折**は軽微な外力によって生じた骨折のことで，椎体骨折または大腿骨近位部などの骨折である。脆弱性骨折があると骨粗鬆症と診断される。椎体骨折または大腿骨近位部そのほかの脆弱性骨折，肋骨，骨盤，橈骨遠位端骨折，上腕骨頸部の骨折があり，骨密度が YAM（young adult mean：若年成人平均値）の 80% 未満の場合や，脆弱性骨折がなく YAM の 70% 以下は骨粗鬆症と診断される。

▶ 治療　骨粗鬆症の治療目的は，骨粗鬆症の危険因子を低減し，骨折を予防することである。骨粗鬆症の介入可能な危険因子はカルシウム不足，ビタミン D・ビタミン K の不足，

運動不足，喫煙，過度の飲酒やカフェイン摂取などであり，生活習慣の改善が必要である。薬物療法では骨吸収を抑制するビスホスホネート薬，カルシトニン薬，女性ホルモン薬，SERM（selective estrogen receptor modulator，選択的エストロゲン受容体モジュレーター），カルシウム吸収を増加させるカルシウム薬，活性型ビタミン D_3 薬，骨形成を促進するビタミン K_2 薬，副甲状腺ホルモン薬などが使用される。

4　看護の概要

骨密度，骨量は 20 歳くらいまでで最大値に達する。したがって，若年時からの栄養不足や運動不足は骨粗鬆症の危険因子となる。閉経後の女性は骨粗鬆症検査を受けることで，早期の発見と治療が可能となる。

骨粗鬆症と診断された場合は，食事や運動などの生活習慣の改善，薬物療法の継続，転倒防止などを行い，骨折予防に努める。

5　アセスメントの視点

❶転倒リスクに関するアセスメント

骨粗鬆症の看護では，転倒などによる骨折の予防が重要である。高齢者の場合，入院などの環境変化は転倒の外的因子となるために，ベッドの高さや，履物，段差や照明などの環境をアセスメントする。

そのほか，転倒に関する内的因子についてもアセスメントする（第 2 章 - Ⅲ「高齢者への転倒・転落予防の援助」参照）。

❷健康管理や生活習慣に関するアセスメント

骨粗鬆症による骨折は，転倒以外にも荷物を持ち上げる，立ち上がる姿勢など，腰背部への負荷などが脊椎圧迫骨折のリスクとなる。腰背部へ負荷がかからない動作ができているかアセスメントする。適度な運動を行うため，加齢による易疲労性，耐久力の低下などを評価する。

食生活のアセスメントとして，カルシウム，ビタミン K・D を多く含む食品の摂取状況を確認する。高齢者は，腎疾患や糖尿病など栄養摂取に関連する既往歴の把握が必要である。そのほか過度の飲酒，カフェイン摂取や喫煙について情報収集する。また，適切に服薬できているか，服薬状況についてアセスメントする。

6　生じやすい看護問題

❶転倒と骨折のリスク

骨粗鬆症は自覚症状がない場合もあり，骨折のリスクについて指導する必要がある。転倒を恐れて運動量が減少すると，骨への負荷が低下し，骨強度が低下するリスクがある。骨強度を保つためには適度な運動による負荷が必要だが，運動による転倒リスクが高まるため，転倒を予防しながら運動を行う必要がある。

1 高齢者のアセスメント

2 高齢者のくらしを支える援助

3 高齢者特有の症状と看護

4 高齢者特有の疾患と看護

5 高齢者の家族への看護

6 事例による看護過程の展開

❷非効果的な健康管理

骨粗鬆症は，食事や運動など生活習慣の改善を継続する必要があるが，長年の健康管理を変えるのは容易ではない。骨粗鬆症の薬物療法は長期間の継続を要するため，服薬の中断のリスクがある。

7 | 目標と看護

❶転倒を予防し，運動習慣を身につけることができる

骨への適度な負荷をかけるために，散歩や買い物など，歩行や運動をする機会をつくるよう指導する。摂取したカルシウムを吸収するためにはビタミン D の活性化が必要であり，日光浴が有効である。疼痛が生じないように，短時間で回数を分けて運動する。転倒による骨折のリスクが高いため，運動時には転倒に留意する。また，自宅内での転倒予防のため，室内の整頓や環境を整えることを心がける。

❷薬物療法の必要性を理解し，生活習慣を改善できる

薬物の効果や服用方法について指導し，薬物療法を継続する必要性について理解できるよう指導する。特に，ビスホスホネート薬は食物中のミネラルと結合すると吸収されず，食道に付着すると潰瘍のリスクがある。空腹時に水で服用すること，服用後 30 分は座位を保持し，食事を摂らないことなどを守って服用するよう指導する。

食生活に関してはバランスの良い食事，カルシウム，ビタミン K・D の摂取を推奨する。高齢者は長年の習慣があるので，良い点は強化し，改善が必要な点については目標を共有する。必要があれば管理栄養士と連携し，家族も含めて指導する。カフェインやアルコール摂取もリスク因子であるため摂り過ぎないようにする。できるかぎり禁煙できるように指導する。

IX 皮膚疾患と看護

A 褥瘡

1 | 疾患の概要

褥瘡は，日本褥瘡学会により「身体に加わった外力は骨と皮膚表層の間の血流を低下，あるいは停止させる。この状況が一定時間持続されると組織は不可逆的な阻血性障害に陥り褥瘡となる」[47] と定義されている。

2016（平成 28）年に同学会が行った実態調査では，一般病院，大学病院，精神病院のいずれにおいても，褥瘡有病者の 6 割以上が 65 歳以上の高齢者であったことが報告されて

いる。

2 | 病態・症状

❶褥瘡発生のメカニズム

褥瘡の発生には，阻血性障害，再灌流障害，リンパ系機能障害，機械的変形の 4 つの機序が複合的に関与していると考えられている（図 4-28）。

- **阻血性障害**：局所の低酸素状態から嫌気性代謝が亢進し，組織内で乳酸蓄積や pH の低下が起こる。
- **再灌流障害**：阻血後の血流再開の際，阻血に伴い蓄積された組織障害性物質（炎症性サイトカインやフリーラジカルなど）が流出する。
- **リンパ系機能障害**：リンパ灌流がうっ滞し，老廃物や自己分解性酵素が蓄積する。
- **機械的変形**：外力の直接作用によって，細胞のアポトーシス，細胞外マトリックスの配向性の変化が起きる。

❷褥瘡の発生要因

褥瘡の発生要因を表 4-48 に示す。褥瘡は，全身的要因だけでなく，局所的要因や社会的要因などが様々に作用して発生する。

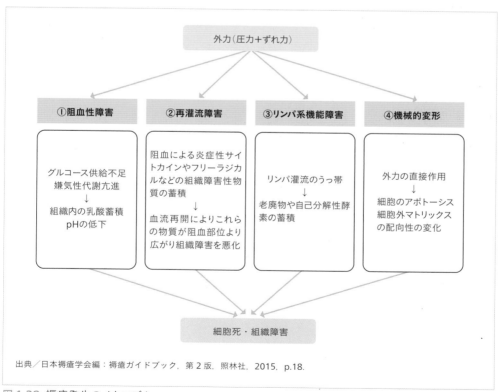

出典／日本褥瘡学会編：褥瘡ガイドブック．第 2 版．照林社．2015．p.18.

図 4-28 褥瘡発生のメカニズム

表4-48　褥瘡発生の要因

要因		要因に伴う状況
全身的要因	低栄養	浮腫・皮膚弾力性の低下・皮膚組織の耐久性低下
	るいそう	皮下脂肪の減少・骨突出・活動性の低下
	基礎疾患	循環血液量の低下・浮腫・麻痺・神経障害・免疫力の低下活動性の低下
	薬物	免疫力の低下・活動性の低下
局所的要因	加齢に伴う皮膚変化	皮膚の菲薄化・皮脂減少・皮下血流量の低下
	拘縮	骨突出・活動性の低下・皮膚の浸軟・刺激
	摩擦やずれ	外力の増強
	失禁や湿潤	皮膚の浸軟・刺激
社会的要因	経済的困窮・健康への関心不足	低栄養・活動性の低下・セルフケアの不足
	ケア提供者の知識不足・技術不足	ケアの不足・不十分なケア

（1）全身的要因

• 低栄養や基礎疾患の心不全などによって生じる浮腫は，高齢者の皮膚をさらに菲薄化させ，皮膚組織の耐久性を著しく低下させる。また，浮腫によって血行障害が起きると，局所の阻血を招きやすくなる。

• るいそうに伴う皮下脂肪の減少は骨突出を招き，皮膚組織の耐久性低下とともに局所を外力による刺激から守ることを困難にさせる。

• 意識障害，麻痺，神経障害の影響を受けた活動性の低下，あるいはるいそうに伴う活動性の低下は，局所への圧力持続を招く。

• 糖尿病などの疾患や，抗がん剤やステロイド薬などの薬物投与に際して認められる免疫力の低下は，皮膚や粘膜の新陳代謝の低下から創傷治癒の遅延につながりやすい。

（2）局所的要因

• 疾患や廃用性変化によって起こる拘縮は，同一体位に伴う局所への圧力持続を招く。拘縮によって皮膚どうしの密着した状態が続けば，汗による皮膚の浸軟も起こりやすい。

• 摩擦やずれは，直接的な局所への外力となる。

• 尿や便，汗などによる皮膚の浸軟は摩擦係数を上昇させるため，褥瘡発生のリスクを増大させる。

（3）社会的要因

• 患者自身の経済的困窮や健康への関心不足は，低栄養や活動性の低下を招き，褥瘡発生につながる社会的要因となる。

• セルフケアが困難な高齢者の場合は，特にケアを提供する側の褥瘡に関する知識不足や技術不足も，発生の要因となる。

❸発生部位

　体圧が集中する骨の突出部位が褥瘡の好発部位となる。発生部位は体位によって異なる（図4-29）。一般的にとられやすい仰臥位では，体重の半分近くの力が仙骨部にかかるため，褥瘡が最も多く発生するのは仙骨部である。褥瘡の発生する高齢者の多くは，ケア提供者

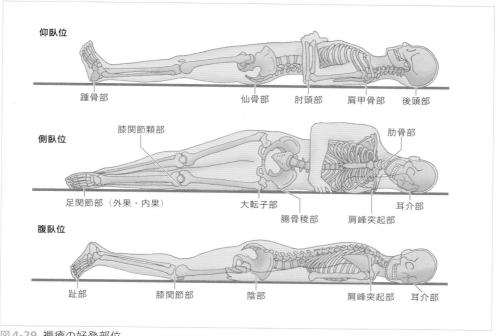

高齢者のアセスメント 1

高齢者のくらしを支える援助 2

高齢者特有の症状と看護 3

4 高齢者特有の疾患と看護

高齢者の家族への看護 5

事例による看護過程の展開 6

仰臥位　踵骨部　仙骨部　肘頭部　肩甲骨部　後頭部

側臥位　膝関節顆部　肋骨部　足関節部（外果・内果）　大転子部　腸骨稜部　肩峰突起部　耳介部

腹臥位　趾部　膝関節部　陰部　肩峰突起部　耳介部

図4-29　褥瘡の好発部位

による体位変換を必要とする。

3 | 検査・診断・治療

▶ 検査・診断　褥瘡の診断は，基本的に視診と触診により行われる。DTI*が疑われるような症例については，超音波画像診断法による診断やサーモグラフィーも活用される。

　創部の重症度は，大きさ，深さ，感染の有無，壊死組織や肉芽組織の状態などを総合的にみて行われる。深さによる分類では，以下のような様々な分類が存在する。

- Shea の分類
- IAET（International Association for Enterostomal Therapy）の分類
- NPUAP（National Pressure Ulcer Advisory Panel）の分類，EPUAP（European Pressure Ulcer Advisory Panel）の分類（表4-49）

　褥瘡の経過評価については，国内では日本褥瘡学会により開発・改訂された「DESIGN-R®」が広く使われている（図4-30）。これは深さ（Depth）以外の項目の点数を合計して経過を評価することができるもので，治癒過程を評価していくうえでも有用である。

---

* **DTI**（**deep tissue injury**：**深部損傷褥瘡**）：NPUAP（National Pressure Ulcer Advisory Panel）の褥瘡分類（2007年）において加えられた概念。臨床的には疼痛を伴う皮膚の変色や皮下の硬結として観察される。一見軽症にみえるが，圧力やずれ力による上皮の下床組織の損傷を伴っており，進行すると，さらに深層へ損傷が進み深い褥瘡に至る。超音波画像診断による評価が有用である。

表4-49 NPUAP-EPUAPによる褥瘡の分類

ステージI 消退しない発赤		通常，骨突出部に限局された領域に消退しない発赤を伴う損傷のない皮膚。色素の濃い皮膚には明白な消退は起こらないが，周囲の皮膚と色が異なることがある。
ステージII 部分欠損		黄色壊死組織（スラフ）を伴わない，創底が薄赤色の浅い潰瘍として現れる真皮の部分層欠損。水疱蓋が破れていないもしくは開放／破裂した，血清で満たされた水疱を呈することもある。
ステージIII 全層皮膚欠損		全層組織欠損。皮下脂肪は確認できるが，骨，腱，筋肉は露出していない。組織欠損の深度がわからなくなるほどではないがスラフが付着していることがある。ポケットや瘻孔が存在することもある。
ステージIV 全層組織欠損		骨，腱，筋肉の露出を伴う全層組織欠損。スラフまたはエスカー（黒色壊死組織）が創底に付着していることがある。ポケットや瘻孔を伴うことが多い。
判定不能 深さ不明		潰瘍底がスラフ（黄色，黄褐色，灰色，緑色または茶色）やエスカー（黄褐色，茶色または黒色）に覆われている全層組織欠損。スラフやエスカーを十分に除去して創底を露出させない限り，正確な深達度は判定できない。
深部損傷褥瘡疑い 深さ不明		圧力やせん断力によって生じた皮下軟部組織が損傷に起因する，限局性の紫色または栗色の皮膚変色または血疱。隣接する組織と比べ，疼痛，硬結，脆弱，浸潤性で熱感または冷感などの所見が先行して認められる場合がある。

出典／EPUAP，NPUAP，PPPIA著，真田弘美，宮地良樹監訳：褥瘡の予防と治療；クイックリファレンスガイド日本語版. https://www.epuap.org/wp-content/uploads/2016/10/japan_quick-reference-guide-jan2016.pdf（最終アクセス日：2020/7/20）.

▶ 治療　大きく保存的治療，物理療法，外科的治療に分けられる。

❶保存的治療

外用薬やドレッシング材を選択して行われる。

（1）外用薬

軟膏剤や粉末剤，噴霧剤，シート材などの種類がある。滲出液の量，潰瘍の深さや性状（壊死組織の有無，肉芽の状態，表皮形成の状態），感染の有無などを総合的に評価し，目的に応じた薬剤が選択される。滲出液の吸収，壊死組織の除去，肉芽形成の促進，感染予防を目的に選択される外用薬を表4-50に示す。

（2）ドレッシング材

シート状と異形型（チューブ状，リボン状，スポンジ状など）の形状のものがある。創面の保護，創の湿潤環境の保持，滲出液の吸収，疼痛緩和などを目的に選択するため，選択の際

1 高齢者の アセスメント

2 高齢者のくらし を支える援助

3 高齢者特有の 症状と看護

4 高齢者特有の 疾患と看護

5 高齢者の 家族への看護

6 事例による 看護過程の展開

DESIGN-R® 褥瘡経過評価用

カルテ番号（　　　　　）
患者氏名（　　　　　　　　　）

| | | | | 月日 | / | / | / | / | / | / |

Depth 深さ 創内の一番深い部分で評価し，改善に伴い創底が浅くなった場合，これと相応の深さとして評価する

d	0	皮膚損傷・発赤なし	D	3	皮下組織までの損傷					
	1	持続する発赤		4	皮下組織を越える損傷					
	2	真皮までの損傷		5	関節腔・体腔に至る損傷					
				U	深さ判定が不能の場合					

Exudata 滲出液

e	0	なし	E	6	多量：1日2回以上のドレッシング交換を要する					
	1	少量：毎日のドレッシング交換を要しない								
	3	中等量：1日1回のドレッシング交換を要する								

Size 大きさ 皮膚損傷範囲を測定：[長径(cm)×長径と直交する最大径(cm)]*3

s	0	皮膚損傷なし	S	15	100 以上					
	3	4 未満								
	6	4 以上　　16 未満								
	8	16 以上　　36 未満								
	9	36 以上　　64 未満								
	12	64 以上　100 未満								

Inflammation/Infection 炎症／感染

i	0	局所の炎症徴候なし	I	3	局所の明らかな感染徴候あり（炎症徴候，膿，悪臭など）					
	1	局所の炎症徴候あり（創周囲の発赤，腫脹，熱感，疼痛）		9	全身的影響あり（発熱など）					

Granulation 肉芽組織

g	0	治癒あるいは創が浅いため肉芽形成の評価ができない	G	4	良性肉芽が，創面の10%以上50%未満を占める					
	1	良性肉芽が創面の90%以上を占める		5	良性肉芽が，創面の10%未満を占める					
	3	良性肉芽が創面の50%以上90%未満を占める		6	良性肉芽が全く形成されていない					

Necrotic tissue 壊死組織 混在している場合は全体的に多い病態をもって評価する

n	0	壊死組織なし	N	3	柔らかい壊死組織あり					
				6	硬い厚い密着した壊死組織あり					

Pocket ポケット 毎回同じ体位で，ポケット全周（潰瘍面も含め）[長径(cm)×短径*1(cm)]から潰瘍の大きさを差し引いたもの

p	0	ポケットなし	P	6	4 未満					
				9	4 以上 16 未満					
				12	16 以上 36 未満					
				24	36 以上					

| | | | | 合計*2 | | | | | | |

部位［仙骨部，坐骨部，大転子部，踵骨部，その他（　　　　　）］
＊1：“短径”とは“長径と直交する最大径”である
＊2：深さ（Depth：d, D）の得点は合計には加えない
＊3：持続する発赤の場合も皮膚損傷に準じて評価する

© 日本褥瘡学会 /2013

出典／日本褥瘡学会ホームページ，http://www.jspu.org/jpn/member/pdf/design-r.pdf（最終アクセス日：2020/5/15）.

図4-30 DESIGN-R® による褥瘡経過評価

は滲出液の量，潰瘍の深さや性状（壊死組織の有無，肉芽の状態，表皮形成の状態），感染の有無などを総合的に評価することが重要である。

❷物理療法

　電気刺激療法，超音波療法，近赤外線療法，電磁波刺激療法，水治療法，パルス療法，吸引療法，陰圧閉鎖療法などがある。感染や壊死組織の有無によって，選択される療法は異なるため，創部の状態を十分評価したうえで行われる。

❸外科的治療

　保存的治療に反応しない，あるいは感染源としての創部の除去が望ましい場合に選択される。外科的デブリードマンと外科的再建術がある。

表4-50 褥瘡治療の外用薬

目的	薬剤の種類	代表的な製品
滲出液の吸収 壊死組織の除去 感染予防	カデキソマー・ヨウ素	カデックス® 軟膏・外用散
	スルファジアジン銀	ゲーベン® クリーム
滲出液の吸収 肉芽形成の促進 感染予防	精製白糖・ポビドンヨード	イソジン® シュガーパスタ軟膏，スクロード® パスタ，ソアナース® 軟膏，ドルミジン® パスタ，ネグミン® シュガー軟膏，ポビドリン® パスタ軟膏，ユーパスタコーワ® 軟膏
壊死組織の除去	デキストラノマー	デブリサン® ペースト
	ブロメライン	ブロメライン® 軟膏
肉芽形成の促進	アルクロキサ	アルキサ® 軟膏，イサロパン® 外用散
	アルプロスタジルアルファデクス	プロスタンディン® 軟膏
	トレチノイントコフェリル	オルセノン® 軟膏
	トラフェルミン	フィブラスト® スプレー
	ブクラデシンナトリウム	アクトシン® 軟膏

　外科的デブリードマンは，壊死組織の除去を目的に，保存的治療に抵抗性の高い褥瘡に対して行われる。硬く固着した壊死組織で周囲に炎症徴候（発赤，腫脹，疼痛）や悪臭を認める場合には，壊死組織下に膿が貯留している可能性があるため，デブリードマンで速やかに排膿を促す必要がある。

　外科的再建術は，褥瘡の閉鎖を目的に行われる。皮下組織より深層に達した褥瘡に対して行われ，筋皮弁や人工真皮などを用いて被覆を行う。

　外科的デブリードマンと外用薬治療によって改善のみられた事例を，図4-31 に示す。

4 ｜ 看護の概要

　褥瘡発生の要因（全身的要因・局所的要因・社会的要因）に基づいて高齢者の状態を評価することは，褥瘡予防のケアへとつながる。褥瘡が発生した場合でもその状態を正しく評価し，治療・ケアを行っていくことで，褥瘡悪化を防ぐことができる。高齢者は，病院・自宅・施設と療養の場を変えることが多いため，それぞれの環境で利用できる資源（人・物・

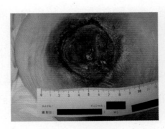 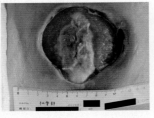 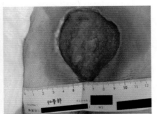

①硬く固着した壊死細胞を有する褥瘡（仙骨部）　②外科的デブリードマンと外用薬治療により壊死細胞の除去が進む褥瘡（仙骨部：①より2週間後）　③壊死組織が除去され肉芽形成された褥瘡（①より1.5か月後）

図4-31 仙骨部の褥瘡の治癒過程

医療）を理解したうえで，入退院時にケア環境を整備していく必要がある。

　また，褥瘡のリスクの高い高齢者にとっては，適切な評価のもとに行われる日常的なケアが重要となる。看護によって行われる栄養管理や体圧管理，体圧分散具の使用，湿潤環境の低減，ずれの防止，皮膚の観察と処置，痛みの評価とケアは重要である。

5　アセスメントの視点

❶高齢者が有する褥瘡発生の要因に基づいて評価する

　活動性や可動性，湿潤の状態，摩擦やずれの状態，浮腫の有無，栄養状態などを評価し，総合的にアセスメントする。リスクアセスメント・スケールを活用する。

　高齢者は，疾患や加齢に伴う筋量の減少などから，活動性の低下が比較的容易に起きる。以下のような要因に基づいて評価することは重要である。
- 活動性の低下に伴う局所への圧迫の持続
- 知覚の低下に伴う局所への圧迫の持続
- 汗，尿・便失禁に伴う湿潤環境の持続
- 皮膚や皮下組織の脆弱化（ぜいじゃくか）が及ぼす摩擦・ずれ
- 摂食嚥下（えんげ）障害や消化機能障害などが及ぼす栄養障害
- 循環障害に伴う血流の低下

　入院・退院などの療養環境の変化により，活動や運動が制限される場合がある。関連する施設や職種と情報を共有しながら，個々に適した活動・運動を支援することも必要である。

❷治癒過程では，統一したスケールを用いて創部の評価を行っていく

　国内で広く使われる日本語版ブレーデンスケールや，OHスケール（大浦・堀田スケール），K式スケール（金沢大学式褥瘡発生予測スケール）など，高齢者を対象につくられたスケールを用いて評価することが推奨される。

6　生じやすい看護問題

- 活動性の低下や知覚の低下により圧迫が持続することにより，褥瘡が発生・悪化する。
- 汗，尿・便失禁により湿潤環境が持続することにより，褥瘡が発生・悪化する。
- 摩擦やずれにより，褥瘡が発生・悪化する。
- 栄養障害により，褥瘡が発生・悪化する。
- 皮膚や創部の観察が不十分なことにより，褥瘡が発生・悪化する。
- 創部の痛みによりQOLが低下する。

1 高齢者のアセスメント
2 高齢者のくらしを支える援助
3 高齢者特有の症状と看護
4 高齢者特有の疾患と看護
5 高齢者の家族への看護
事例による看護過程の展開

❶褥瘡の発生要因へ働きかけることにより，褥瘡を予防できる，あるいは褥瘡の悪化を予防できる

　第3章–IV–C–1「褥瘡の予防」を参照。

❷適切な処置やケアにより，褥瘡の縮小，治癒が促進される

• 褥瘡の好発部位については，褥瘡の有無にかかわらず定期的に皮膚の観察を行う。

• 創部の状態は，DESIGN-R® などで定期的に評価を行う。

• 創周囲の皮膚は，泡立てた弱酸性の洗浄剤を用いて洗浄を行う。

• 創部の洗浄には洗浄剤を用いず，微温湯や人肌程度に温めた生理食塩水で洗浄を行う。

• ドレッシング材と外用薬を，創の状態に応じて使用する。

❸創部の痛みの発生を予防できる，あるいは痛みを軽減することができる

（1）痛みの評価

• 痛みの評価は，処置時だけでなく様々な機会に行う。

• 言語だけでなく，表情の変化やからだの動き，バイタルサインの変化などから評価する。

（2）痛みに対するケア

• 創部の圧迫や摩擦を防ぐため，体圧分散用具の活用やドレッシング材の使用を行う。

• 体位変換や移動時に，創部への圧迫や摩擦を避ける。

• 創面を適切な湿潤環境に保つため，外用薬やドレッシング材を使用する。

• ドレッシング材の剝離時は，皮膚を手で押さえながらゆっくりと剝がす。必要時は，非固着性のドレッシング材の使用やリムーバーの使用を検討する。

• 創部の洗浄には，微温湯や人肌程度に温めた生理食塩水を使用する。

• 必要時は鎮痛薬を使用する。

Ⓑ 皮膚瘙痒症

1 疾患の概要

　かゆみの原因になるような皮膚病変がないにもかかわらず，かゆみを生じている状態を皮膚瘙痒症という。高齢者では，皮膚の乾燥（ドライスキン）により皮膚瘙痒症をきたしやすい。

2 病態・症状

▶ 病態　様々な疾患（乾皮症，腎疾患，胆道系疾患，内分泌疾患，血液疾患，悪性腫瘍，中枢神経障害）や薬剤が原因となっている。高齢者の場合，加齢に伴う皮脂腺の減少や皮脂の分泌減少により，皮膚は乾燥傾向となる。

1	高齢者の アセスメント
2	高齢者のくらし を支える援助
3	高齢者特有の 症状と看護
4	**高齢者特有の 疾患と看護**
5	高齢者の 家族への看護
6	事例による 看護過程の展開

▶ 症状　明らかな皮疹を伴わないが，皮膚には掻破（そうは）による掻破痕や色素沈着などの病変を伴うことも多い。

3 ┃ 診断・治療

▶ 診断　診断は問診と視診により行われる。かゆみを訴えられない場合でも，2次的な湿疹や痒疹，掻破に伴う皮膚損傷により診断される。

▶ 治療　かゆみの原因となる疾患・病態がある場合は，それに対する治療が優先される。外用薬での治療では，保湿剤（尿素やヘパリン類似物質を含むものなど）を用いてドライスキンを改善させる。また2次的に湿疹や痒疹（ようしん）を生じている場合は，ステロイド薬の外用は有効である。

4 ┃ 看護の概要

　皮膚瘙痒症に対しては，まずは原因となる疾患・病態への治療が受けられるように支援することが重要になる。また，保湿を行うことや過度の皮膚への刺激を避けることなど，日常生活のなかでの予防・症状改善のための取り組みも重要な看護である。

5 ┃ アセスメントの視点

- かゆみが日常生活に及ぼす影響を理解する。
- 集中力の低下や不眠を招き，QOL（生活の質）を低下させていないか把握する。
- 皮膚の乾燥の原因を把握する。

6 ┃ 生じやすい看護問題

- 瘙痒感に伴い QOL が低下する。
- 患部を掻破することにより皮膚損傷を起こす。

7 ┃ 目標と看護

❶ 適切なケアにより瘙痒感が低減される
❷ 瘙痒感を低減させることによりストレスが軽減される
❸ 掻破によって起こる皮膚損傷を予防することができる

- 原因疾患に対する治療が行えるように支援する。
- 加湿器やぬれタオルなどを用いて部屋の乾燥を防ぐ。
- 香辛料やアルコール，コーヒーなど刺激物の摂取を避ける。
- 入浴時の刺激を配慮する。熱めのお湯，過度の石けん使用，ナイロンタオルや硬いスポンジの使用は避け，刺激の少ない弱酸性の石けんやシャンプーを使用する。
- 化学繊維などの刺激のある衣類や寝具類を避け，綿などの天然素材を検討する。
- 暖房や電気毛布などで過度にからだを温めることを避ける。

表4-51 保湿剤の種類

主成分	特徴	主な商品
尿素製剤	保湿効果が高く，べたつきにくい。炎症部位に使うと刺激が強い。	パスタロン® 軟膏，パスタロン® ローション，ウレパール® クリームなど
ヘパリン類似物質製剤	保湿効果が高く，伸びが良く使いやすい。刺激が少なく創部にも使える。	ヒルドイド® ソフト軟膏，ヒルドイド® ローションなど
ビタミンA含有製剤	手湿疹や手荒れに有効。	ユベラ® 軟膏，ザーネ® 軟膏など
セラミド配合製剤	保湿効果が高く，乾燥などの症状を改善させる。やや高価。	キュレル® クリーム，キュレル® ローションなど
油脂性製剤	刺激が少なく安価。べとつき感がある。	白色ワセリン，亜鉛華軟膏など

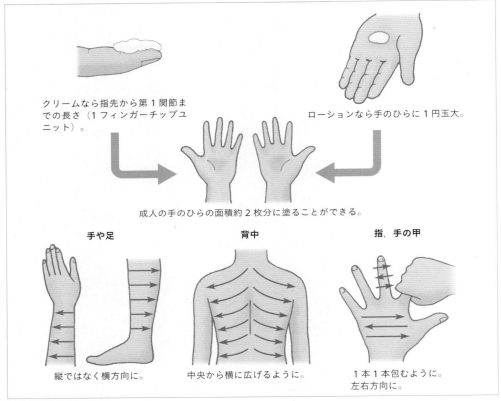

クリームなら指先から第1関節までの長さ（1フィンガーチップユニット）。

ローションなら手のひらに1円玉大。

成人の手のひらの面積約2枚分に塗ることができる。

手や足　　　　　　　　　背中　　　　　　　　　指，手の甲

縦ではなく横方向に。　　中央から横に広げるように。　　1本1本包むように。左右方向に。

図4-32 保湿剤の塗り方

- 保湿剤（軟膏，クリーム，ローション）を用いて保湿を図る（表4-51，図4-32）。

C 白癬

1 疾患の概要

白癬（はくせん）は，ヒトの皮膚感染症として最も日常的な皮膚の感染症であり，皮膚糸状菌（しじょうきん）（白癬菌）

による皮膚感染症のうちの一つである。白癬菌は高温多湿な環境で増殖するため，皮膚が長時間密着する部位に病変が現れる。

　高齢者の場合，自覚症状がないなかで病状が進行することも多い。体動困難な状況や，からだが動かせても視力低下や手の巧緻性の低下により，患部の観察やケアがうまくできていないことも背景にある。

2 ｜ 病態・症状

　白癬菌が角層に感染して増殖する疾患であり，病変の部位によって以下に分類される。
- **足白癬**（水虫）：趾間の浸軟や鱗屑，足底の水疱や鱗屑，角化を認める。
- **爪白癬**（爪水虫）：爪甲の混濁や爪甲下の角質増殖を認める（図4-33）。
- **頭部白癬**（しらくも）：鱗屑や黒点，膿疱や腫脹を認める。
- **体部白癬**（たむし），**股部白癬**（いんきんたむし）：鱗屑や小水疱が感染した周囲に環状に配列する。紅斑を伴うことが多い。
- **手白癬**：鱗屑や小水疱を認める。

3 ｜ 検査・診断・治療

▶ 検査・診断　鏡検により起因菌の確認を行う。顔面や体部，股部や手の白癬の場合，多くは足や爪の白癬から感染していることもあるため，足の診察も併せて行う。

▶ 治療

❶外用薬
- 表在性のもの（足，体部，股部，手）に対して使用する。
- 1日1～数回の塗布を，病変消失後もしばらくは行う（1週間～1か月）。

❷内服薬
- 薬剤の浸透しづらい爪白癬や，皮膚への刺激の強い頭部に対して使用する。
- 長期使用となることも多いため，薬物による有害作用に注意する。

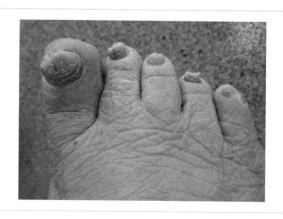

図4-33 爪白癬

高齢者のアセスメント

高齢者のくらしを支える援助

高齢者特有の症状と看護

4 高齢者特有の疾患と看護

高齢者の家族への看護

事例による看護過程の展開

4 | 看護の概要

　高齢者の場合，患部の観察やケアがうまく行えないために病変が広がることが少なくない。罹患（りかん）しやすい部位の観察や予防的なケア，罹患後のケアなどは，地域包括ケアのもと，周囲にいる人間が積極的にかかわりをもっていくことが重要である。

5 | アセスメントの視点

- 感染部となりやすい部位を把握する。
- 皮膚の密着した部位（体格や関節の拘縮（こうしゅく）などの影響）を把握する。
- 患部へのケアが行えるかを把握する（視力低下や手の巧緻性の低下がセルフケアに影響していないか考える）。

6 | 生じやすい看護問題

- 患部のケアが不十分なことにより，症状が悪化する。
- 感染症への対応が不十分なことにより，周囲へ感染が広がる。

7 | 目標と看護

❶患部へのケアが継続され，症状が改善される

（1）患部を清潔に保てるよう支援する
- 石けんを用いて洗浄し，洗浄後は皮膚の密着部位をしっかりと乾燥させる。
- 足趾（そくし）に対しては，通気性の良い履物（靴，靴下など）を使うよう指導する。
- 肥厚・変形した爪は，足浴や手浴で柔らかくした後，爪切りやニッパーを用いて整える。爪切りやニッパーが使えない場合にはやすりを用いて整える。
- 上記の支援の必要な部分を把握し，保清に努める。

（2）外用薬の塗布を適切に行う
- 病変部より広い範囲に塗布する。
- 入浴後・手浴後・足浴後に行う（薬物が浸透しやすい）。
- 皮膚の状態を観察し，継続・中止は医師の指示に基づいて行う。
- 新たな皮膚変化がみられる場合は中止して，医師に相談する。一見症状が落ち着いたようにみえても，皮膚の深部に白癬菌が存在する場合があるため，塗布中止に際しては必ず医師に相談する。

❷感染を周囲へ広げない
- バスマットやタオル，履物は共有せず，個人用のものを使用する。
- 治療中は素足で歩き回らないように指導する。

D 疥癬

1 | 疾患の概要

疥癬は，2017（平成29）年の厚生労働省による患者調査では，約700人の患者数が報告されている。高齢者にとっては，免疫力の低下や体動困難な状況，保清の機会の減少などにより，感染のリスクは高いといえる。

2 | 病態・症状

疥癬虫（ヒゼンダニ）が皮膚の角質層に寄生して発症する皮膚感染症である。ヒゼンダニは雌の成虫（図4-34）で体長0.4mmほどあり，皮膚の角質層をトンネル状に掘り進んで卵を産む。卵は3〜4日で孵化して幼虫となり，脱皮を繰り返して成虫となる。この間，約2週間は終始ヒトの皮膚で生存し，皮膚から離脱すると短期間で死滅する。

感染経路はヒトの肌からヒトの肌への直接接触であり，長時間寝起きを共にすることでも感染する。寝具を介した間接的な感染も，まれに発生する。

疥癬は寄生するヒゼンダニの数によって，**通常疥癬**と**角化型疥癬**（以前はノルウェー疥癬とよばれた）に分類される。角化型疥癬は寄生虫体数が100万を超えるため，感染源として注意が必要である。

❶通常疥癬

感染後1か月の潜伏期を経て発症する。以下のような3種類の皮疹と激しいかゆみが特徴的な症状である（角化型疥癬の場合には，かゆみを伴わないこともある）。疥癬虫やその糞に対するアレルギー反応により激しいかゆみを生じ，特に夜間にかゆみを増す。

- **紅斑性の小丘疹**：胸腹部や大腿部，腋窩や上肢屈側に好発する。疥癬虫の抜け殻，糞などに対するアレルギー反応であり，発疹の部位に虫体はいない（図4-35）。
- **疥癬トンネル**：疥癬特有の発疹で手，指，陰股部や殿部に好発する。長さが数cmに及

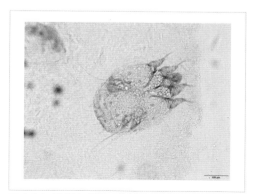

図4-34 疥癬虫（雌の成虫）

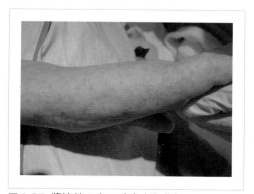

図4-35 漿液性の赤い丘疹（手，指）

高齢者のアセスメント

高齢者のくらしを支える援助

高齢者特有の症状と看護

4 高齢者特有の疾患と看護

高齢者の家族への看護

事例による看護過程の展開

ぶものもあり，末端で白っぽい鱗屑が目立つのが特徴である。疥癬トンネルは疥癬虫が卵を産む場所である。

- **小結節**：小豆大で赤褐色のもので，外陰部や腋窩，肘頭などに好発する。疥癬虫死滅後も数か月残ることが多い。

❷角化型疥癬

重症感染症や悪性疾患，ステロイド薬や免疫抑制薬投与中など，免疫力が落ちている患者に発症しやすい。同様の理由で高齢者にも発症しやすい。通常の疥癬と異なり，頭部や耳介にも症状が出現する。多数の疥癬虫が観察される増殖した角質部では，灰色〜黄白色の厚い鱗屑が牡蠣状に付着している。

3 検査・診断・治療

▶ **検査・診断**　確定診断は検鏡によって行われる。通常疥癬では紅斑性小丘疹や小結節，疥癬トンネルから，角化型疥癬では増殖した角質内から，疥癬虫の虫体や卵を検出する。

▶ **治療**　主な治療は，イベルメクチン（ストロメクトール®）の経口投与とクロタミトン（オイラックス®）の外用薬を併用する。外用薬の塗布は，皮疹部にのみ疥癬虫がいるとは限らないため，頸部から下の全身にくまなく塗布することが重要である。全身に塗布した後は24時間後に入浴して洗い流し，再度塗布を行う。これを5日以上連続して行う。オイラックス®には様々な種類があり，ステロイド薬添加のものもあるため，ステロイド薬を添加したものを誤って使わないよう注意する。

4 看護の概要

高齢者の場合，活動量が低下する，あるいは動くことができないことから，長時間同じ場所で過ごすことも多い。自宅・施設を問わず，かかわる側の観察と適切な対応が，治癒へ向かわせ感染の伝播を防ぐために重要である。

5 アセスメントの視点

患者に対しては，皮膚症状やかゆみの有無・程度について観察し，それに対するアセスメントを行う。周囲に対しては，疥癬の潜伏期が1か月あることを踏まえ，それまでに身体接触があった人や物についてアセスメントを行う。

6 生じやすい看護問題

- 瘙痒感に伴う精神的苦痛が生じる。
- 角化型疥癬の場合，他者との接触や行動範囲が制限されることにより精神的苦痛を生じる。
- 感染症への不十分な対応で，周囲へ感染が広がる可能性がある。

❶瘙痒感に伴う精神的苦痛を軽減することができる

　かゆみによる苦痛や，行動を制限されることによるストレスに対してかかわる必要がある。激しいかゆみに対しては，医師と相談のうえ，抗ヒスタミン薬や抗アレルギー薬を使用し対応する。

　掻くことによる皮膚損傷のリスクに対しては，爪を切るなどの対応を行う。

　周囲のいつもと異なる対応は，少なからず患者を不安にさせるため，現状と今後の見通しなどを患者・家族へ伝えておくことも重要である。

❷感染の拡大を防ぐことができる

（1）通常疥癬の場合
- 患者と接する前後には手指衛生を行う。
- 長時間肌と肌が直接触れないように注意する。
- リネン類は個別に使用する。
- 患者と接触した人に対しても，まずは疥癬トンネルの好発部位である手指，肘頭，足，陰部，殿部，腋窩を中心に，皮疹がないか，よく観察する。

（2）角化型疥癬の場合

　通常疥癬への対応に加えて，以下のことを行う。
- 患者と接する際は，手袋や予防着を着用する。
- 落屑が付着していることを考え，寝具類はビニール袋などに入れて持ち運ぶ。
- ヒゼンダニは熱や乾燥に弱いため，寝具類は，① 50℃以上の高温で 10 分以上洗濯する，②アイロンがけをする，③乾燥機にかける，などして取り扱う。
- 部屋はモップや粘着シートなどで落屑を回収し，フィルター付きの掃除機で清掃を行う。

Ⓔ 老人性紫斑

1 | 疾患の概要

　老人性紫斑は，加齢に伴い毛細血管の支持組織が脆弱になることにより起こる。外部からの刺激を受けやすい上肢や手背，下肢や背中にみられることが多い（図4-36）。

2 | 病態・症状

　紫斑とは，皮内・皮下・粘膜下の出血を主とする病態であり，皮内の点状出血から皮下の斑状出血まで様々な形態をとる。紫斑は血液異常や血管支持組織の脆弱化，血管内圧上昇や血管炎により発症するが，老人性紫斑の場合は毛細血管の支持組織の脆弱化が原因であり，予防法は確立されていない。

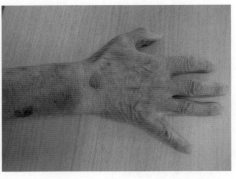

就寝中にベッドレールに触れたり，日常生活上での行動による衝撃により，知らずに紫斑を形成することがある。そのため，サポーターなどでその部位を覆うなどの対策をとる必要がある。

図4-36 老人性紫斑

　紫斑となった出血斑は紫紅色から褐色に変化していき，数週間で自然に吸収されていく。

3 検査・診断・治療

▶ 検査・診断　前述の症状があれば紫斑と診断する。ただし，疾患により紫斑が生じている場合は，原因疾患への対応で改善することがあるため，判別は重要である（表4-52）。
▶ 治療　加齢に伴う紫斑に対する治療方法はないため，脆弱となった皮膚に対する保護が基本となる。食事では，皮膚の新陳代謝を促すビタミンBや血行を良くするビタミンE，たんぱく質合成を促進するビタミンCや亜鉛などを摂ることが望ましい。

4 看護の概要

　高齢者にみられる老人性紫斑は，脆弱な皮膚に対する予防的なケアが基本となる。外部刺激を予防する，外部と接する部位は衣類などで保護する，保湿により摩擦を防ぐなどを行う。

5 アセスメントの視点

・皮下脂肪の状態から，衝撃が紫斑となり得る部位を把握する。
・活動状況から，衝撃が紫斑となり得る部位を把握する。

6 生じやすい看護問題

・脆弱となった紫斑部位に表皮剝離を起こしやすい。

表4-52 老人性紫斑と判別する必要のある紫斑

・血小板性紫斑	・血管内圧状況による紫斑
・凝固異常による紫斑	・壊死性血管炎による紫斑
・たんぱく代謝異常による紫斑	・特発性色素性紫斑
・毛細血管異常による紫斑	

❶外部からの衝撃に伴う紫斑形成を予防することができる

• 前腕や下肢前面など，ぶつけやすい部位はなるべく皮膚を露出せず，衣類やサポーターなどで覆う。

• 車椅子やベッドなど，日頃使用するなかで身体をぶつける可能性があるものに対しては，あらかじめその部位を覆うなどの対策を行う。

• 生活環境のなかでぶつけたり転倒したりする可能性のあるものを把握し，環境の調整を行う。

❷皮膚の乾燥に対処し，摩擦による紫斑形成を防ぐことができる

• 摩擦予防のために保湿剤を使用する。

❸紫斑部位への刺激を予防し，表皮剝離を防ぐことができる

• 紫斑を生じた部位については，包帯で被覆するなど目印をつけて，新たな刺激が加わることを避ける。

Ⅹ 感覚器疾患と看護

Ⓐ 緑内障

1 疾患の概要

　緑内障は，視神経が障害され，視野が狭くなったり，部分的に見えなくなったりする疾患で，日本人の失明原因疾患の上位にあげられる。緑内障は加齢に伴い，有病率が増加するといわれ，2017（平成29）年の厚生労働省による患者調査では，約7万人が罹患していると報告されている。

　緑内障には，**原発緑内障**と，ほかの眼疾患や全身疾患，薬物使用が原因となる**続発緑内障**があるが，ここでは原発緑内障について取り上げる。

2 病態・症状

　原発緑内障では，眼の中を循環する房水＊がうまく排出されず，眼圧が上昇して視神経が圧迫されることにより視野の欠損が起きる（図4-37）。房水が排出できない原因によって，

＊ **房水**：眼球内を循環し，酸素や栄養を補給する液体。毛様体でつくられ，隅角にある線維柱帯という網目状の組織を介してシュレム管を通り，眼外の静脈へ吸収される。

1 高齢者のアセスメント

2 高齢者のくらしを支える援助

3 高齢者特有の症状と看護

4 高齢者特有の疾患と看護

5 高齢者の家族への看護

6 事例による看護過程の展開

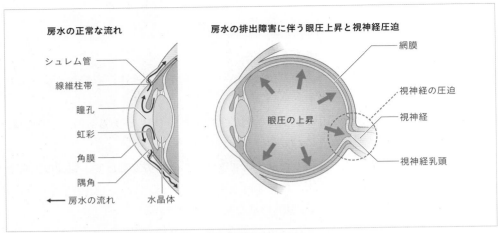

図4-37 房水の正常な流れと房水の排出障害に伴う眼圧上昇

原発性開放隅角緑内障と原発性閉塞隅角緑内障に分けられる。

❶原発性開放隅角緑内障

　日本緑内障学会による疫学調査では，原発緑内障の約8割がこの病型にあたる。房水を眼外に排出する線維柱帯の機能が悪く，房水が排出されにくくなることにより眼圧上昇が起こるものをいうが，眼圧が正常な状態（21mmHg以下）で起こる正常眼圧緑内障もこれに含まれる。

　症状は初期には現れず，進行すると視力低下や視野欠損がみられる。中心視野が比較的末期まで保たれることも多く，末期になるまで自覚症状が現れないことも少なくない。

❷原発性閉塞隅角緑内障

　房水の出口にあたる隅角が虹彩によってふさがれ，房水が排出されにくくなることにより眼圧上昇が起こるものをいう。進行すると視力低下や視野欠損がみられる。眼痛や悪心・嘔吐，視力低下などを自覚症状とする緑内障発作を急に起こすこともある。

3 ｜ 検査・診断・治療

▶ **検査・診断**　問診，視神経乳頭所見，眼圧測定，視野検査，隅角検査，眼底検査などが行われ，房水の排出障害や眼圧の上昇，それに伴う視神経障害（＝視野欠損の程度）で診断される。眼圧が正常範囲である緑内障（正常眼圧緑内障）もあるため，視神経乳頭所見と視野検査は重要である。

▶ **治療**　薬物療法，手術療法，レーザー療法がある。

　❶薬物療法：眼圧下降点眼薬が用いられる。原発性閉塞隅角緑内障では手術療法が優先されるが，原発性開放隅角緑内障では点眼薬による眼圧下降治療が原則である。点眼薬には，房水産生抑制作用をもつものと房水流出促進作用をもつものがある。点眼薬の種類は眼圧を確認しながら変更・追加するが，高齢者は点眼回数の遵守が難しくなること

も多いため，使用薬剤は多くとも3種までを目安にする。

❷手術療法：対象と病期，緑内障発作の有無などによって適応が異なるが，線維柱帯切開術，線維柱帯切除術，周辺虹彩切除術，隅角癒着解離術，毛様体冷凍凝固術といった術式が行われる。

❸レーザー療法：対象と病期，緑内障発作の有無などによって適応が異なるが，レーザー線維柱帯形成術，レーザー虹彩切開術，レーザー毛様体破壊術といった治療が行われる。

4 | 看護の概要

緑内障患者の視野は，症状がかなり進行するまで中心視野は残されるため，進行していないうちは視野欠損を自覚することがない。緑内障患者の場合，視力検査の結果以上に見えていないことがあることを知ってかかわる必要がある。

5 | アセスメントの視点

❶日常生活や活動に与える影響を理解する
- ADL（日常生活動作）の程度
- 大切にしている習慣や活動
- 視力障害の程度
- 視野障害の程度

❷服薬コンプライアンスへの影響（処方どおりの点眼回数を行えない）**を把握する**
- 視力障害，視野障害
- 認知機能
- 手指の巧緻性
- 聴力
- 治療への意欲

6 | 生じやすい看護問題

- 視覚障害の影響により，日常生活動作が困難となる。
- 視覚障害の影響により，活動の場や楽しみが制限される。
- 日常生活動作の低下や活動の場が狭まることにより，自尊心が低下する。
- 服薬コンプライアンスが悪く，点眼薬治療の継続が困難となる。

7 | 目標と看護

❶視覚障害に応じた日常生活や活動への参加方法を知り，生活の質や活動の範囲を保つことができる

（1）コミュニケーション方法の工夫
- 眼鏡や拡大鏡を活用する。

1 高齢者のアセスメント
2 高齢者のくらしを支える援助
3 高齢者特有の症状と看護
4 高齢者特有の疾患と看護
5 高齢者の家族への看護
6 事例による看護過程の展開

- 視覚だけでなく聴覚（声や音）や触覚（触れること）にも働きかける。
- 必要時には身体に触れることで安心感を与える。

（2）日常生活動作への援助
- **食事**：料理が難しい場合は，食材の宅配や配食サービスなども活用する。食事の際は，視野や視覚に応じて皿の配置や色に配慮する。周辺視野が狭まっていくことに留意し，皿は中心部からその人の視野に応じて配置する。皿の色が食材と同色にならないよう，色のコントラストにも配慮する。魚の骨や貝の殻など，誤って口に運ぶと危険なものはあらかじめ処理しておく。
- **排泄**：便器の色と異なる色の便座カバーをつけるなどして，色のコントラストに留意する。
- **清潔・整容**：使用する歯ブラシなどの物品にも色のコントラストをつける。また置き場所を変える，大きさを変える，手触りを変えるなどして，ほかの人のものとの区別がつきやすいようにする。
- **活動**：段差や物の配置などに留意し，歩行時や移動時の危険に対処する。周囲の人に対しても視覚障害の症状を周知し，物の位置や表示の工夫などの環境調整を行う。

（3）興味・関心のある活動への支援
　視覚障害による影響を本人と共に考え，興味・関心のある活動を続けることができるよう支援する。障害に対する理解について周囲へ働きかけ，視覚障害によって活動による生きがいや楽しみを奪われないように支援する。

❷点眼薬治療の継続により，症状の進行を遅らせることができる
- **視覚障害**：複数の点眼薬を使用する場合，並び順を決めておくなどして，誤った投薬がされないように配慮する。個々の症状に応じて管理方法を工夫する。
- **認知機能**：緑内障の点眼治療は数種類処方されることが多く，また点眼する回数が異なることもある。時刻で管理することが難しい場合は，いつも見るテレビの前後，食事やお茶の時間の前後など，生活の決まった出来事に結びつけて管理するなどの工夫を行う。

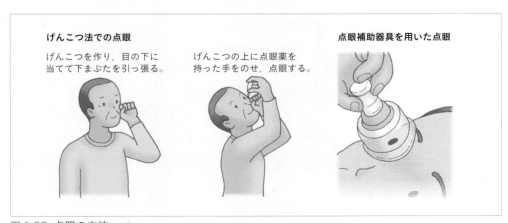

図4-38　点眼の方法

- **手指の巧緻性**：点眼薬のなかには，使用する際に溶解剤と薬剤を溶解させる種類のものもある。手指の巧緻性が低下している場合は，介護者に溶解の手技を依頼する。また，点眼薬の滴下が定まらない場合は，げんこつ法の指導や点眼補助器具の使用を検討する（図4-38）。

Ⓑ 糖尿病網膜症

1 | 疾患の概要

糖尿病網膜症は，糖尿病腎症，糖尿病神経症と並ぶ糖尿病の三大合併症の一つで，血糖値のコントロールが不十分で糖尿病の罹患期間が長期にわたる場合に生じる。

糖尿病の罹患期間の長期化により，高齢者を含めて増加傾向にあり，中途失明の原因の第2位となっている。経過の進行程度に応じて，**単純網膜症，前増殖網膜症，増殖網膜症**の3つに大別される。

2 | 病態・症状

網膜血管が障害され，眼底出血や網膜浮腫，最終的には網膜剝離を生じて失明に至る。網膜血管が障害されはじめると，血管にこぶ状のものが現れ（毛細血管瘤），次いで血管の脂質やたんぱく質が血管外へ漏れ出して網膜に沈着したり（硬性白斑），血液成分が漏れ出して網膜が腫れたりする（網膜浮腫）。網膜浮腫が黄斑部に起これば視力低下を自覚する。硝子体出血や網膜剝離が発生すると，急激に高度の視力低下や飛蚊症を自覚するようになる。

3 | 検査・診断・治療

▶ 検査　眼底検査，眼底カメラにより，前述の症状を観察する。

▶ 診断・治療　食事・運動・薬物療法による糖尿病の血糖コントロールは必須である。糖尿病網膜症の進行度に応じて，以下のような診断と治療が行われる。

- **単純網膜症**：網膜症の初期変化である毛細血管瘤や網膜出血，硬性白斑や網膜浮腫を生じる時期。血糖コントロールが治療の主体となる。
- **前増殖網膜症**：単純網膜症が進行すると，網膜血管閉塞による軟性白斑，網膜内細小血管異常や静脈形態異常が認められ，網膜光凝固療法が適応となる。
- **増殖網膜症**：新生血管が発生すると増殖網膜症となる。網膜内に限局していた病変は硝子体全体に広がり，網膜前出血や硝子体出血，線維血管性増殖膜，牽引性網膜剝離などから高度の視力低下をきたす。硝子体手術の適応となる。

4 | 看護の概要

糖尿病のコントロールが重要であり，薬物療法のほか，食事，運動と日常生活のうえで

1 高齢者の アセスメント
2 高齢者のくらしを支える援助
3 高齢者特有の症状と看護
4 高齢者特有の疾患と看護
5 高齢者の家族への看護
6 事例による看護過程の展開

広く働きかける必要がある。薬物療法については，視力や視野，手の巧緻性，認知機能など，薬物を自己管理するための機能を併せて評価し，個別のかかわりを考えていく必要がある。継続した支援は，地域包括ケアにおける関係者の連携によって可能となる。

5 | アセスメントの視点

❶糖尿病のコントロール状況を把握する
- 視力障害，視野障害
- 認知機能
- 手指の巧緻性（こうちせい）や神経障害の有無
- 筋の張力
- 治療への意欲

❷日常生活や活動に与える影響を理解する
- ADL（日常生活動作）の程度
- 大切にしている習慣や活動
- 視力障害の程度
- 視野障害の程度

6 | 生じやすい看護問題

- 視覚障害の影響により，日常生活動作が困難となる。
- 視覚障害の影響により，活動の場や楽しみが制限される。
- 日常生活動作の低下や活動の場が狭まることにより，自尊心が低下する。

7 | 目標と看護

❶視覚障害に応じた日常生活や活動への参加方法を知り，生活の質や活動の範囲を保つことができる

①コミュニケーション方法の工夫，②日常生活動作への援助，③興味・関心のある活動への支援を行う。詳細は本節−A「緑内障」に準じる。

❷適切な食事と適度な運動，薬物療法を継続することで血糖コントロールができ，症状の進行を遅らせることができる

- **食事**：料理が難しく食材の宅配や配食サービスなどを活用する場合は，食事の内容について医師に確認し，糖尿病を悪化させないよう留意する。
- **視覚障害・手指の巧緻性**：インスリン注射では，視力低下や手指の巧緻性低下のある高齢者が使いやすい形状の製品もあるため，医師と相談して導入の検討も行う（図4-39）。
- **認知機能**：糖尿病の薬剤は，きちんと投薬されなければ高血糖，低血糖で重篤な状況に至ることがある。自身で管理することが難しい場合は，周囲からの声かけなどで確実に治療が継続できるよう支援する。

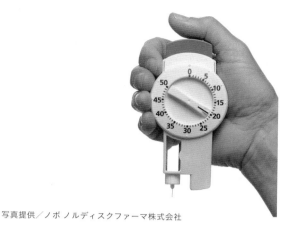

・手指の巧緻性が低くても使いやすい
・目盛りや字が大きく見やすい

写真提供／ノボ ノルディスクファーマ株式会社

図4-39　視覚障害のある高齢者が使いやすいインスリン注射製品の例

1 高齢者の
アセスメント

2 高齢者のくらし
を支える援助

3 高齢者特有の
症状と看護

4 高齢者特有の
疾患と看護

5 高齢者の
家族への看護

6 事例による
看護過程の展開

Ⓒ 加齢黄斑変性

1 疾患の概要

　加齢黄斑変性は，特に70歳以上の高齢者に多くみられる，眼底黄斑部に異常をきたす疾患である。網膜にある黄斑部の網膜色素上皮，ブルッフ（Bruch）膜，脈絡膜に加齢変化を生じ，視力障害や視野障害を引き起こす。高齢者の失明原因として多くみられる疾患である。

2 病態・症状

▶ 病態　大きく，**萎縮型**と**滲出型**に分けられる。

● **萎縮型**：網膜色素上皮が徐々に萎縮し，網膜色素上皮とブルッフ膜の間に老廃物がたまり，黄斑部の機能が低下する。比較的緩やかに進行し，萎縮が黄斑部の中心部（中心窩）に及ばない限りは，深刻な視力障害をきたすことはない。

● **滲出型**：黄斑部にたまった老廃物が影響して異常な血管（脈絡膜新生血管）が出現し，網膜色素上皮下あるいは網膜と網膜色素上皮の間に侵入して，網膜が障害される。新生血管からの出血や血液成分の漏出は，視覚機能に大きな障害を与える。萎縮型に比べて進行が早く，重篤化することが多い。

▶ 症状

● **変視症**：網膜のゆがみにより中心部がゆがんで見える。周辺部は正しく見える（図4-40）。

● **視力低下，中心暗点**：黄斑部の網膜の障害が進み，視野の中央が見えなくなる（中心暗点）。

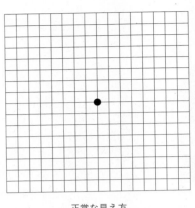
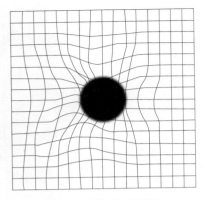

正常な見え方　　　　　　　　　加齢黄斑変性による見え方

図4-40　加齢黄斑変性による視力の障害

視力低下は徐々に進行するが，網膜下の出血が起きた場合は急激な視力低下が起こる。

- **色覚異常**：症状が進むと色がわからなくなる。

3 ｜ 検査・診断・治療

▶ 検査・診断

- **視力検査**
- **アムスラー検査**：図4-40のような方眼図を見てもらい，ゆがみの程度をみる。
- **眼底検査**：網膜の状態を詳しくみる。出血や新生血管の状態もわかる。
- **造影検査**：色素を含んだ造影剤を静脈に注射し，網膜の様子をみる。
- **光干渉断層計**：眼底に当てた赤外線の反射をもとに，網膜の様子をみる。

▶ 治療　萎縮型に対する治療方法はない。滲出型に対しては以下の治療方法がある。

- **レーザー光凝固術**：新生血管に対してレーザー凝固を行う。病変が黄斑の中心に及んでいる場合には行えない。
- **光線力学的療法**：新生血管にのみ集積する薬物を経静脈的に注入し，新生血管を確認したうえで弱いレーザーを当て，新生血管の萎縮を起こす。

4 ｜ 看護の概要

中心部の視野が障害されることによって起こる生活上の困難さに対して援助を行うことが，主な看護となる。継続した援助には，地域包括ケアにおける関係者の情報共有が重要となる。活性酸素を発生させない生活習慣の改善も予防につながる。

5 ｜ アセスメントの視点

以下のような，日常生活や活動に与える影響を理解する。

- ADL（日常生活動作）の程度
- 大切にしている習慣や活動
- 視力障害の程度
- 視野障害の程度

6 | 生じやすい看護問題

- 中心部の視野が障害されることにより，精神的苦痛を感じる。
- 視力障害や視野障害の影響により，日常生活動作が困難となる。
- 視力障害や視野障害の影響により，活動の場や楽しみが制限される。
- 日常生活動作の低下や活動の場が狭まることにより，自尊心が低下する。

7 | 目標と看護

❶生活習慣を見直し，発症予防・早期発見をすることができる
❷視力障害，視野障害に伴う生活上の問題を理解し，対処方法を得ることができる
❸生活上の工夫や活動への参加のしかたを知り，生活の質や活動の範囲を保つことができる

　以下のような，活性酸素を発生させない生活の工夫をする。
- 禁煙を勧める。
- 紫外線を避ける。
- 抗酸化ビタミン（ビタミンE，ビタミンC，β-カロテンなど）や抗酸化ミネラル（亜鉛，鉄，銅，セレン，マンガンなど）の摂取を勧める。

　食事場面では，料理が難しい場合は食材の宅配や配食サービスなども活用する。食事の際は，中心部の視野が障害されることに留意し，個々の視野に応じて皿の配置を行う。ゆがんで見えることに留意して，食事の内容などは，口頭での説明をていねいに行う。魚の骨や貝の殻など，誤って口に運ぶと危険なものはあらかじめ処理しておく。

　そのほか，①コミュニケーション方法の工夫，②日常生活動作への援助，③興味・関心のある活動への支援を行う。詳細は，本節−A「緑内障」に準じる。

D 白内障

1 | 疾患の概要

　白内障は，水晶体の混濁により視力低下をきたす疾患で，加齢が原因で生じる**加齢性白内障**が最も多い。2017（平成29）年の患者調査（厚生労働省）では，白内障の患者は約9万人と推計されている。

1 高齢者のアセスメント
2 高齢者のくらしを支える援助
3 高齢者特有の症状と看護
4 高齢者特有の疾患と看護
5 高齢者の家族への看護
6 事例による看護過程の展開

2 ┃ 病態・症状

- 水晶体を構成するたんぱく質に変性が起こり，不溶性たんぱく質が皮質内に沈着することにより水晶体に混濁が起きる。
- 白内障が進行すると，たんぱく質の沈着は大きな塊を形成し，光が乱反射して霧視（霧がかかったような見え方）や羞明（まぶしさ），視力障害などをきたす。肉眼的にも混濁した水晶体として観察される。
- 通常，加齢性白内障の場合，混濁は水晶体の周辺部から始まるため，初期には自覚症状がほとんどない。混濁が中央部にまで及ぶようになると，視力低下を強く訴えるようになる。
- 紫外線や喫煙，ステロイド薬の全身投与などが代表的な危険因子として知られている。

3 ┃ 検査・診断・治療

▶ 検査・診断
- **視力検査**：水晶体の混濁に伴う視力低下を観察する。
- **細隙灯顕微鏡検査**：散瞳薬を用いて散瞳させ，水晶体の混濁部位や程度を観察する。白内障の種類によっては，散瞳薬を使うことで緑内障発作様の症状を起こすことがあるため，注意が必要である。

▶ 治療
- **薬物療法**：進行防止を目的に行われるが，今のところ視機能の改善を期待できるものではない。抗酸化作用の強いビタミン剤やフラボノイドの摂取が行われている。
- **手術療法**：混濁した水晶体を摘出し，水晶体に代わるレンズを挿入する（図4-41）。標準的には超音波で水晶体の内容物を乳化・破砕吸引しながら除去し，アクリル素材やシリコン素材のレンズを挿入する。切開創は約2mmと小さく，術後の回復は早い。

4 ┃ 看護の概要

　視力低下により起こる生活上の困難さに対して援助を行うことが，主な看護となる。継

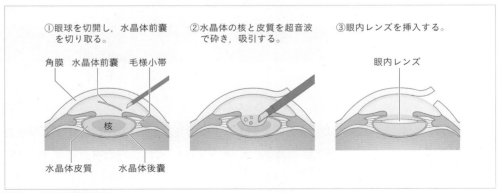

①眼球を切開し，水晶体前嚢を切り取る。　②水晶体の核と皮質を超音波で砕き，吸引する。　③眼内レンズを挿入する。

角膜　水晶体前嚢　毛様小帯
核
水晶体皮質　水晶体後嚢

眼内レンズ

図4-41　白内障手術

続した援助には，地域包括ケアにおける関係者の情報共有が重要となる。

5 アセスメントの視点

　白内障による視力低下や加齢に伴う視覚障害といった症状から視覚からの情報低下や視刺激の遮断が生じ，日常生活に影響を及ぼすことを理解する。

6 生じやすい看護問題

- 視力低下の影響により，日常生活動作が困難となる。
- 視力低下の影響により，活動の場や楽しみが制限される。
- 日常生活動作の低下や活動の場が狭まることにより，自尊心が低下する。

7 目標と看護

❶視覚障害に応じた日常生活や活動への参加のしかたを知り，生活の質や活動の範囲を保つことができる

(1)日常生活動作への援助

　日常生活動作への援助は，本節－A「緑内障」に準じる。

(2)興味・関心のある活動への支援

- 視覚障害による影響を患者と共に考え，興味・関心のある活動を続けることができるよう支援する。
- 視覚障害に対する理解について周囲へ働きかけ，視覚障害によって活動による生きがいや楽しみを奪われないように支援する。

Ⓔ 難聴

1 疾患の概要

　聴力は40歳を過ぎると高音域から徐々に低下し，年齢が進むと低音域でも聴力低下が認められる。高齢者の場合は，聴力の低下を本人が自覚していないことも多く，まわりの人が先に気づくことも多い。

　難聴は障害の部位によって**伝音難聴**と**感音難聴**に分けられるが，高齢者の場合，内耳より中枢側の障害による感音難聴が両側性に起こることが多い。

2 病態・症状

　「耳が聞こえない」という聴力低下のほかに，「何を言っているのかわからない」という聞き取りづらさを生じる。

高齢者の
アセスメント

高齢者のくらし
を支える援助

高齢者特有の
症状と看護

4
高齢者特有の
疾患と看護

高齢者の
家族への看護

事例による
看護過程の展開

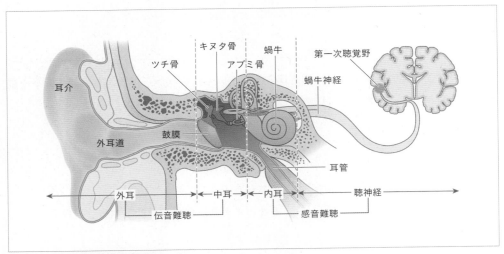

図4-42 伝音難聴と感音難聴

❶伝音難聴

　外耳から中耳（鼓膜や耳小骨）など，音を伝える部分の障害によって起こる難聴（図4-42）。耳垢の沈着や鼓膜穿孔，中耳炎などによって起こる。外耳道の耳垢沈着による閉塞は，細かい作業（耳かき）が難しくなる高齢者には比較的多く認められる。

❷感音難聴

　内耳（蝸牛）から聴覚中枢路の障害によって起こる難聴（図4-42）。加齢に伴い音を感じ取る蝸牛有毛細胞が減少することや，内耳炎などによって起こる。

3 ┃ 検査・診断・治療

▶ 検査・診断

- **問診**：難聴の原因となる疾患の有無，難聴発症の時期や進行の程度，耳漏やめまいの有無，生活史（特に騒音曝露）について聴取する。
- **純音聴力検査**：オージオメーターを用い，音の聞こえる閾値を調べる。
- **語音聴力検査**：語音聴取閾値*や語音弁別能*の評価を行う。
- **画像検査**：何らかの疾患が疑われる場合は，必要に応じて画像診断を行う。

▶ 治療　難聴は加齢に伴う変化であるため，改善を目指すのではなく対処法を獲得することを目指す。

＊ **語音聴取閾値**：聞き取れる音の範囲。聞くことのできる最小レベルを測定することで判定される。
＊ **語音弁別能**：音を正しく聞き取れる能力。高齢者の場合，この能力が低下し，「サ」が「タ」に聞こえるといった状況が生じる。補聴器を使用しても改善される。言葉の聞き取りに直結し，日常生活におけるコミュニケーションに大きな影響を与える。

4 看護の概要

　進行する聴力低下，音の識別や理解力の低下，耳鳴，大きな音が増幅して聞こえる補充現象（リクルートメント現象）などにより，難聴をもつ高齢者は周囲との会話がうまくいかなくなり，日々の生活や人間関係にも支障をきたすことがある。加齢変化としての難聴は完全に回復することはないが，適切な対応によって生活への支障を最小限にすることが重要である。

　また，高齢者のなかには，自分が難聴であることに気づいていない人，自分が難聴であることを認めたくない人など様々あるため，個々の気持ちを考えながら対応することが重要である。継続した支援には，地域包括ケアにおける関係者の情報共有が重要となる。

5 アセスメントの視点

❶難聴による日常生活への影響を知る
- 声の大きさ
- 会話への参加のしかた
- 口頭の指示に従えるかどうか
- 難聴を補うようなしぐさ（顔やからだを傾けるなど）
- 難聴により生じる危険
- 日常生活のなかで聴覚に頼っている事柄
- 聞き取れない内容や聞き間違い

❷難聴に伴う心理面への影響を知る
- 症状に対応できているか。
- 聞こえないことに対する不安や苦痛はないか。
- 症状に対する周囲の理解はあるか。

6 生じやすい看護問題

- 難聴により危険の察知が困難となり，転倒や受傷につながりやすい。
- 難聴により他人とのコミュニケーションが障害される。
- 他人とのコミュニケーションが障害されることにより，不安や精神的苦痛を伴いやすい（孤独感，疎外感など）。

7 目標と看護

❶聞き取りやすい環境のなかで，日常生活における危険回避を行うことができる
- 静かな環境を確保する。
- ゆっくりと低めの声で，短い文章で話す。
- 表情や口唇の動きが見やすい状況（対面で，部屋を明るくして）で話す。

• 必要時は筆談により補完する。

❷難聴を補うコミュニケーション方法を活用し，人との交流を保つことができる

（1）補聴機器を活用できるよう支援する

• **補聴器**：補聴器は医療機器であり，耳穴型，耳かけ型，ポケット型，骨導式（ポケット型，眼鏡型）などいくつかの種類がある。医師や専門の技能者の診察を受けたうえで，音の聞こえ方，装着時の不具合のなさ，操作のしやすさなどをもとに，個人に合ったものを選ぶことが重要である。

• **集音器・助聴器・音声増幅器**：医療機器でないため手軽に購入できる。イヤホン型やマイクレシーバー型など形も様々なものがあるが，個別の細やかな調整は困難なことが多い。

（2）代替機器を活用できるよう支援する

• 筆談ボード

• ライト，ランプ（電話やファクシミリ，インターホンなどと連動して光るライトやランプ）

• 振動型の機器（警報機などと連動）。高齢者の場合，多くの音のなかから一つの音を聞き取ることは難しい。病院や銀行でも，振動型の機器の使用が活用されているところもある。

（3）難聴に伴う不安や精神的苦痛を傾聴する

• 日常のなかで聴こえないことによる不安や苦痛があれば話を聞き，対応を一緒に考える

• 必要時には身体に触れることで安心感を与える

F 味覚障害

1 | 疾患の概要

　味覚機能に対する加齢変化は味覚障害に直結しないが，「味がわかりにくい」「変な味がする」と訴える高齢者は少なくない。味覚障害から食欲減退や体重減少へ，あるいは2次的に高血圧や糖尿病へつながることもあるため，味覚障害を理解し，適切に対応することが重要である。

2 | 病態・症状

▶ 病態　味覚を感じる味蕾は，舌の表面の舌乳頭に多く分布している。そのほか軟口蓋，咽頭後壁，喉頭蓋など広く分布しており，甘味，塩味，酸味，苦味，旨味の味覚を感じ取っている。味蕾での知覚，脳への伝達（図4-43）のうちいずれかに障害が起こると，味覚障害が生じる。

　高齢者の味覚障害の原因には，次のようなものがある。

• 長期服用する薬剤（睡眠薬や降圧薬など）の影響による唾液分泌量の減少

• 加齢による唾液腺細胞の減少に伴う唾液分泌量の減少

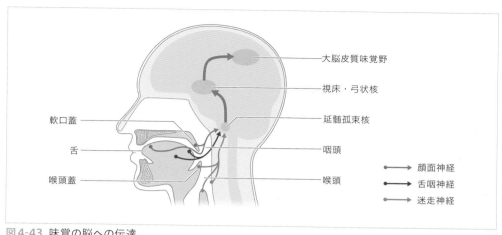

図4-43 味覚の脳への伝達

- 薬剤や偏食の影響を受けた亜鉛の欠乏
- 身体疾患（消化器疾患や肝疾患，糖尿病など）や口腔内疾患（こうくう）
- 加齢変化（唾液分泌量の減少，味細胞の萎縮や減少，消化機能の低下）
- ストレス

▶ 症状

- 味覚減退：味が薄く感じる。
- 味覚消失：味がしない，味がわからない。
- 自発性異常味覚：何も食べていないのに嫌な味（苦味や渋み）がする。
- 解離性味覚障害：特定の味（特に甘味）がわからない。
- 悪味症：何を食べても嫌な味がする。
- 2次的な症状として，食事量の減少や嗜好の変化，身体疾患への影響（高血圧や栄養障害，糖尿病など）が生じることもある。

3 | 検査・診断・治療

▶ 検査・診断

- **問診**：上記症状に関する直接的な訴え，食事量の減少や嗜好（しこう）の変化といった2次的な症状についても聴取する。
- **口腔内の視診**：舌炎や口内炎，義歯の状態や口腔内の清潔について観察する。
- **味覚検査**：味覚計などを使って味細胞の感受性を確認する。
- **血液検査**：血清亜鉛値，血清銅値，貧血や身体疾患の有無を確認する。

▶ 治療　経口からの亜鉛の摂取を行う。亜鉛を多く含む食事の摂取とともに，サプリメントや亜鉛製剤の内服を行う。

1 高齢者のアセスメント

2 高齢者のくらしを支える援助

3 高齢者特有の症状と看護

4 高齢者特有の疾患と看護

5 高齢者の家族への看護

6 事例による看護過程の展開

4 │ 看護の概要

　味覚障害の原因を把握し，それぞれの原因に応じたケアを行う。また，味覚障害による食生活への影響を理解し，食事内容の変化から2次障害を起こさないようにモニタリングを行う。継続した支援には，地域包括ケアにおける関係者の情報共有が重要となる。

5 │ アセスメントの視点

- 味覚障害が自他共に把握されて，適切な対応ができているか。
- 食生活が変わり健康障害を生じていないか。

6 │ 生じやすい看護問題

- 味覚障害により，食事の楽しみが奪われる。
- 食欲減退から食事量が減少し，栄養障害を生じる。
- 塩分や糖分の過剰摂取により，腎障害や高血糖を生じる。

7 │ 目標と看護

❶症状が軽減し，食事を楽しむことができる
❷味覚障害によって起こる2次的な障害を予防できる
❸体調管理やケアによって味覚障害の出現を防ぐことができる
- 慢性疾患の管理を含めた全身状態の管理を行う。
- 味覚障害となる薬剤について医師と相談し，中止あるいは減量を行う。
- 亜鉛を多く含む食品を積極的に提供する（緑茶・抹茶，海藻，牡蠣，チーズ，ごまなど），亜鉛剤の内服について検討する。
- 唾液分泌を促すような食品を摂取するよう促す。
- 唾液腺のマッサージを励行し，味覚認知を促す（図4-44）。
- 水分摂取を促す。

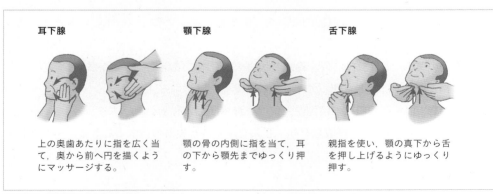

耳下腺	顎下腺	舌下腺
上の奥歯あたりに指を広く当て，奥から前へ円を描くようにマッサージする。	顎の骨の内側に指を当て，耳の下から顎先までゆっくり押す。	親指を使い，顎の真下から舌を押し上げるようにゆっくり押す。

図4-44　唾液腺マッサージ

- 義歯も含めた口腔内の清潔を保持する。
- 食事はよくかんで食べるよう促す。

高齢者のアセスメント

高齢者のくらしを支える援助

高齢者特有の症状と看護

4 高齢者特有の疾患と看護

高齢者の家族への看護

事例による看護過程の展開

XI 感染症と看護

Ⓐ MRSA感染症

1 疾患の概要

　ペニシリン耐性菌に対して開発された抗菌薬であるメチシリンに耐性をもつ菌が，代表的な多剤耐性菌である**メチシリン耐性黄色ブドウ球菌**である。メチシリン耐性黄色ブドウ球菌による感染症を，略語を用いて MRSA（methicillin resistant *Staphylococcus aureus*）感染症とよぶ。

　MRSA 感染症は，わが国における薬剤耐性菌感染症の 90% 以上を占めており，生理機能，代謝機能，免疫機能の低下のある高齢者が罹患する確率が高い。また高齢者は，脳血管障害，糖尿病，悪性腫瘍などの合併症をもつことが多いため，症状が重症化・難治化しやすい。

2 病態・症状

▶ 病態　MRSA の病原性は通常の黄色ブドウ球菌と同等である。黄色ブドウ球菌は，ヒトや動物の皮膚や消化管内に常在する菌であり，健常人でも約 40% が鼻腔や咽頭，腸管などに保有している。黄色ブドウ球菌は，創部から侵入して化膿性の疾患をもたらす。通常の感染防御能力を有する人であれば無害であるが，高齢者など易感染状態の場合は感染症に至る確率が高い。MRSA は各種の抗菌薬に耐性をもつため，MRSA 感染症に至ると抗菌薬が効かず，重症化を招きやすい。

　手指や器具などを介して起こる頻度の高い「接触感染」であり，高齢者の場合は呼吸器感染症，尿路感染症として現れやすい。局所，あるいは全身の感染徴候が認められる。

▶ 症状
- **全身症状**：発熱，倦怠感，脱力感，食欲不振など
- **局所症状**：発熱，発赤，腫脹，疼痛，分泌物増加，尿混濁など

3 検査・診断・治療

▶ 検査・診断

　以下のような検査から診断を行う。

- 検査材料からの黄色ブドウ球菌の検出
- 規定の方法によるオキサシリン耐性の確認

　検体採取部位は，鼻腔（びくう），咽頭，皮膚の傷（手術創，注射部位，皮膚炎，潰瘍（かいよう），耳漏（じろう）），カテーテル挿入部（膀胱留置カテーテル，中心静脈カテーテル，ドレナージチューブ）など多岐にわたる。

▶ 治療
- **抗菌薬の使用**：バンコマイシン塩酸塩（VCM），テイコプラニン（TEIC），アルベカシン硫酸塩（ABK），リネゾリド（LZD），ダプトマイシン（DAP）など。

4 │ 看護の概要

　個別の感染源を把握し，それぞれの原因に応じた処置やケアを行う。また周囲への伝播（でんぱ）を予防するために，スタッフによる標準予防策，接触感染予防策の実施を徹底して行う。

5 │ アセスメントの視点

❶感染症のリスクとなる個別の感染源を把握する
- 基礎疾患
- 治療内容
- 創傷の有無や部位
- ドレーン使用の有無とその部位

❷周囲へ伝播する可能性を把握する
- 療養環境
- 行動範囲
- 患者や家族の標準予防策，接触感染予防策の理解と実施状況
- スタッフの標準予防策，接触感染予防策の理解と実施状況

6 │ 生じやすい看護問題

- 感染症の重症化により，全身状態が悪化する。
- 感染対策が行われないことにより，感染が周囲へ拡大する。

7 │ 目標と看護

❶感染症を起こすリスクを低減することができる
- 標準予防策，接触感染予防策について本人・家族に説明し，実践に対する協力を得る。
- スタッフによる標準予防策，接触感染予防策の実施を徹底する。

❷症状が重症化せず，速やかに治癒・回復できる
- 創傷部位やドレーン挿入部の状態の観察を行う。
- 不要なカテーテル類の抜去を検討する。

高齢者の
アセスメント

高齢者のくらし
を支える援助

高齢者特有の
症状と看護

4
高齢者特有の
疾患と看護

高齢者の
家族への看護

事例による
看護過程の展開

B ノロウイルス感染症

1 疾患の概要

　ノロウイルスとは，非細菌性急性胃腸炎を引き起こす直径 27 ～ 38nm のウイルスである。冬季の感染性胃腸炎の主要な原因となるウイルスで，集団感染を起こすことが多い。成人が感染した場合は，特に治療を必要とせず感染後数日で症状が改善するが，高齢者の場合，嘔吐・下痢による脱水，吐物による窒息や誤嚥性肺炎などにより，2 次的な健康障害が生じることも多い。

2 病態・症状

▶ 病態　感染経路はほとんどが経口感染であるが，感染源となる糞便や吐物が乾燥して飛散し，経口へ至る飛沫感染も存在する。ノロウイルスは経口的に身体に侵入し，小腸の上皮細胞内で増殖する。

▶ 症状　感染後 24 ～ 48 時間の潜伏期を経て悪心・嘔吐，下痢の症状が出現する。通常は 1 ～ 2 日症状が続いた後，治癒する。症状が軽いと，かぜと思い込んで経過することもある。

3 検査・診断・治療

▶ 検査・診断

● ノロウイルス抗原検査：医療機関で実施されるもので，糞便からウイルスを検出するもの。簡便な検査であるが，感染していても陽性とならない場合や，感染していなくても陽性となる場合があり，確実な診断法とはいえない。

● ウイルス学的診断：行政機関や研究機関で実施されるもので，糞便や吐物の中からウイルスを検出するもの。電子顕微鏡法，RT（逆転写）-PCR 法，リアルタイム PCR 法などがある。

▶ 治療　現在，効果のある抗ウイルス薬はなく，対症療法が原則である。高齢者の場合は脱水や栄養障害につながる場合があるため，適宜水分や栄養の補給を行う。

　下痢に対する止瀉薬は，ウイルスの排泄を遅らせ，病状の回復を遅らせることがあるため使用しないことが望ましい。

4 看護の概要

　感染経路を把握し，感染源となる糞便や吐物の拡散を防ぐように周囲のケアを行う。下痢・嘔吐から引き起こされる脱水，吐物を誤嚥することによる窒息は，高齢者にとって，まれではないため注意が必要である。また，療養中は行動範囲が制限されたり，他人との接触の機会が減る傾向にあるため，精神的な支援も必要である。

5 | アセスメントの視点

- 感染経路を把握する。
- 症状の身体への影響を評価する。
- 一時的な隔離や行動制限が与える影響を理解する。
- 対応への理解に対する加齢変化や疾患の影響を理解する。

6 | 生じやすい看護問題

- 感染への不十分な対応により，再発する危険性がある。
- 下痢や嘔吐の症状により，脱水を起こす可能性がある。
- 他者との接触や行動範囲が制限されることにより，精神的苦痛を生じる。
- 感染への対応が不十分なことにより，周囲へ感染が広がる可能性がある。

Column 標準予防策（スタンダードプリコーション）

　標準予防策（スタンダードプリコーション：standard precaution）は，1996年にアメリカの疾病対策予防センター（CDC）が示した，病院内のすべての患者ケアにおける感染管理対策である。ここでは「手指衛生」「個人用保護具」「呼吸器衛生や咳エチケット」について取り上げる。

1）手指衛生
● **以下のような状況では，常に手指衛生を実施する。**
  - 患者に触れる前（手袋を着用する場合でも）
  - 患者または患者のケア環境に触れた後でケアを終えるとき
  - 血液，体液や排泄物，または創傷被覆材と接触した後
  - 無菌作業を実施する前（注射の準備，ポートへのアクセス）
  - 患者ケアのなかで汚染された身体部位から清潔な身体部位へ移行するとき
  - 手袋をはずした後
● **アルコールベースの手指消毒剤（60〜95%）の使用**
  - 乾燥するまで，手指の表面すべてを覆うようにこすって使用する。
● **石けんと流水による手洗い**
  - 石けんをつけた後は少なくとも15秒間しっかりと手指をこする。
  - 手を水ですすいだ後はペーパータオルを用いて水気を拭き取る。
  - 水道の蛇口はペーパータオルを用いて閉める。

2）個人用保護具
● **手袋**：潜在的な血液との接触，体液，粘膜，傷のある皮膚や汚染された機器がある際に着用する。
● **ガウン**：血液や体液との接触が予想される場合は，皮膚や衣服を保護するためのガウ

7 ｜ 目標と看護

❶ 十分な水分や栄養の摂取により，病状から回復することができる

・消化の良いもの，からだに吸収しやすいものを提供する。

・胃腸に負担のかかるもの（油分・糖分・食物繊維が多く含まれるもの，香辛料）は避ける。

・市販の経口補水液，みそ汁，うどんの汁など，塩分を含んだ水分の摂取を勧める。

・経口摂取が進まない場合は，医師に相談し，補液も検討する。

❷ 日常生活上の制限に対応し，精神的苦痛を最小限にすることができる

（1）限られた環境のなかでも行える活動を患者と共に考え，工夫する

・日常的な習慣となっている活動は，可能な限り継続できるよう支援する。

・運動量の減少に対しては，歩行ルートを工夫して歩行機会を維持したり，限られた空間でも行える運動を提案するなどの対応を行う。

ンを着用する。

●**フェイスマスク**：

・血液や体液の気道分泌物や飛沫の潜在的な接触がある場合に使用する。

・口，鼻，目を保護するためにゴーグルまたはフェイスシールドと組み合わせて使用することができる。

・カテーテルを留置するか，脊柱管または硬膜外空間に材料を注入するとき（医療従事者の口または鼻から曝露される感染性物質から患者を保護するため）に使用する。

●**ゴーグル，フェイスシールド**：飛び散る可能性のある血液，気道分泌物，体液に対する目の保護具を着用する。

3）呼吸器衛生や咳エチケット

施設内の呼吸器感染症の伝播を防止するために，感染予防対策は，患者の入院の時点で，すべての潜在的な感染者のために実装され，療養の期間をとおして継続する。これは咳，うっ血，鼻漏，または呼吸器分泌物の産生の増加を含む，呼吸器疾患の徴候や症状とすべての人（たとえば患者，家族，介護者，訪問者）に適応される。

●**呼吸器感染症の症状のある人は以下を行う**

・咳をする際，鼻をかむ際は口や鼻をティッシュで覆う。

・使用済みのティッシュは最寄りの廃棄用のごみ箱に廃棄する。

・気道分泌物や汚染物と接触した後は手指消毒を実施する。

●**医療施設は以下を行う**

・待合室に呼吸器衛生や咳エチケットを実施するための物品を配置する。

・患者，家族，友人への呼吸器衛生・咳エチケットの教育にポスターを使用する。

・一般待合室では，呼吸器感染症の人から距離を空ける（理想では1m以上）。

参考資料／Centers for Disease Control and Prevention：Standard precautions, https://www.cdc.gov/HAI/settings/outpatient/basic-infection-control-prevention-plan-2011/standard-precautions.html（最終アクセス日：2020/7/20）

1 高齢者のアセスメント
2 高齢者のくらしを支える援助
3 高齢者特有の症状と看護
4 高齢者特有の疾患と看護
5 高齢者の家族への看護
6 事例による看護過程の展開

- 難聴や視覚障害，認知症などにより日常生活上の制限に理解が十分に得られない場合は，個々の状態に応じた対応を行う。

（2）行動範囲の制限，人との接触機会の減少に伴う精神的苦痛を緩和する

- 他者と接触する機会が減っている場合は，医療者が通常よりも多くかかわれるようにする。
- 孤独感や孤立感を感じていないか観察し，環境を整える。
- 難聴や視覚障害，認知症などによりコミュニケーションをとるのが困難な場合は，特に細やかな観察と個別の対応を行う。

❸ 感染の拡大・再発を防ぐことができる

（1）吐物・便を適切に処理する

▶ 使用薬品

　排泄物の廃棄用に 0.1% 次亜塩素酸ナトリウム希釈液，周囲の清掃用に 0.02% 次亜塩素酸ナトリウム希釈液を準備する。次亜塩素酸ナトリウム希釈液は，市販の塩素系漂白剤（病院用・衣類用・キッチン用ハイター® など）を希釈して作ることができる（表 4-53）。

表 4-53　次亜塩素酸ナトリウム希釈液の作り方

排泄物の廃棄用	0.1%次亜塩素酸ナトリウム希釈液	市販の塩素系漂白剤を 50 倍に希釈する ⇒水 1L に対して漂白剤を 20mL 入れる
周囲の拭き取り用	0.02%次亜塩素酸ナトリウム希釈液	市販の塩素系漂白剤を 250 倍に希釈する ⇒水 3L に対して漂白剤を 12mL 入れる

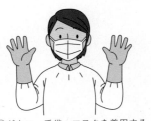
①ガウン，手袋，マスクを着用する。

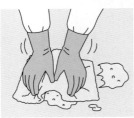
② 0.1% 次亜塩素酸ナトリウム希釈液を浸したペーパータオルや新聞紙で拭き取る。あるいはペーパータオルや新聞紙で吐物を覆った上から 0.1% 次亜塩素酸ナトリウム希釈液をかける。
※拭き取る際は外に広げないようまわりから中心に向けて拭き取る。

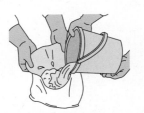
③回収した吐物をビニール袋に入れ，0.1% 次亜塩素酸ナトリウム希釈液をかけ，しっかりと封をして廃棄する。

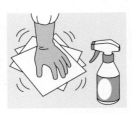
④吐物を回収した箇所より少し広い範囲を，0.02% 次亜塩素酸ナトリウム希釈液で清掃する。

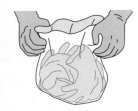
⑤使用したガウン，手袋，マスクをビニール袋に入れ，しっかりと封をして廃棄する。

図 4-45　吐物の処理のしかた

▶ 吐物処理の手順

　図 4-45 に示す。

▶ 糞便処理の手順：おむつ使用の場合

- ガウン，手袋，マスクを着用する。
- 糞便の拭き取りを行う。
- 拭き取りに使った紙（ウェットティッシュなど）と共におむつ上の便を，速やかにおむつで包み込み，ビニール袋に入れた後，0.1％次亜塩素酸ナトリウム希釈液をかけ，しっかりと封をして廃棄する。
- 使用したガウン，手袋，マスクをビニール袋に入れ，しっかりと封をして廃棄する。

（2）環境の消毒を行う

- 吐物や糞便のついた衣類やリネン類は，排泄物を除去した後，0.02％次亜塩素酸ナトリウム希釈液に 30 分以上浸けた後，あるいは 85℃以上の湯に 1 分以上浸けた後に，通常の洗濯を行う。
- 患者の接触する場所（ベッド柵，テーブル，スイッチ類，手すり，ドアノブ，トイレの便座，水道の蛇口など）に対しては，0.02％次亜塩素酸ナトリウム希釈液を浸した布やペーパータオルで拭き取りを行う。うまく拭き取れない場所については，アイロンや布団乾燥機などを用いて 85℃以上の加熱滅菌を行う。

XII　老年症候群と看護

A　老年症候群とは

　老年症候群とは，せん妄や転倒，フレイル，めまい，失神，尿失禁など，原因が多岐にわたり，高齢者，特に虚弱高齢者に多い症候（健康状態や臨床症状）のことである。複数の臓器システムの機能低下が積み重なって出現するために，従来の疾患カテゴリーに所属されにくい。このことが，これまでの診断や治療の枠組みでの対応を困難にしている。生活の質（QOL）や日常生活動作（ADL）への影響が大きく，高齢者の幸福感（wellbeing）との関連が大きい。

1. 疾患と症候群，老年症候群の違い（図4-46）

　「疾患」とは，単一病因による単一臓器の障害により，その臓器機能に関連した症状や徴候が出現する病態である。純粋な「疾患」は思われているほど多くはないが，フィラデルフィア染色体上に BCR-ABL という異常遺伝子が発現することにより発症する慢性骨髄性白血病が，その好例として近年注目されている。異常遺伝子を阻害するイマチニブとい

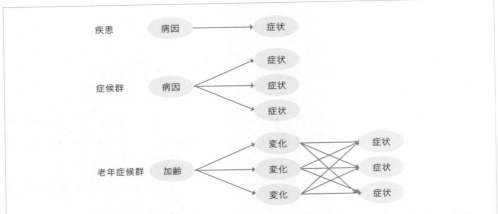

出典／Inouye SK, Studenski S, Tinetti ME.: Geriatric Syndromes; Clinical, Research, and Policy Implications of a Core Geriatric Concept. JAGS, 55:780-791, 2007. を基に筆者が作成.

図4-46 疾患と症候群, 老年症候群の違い

う薬が開発されたことで同疾患の治療にブレイクスルーが起きたのは有名である。

　一方で, **症候群**は次のように定義されてきた。「同時期に出現し, 複数臓器の障害に起因する症状や徴候の集合体。単一病因によるものとされるが, それが不明なことも多い」。たとえばシェーグレン症候群は, 目や口腔内の乾燥を主症状とし, ほかにも関節痛や指先の循環障害であるレイノー現象など複数臓器にかかわりをもつ「症候群」の典型例である。自分のからだの成分に対して免疫反応を起こすことによる自己免疫疾患だと考えられているが, 発症原因は特定されていない。

　老年症候群の概念は近年急速に発展してきたものの, いまだに確立したものはない。「加齢や虚弱化に伴う多臓器システムの障害により出現してくる症状や徴候の集合体」とチネッティ (Tinetti) らは定義した。加齢に伴う全身の変化が主要なメカニズムであり, 高齢患者をさらに虚弱化するという点で, 前述の「症候群」と区別できる。老年症候群のアセスメントとマネジメントについて, 考慮すべき点を以下にあげる。

①複数のリスク因子と多臓器システムの障害が関連し, それらが積み重なり, からみ合った複雑なプロセスで発症する。

②単一原因の特定が不可能なため, その取り組みは非効果的で患者の負担が大きい。検査に伴う有害事象やコストを考慮する必要がある。

③原因が特定されていなくても, 適切な治療やケア介入によって患者の安全やQOLを向上できることがある。

B フレイル, 老年症候群の違い

　老年症候群と概念的に酷似しており理解しにくい「フレイル」ついて簡単に概説する。フレイルについては世界中の多くの研究者が独自の定義を提唱しており, 共通見解は存在

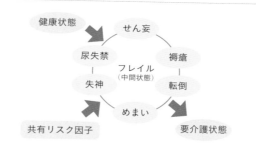

出典／Inouye SK, Studenski S, Tinetti ME. Geriatric Syndromes: Clinical, Research, and Policy Implications of a Core Geriatric Concept. JAGS. 2007;55:780-791. を基に筆者が作成.

図4-47 中間状態としてのフレイル，その表現型としての老年症候群

しない。日本老年医学会は，2014（平成26）年に出したステートメントのなかで，フレイルを次のように定義した。

「高齢期に生理的予備能が低下することでストレスに対する脆弱性が亢進し，生活機能障害，要介護状態，死亡などの転帰に陥りやすい状態で，筋力の低下により動作の俊敏性が失われて転倒しやすくなるような身体的問題のみならず，認知機能障害やうつなどの精神・心理的問題，独居や経済的困窮などの社会的問題を含む概念」

要するに，フレイルとは健康状態と要介護状態との間の「中間状態」のことであり，せん妄や転倒などの具体的な症状である老年症候群とは区別可能である。しかし，このフレイルそれ自体も老年症候群の一つの症状であり，表現型である，という考え方もできることが，これら2つの概念の理解をさらに難解にしている（図4-47）。

C 老年症候群のリスク因子

せん妄や転倒，めまい，失神などの老年症候群には，共通したリスク因子が存在すると考えられている。イノウエらは医学文献データベースのPubMedを使って行った系統的レビュー（1990［平成2］年から2005［平成17］年）で，褥瘡，尿失禁，転倒，日常生活動作（ADL）の障害，せん妄のそれぞれのリスク因子を同定した。

▶褥瘡のリスク因子　高齢や入院期間の遷延，尿失禁，可動性の低下，体重減少，栄養障害，糖尿病，認知機能低下，ADLの障害などの12項目。

▶尿失禁のリスク因子　高齢や高BMI値，ADL障害，可動性の低下，認知機能低下（認知症），身体拘束などの9項目。

▶転倒のリスク因子　高齢や転倒の既往，ADL障害，歩行補助具の使用，認知機能低下（認知症），可動性（活動性）の低下，バランス障害などの12項目。

▶ADL障害のリスク因子　高齢や転倒の既往，ADL障害の既往，認知機能低下（認知症），入院加療，心血管イベント，抑うつ症状，視力障害，糖尿病や可動性の低下などの12項目。

▶せん妄のリスク因子　高齢や認知機能低下（認知症），向精神薬の服用，重篤疾患，多併存疾患，高尿素窒素血症（脱水症），ADL障害，アルコール依存症，感染症，代謝性障害，可動性の低下などの36項目。

　また，これらの老年症候群に共通するリスク因子として，高齢，ADL障害，認知機能低下，可動性低下の4項目を明らかにした。ADL障害が転倒やせん妄，尿失禁のリスク因子となっているように，ある老年症候群が別の老年症候群のリスク因子となっていることは，この概念の複雑性を示唆している。以上のことから，炎症や動脈硬化，**サルコペニア**（筋肉量減少症）などの，全身の臓器システムに影響を及ぼすプロセスが老年症候群の病態メカニズムではないかと，イノウエらは推論した。

Ⓓ 老年症候群の看護マネージメント

1 ｜ リスク因子の同定と介入

　老年症候群のリスク因子の同定は，治療やケア介入にいくらかの知見をもたらす。高齢やADL障害，認知機能低下，可動性低下といった共通リスク因子をはじめとして，それぞれの老年症候群に特有のリスク因子の有無や介入の可否についてのアセスメントを行う。介入については，医師や薬剤師，理学療法士・作業療法士などの他職種と連携し効果的に行う。なおその際，QOLや幸福度の低下をもたらさないよう十分な注意をはらいたい。高齢以外の共通リスク因子（ADL障害，認知機能低下，可動性低下）に対しては，それぞれ作業療法，認知機能トレーニング，運動療法の効果が期待できるだろうが，その効果の大きさや，要介護状態の回避や遷延の可能性については，これからの研究結果を待ちたい。

2 ｜ ニーズと価値に基づくケア（needs and value-based care）とチームアプローチ

　現在の状態に対するサポートを検討する際は，患者や家族のニーズと価値の把握に最大

Column

情報共有SNSと地域の事例検討会

　宮城県大崎市では，Medical Care Station（MCS）というWebベースのコミュニケーションツールを利用して，多職種での情報共有を行っている。患者（サービス利用者）ごとに作成されたグループには，医師や看護師だけではなくケアマネジャーや薬剤師，理学療法士・作業療法士も登録して，濃厚なコミュニケーションを実現している。酸素会社からの酸素導入の連絡，呼吸器設定変更の提案や訪問入浴事業者からの「鼻歌を歌いながら楽しく入浴された」「皮膚の異常所見を見つけた」といった報告が特に興味深い。加えて同地域では，多職種が集まる「地域の事例検討会」を定期的に開催している。患者と家族のニーズへの気づきには，多様な視点と価値が不可欠だからだ。

限の労力を払うべきである。転倒を繰り返している患者がみな歩行補助具を欲しがっているわけではないし、すべてのせん妄患者に向精神薬が必要なわけでもない。廃用症候群で歩行できなくなることは不本意だろうが、転倒リスクが下がり、より安全な生活を送ることができるかもしれない。

　信頼関係を築き維持するためにも、患者と家族の言葉やしぐさに、耳をすまし目を凝らしたい。ニーズと価値の把握と、それらに基づくマネジメントは、高齢者ケアで最も重要で最も難解なスキルの一つであり、多職種チームによる包括的なアプローチで可能になると考える。チーム内での情報共有と密なコミュニケーションの重要性は、強調し過ぎることとはない。

3 ｜ 老いのサポートケア（図4-48）

　加齢に伴う全身変化という老年症候群の性質上、たとえ最善の介入を行ったとしても、その効果は限定的であると予想される。歳をとるに従って失っていく若さや機能にどう向き合うか、という心のありようの育成が老年症候群のマネジメントのコア（中枢）であり、介入の受容やQOLと幸福度の維持に関連する。この点において、看護師の役割が大きいと思われる。高齢者のからだと精神の理解に努め、老いのサポートケアのリーダーとしての役割を果たしたい。

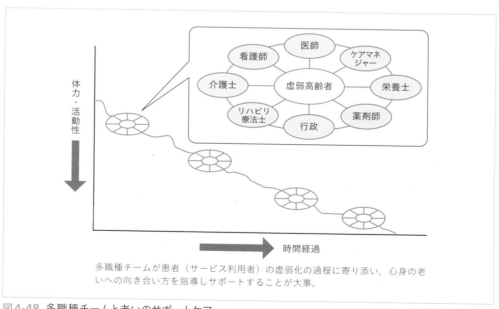

多職種チームが患者（サービス利用者）の虚弱化の過程に寄り添い、心身の老いへの向き合い方を指導しサポートすることが大事。

図4-48　多職種チームと老いのサポートケア

高齢者の
アセスメント

高齢者のくらし
を支える援助

高齢者特有の
症状と看護

4
高齢者特有の
疾患と看護

高齢者の
家族への看護

事例による
看護過程の展開

XIII 歯科の疾患と看護

A 口腔の役割

　口（口腔）は，消化管の入り口であると同時に気道の入り口でもある。すなわち，口腔から食べ物や飲み物を取り込み，咀嚼・嚥下をとおしてからだに必要な栄養や水分を摂取する。また，口腔は発声や構音などにも大きくかかわり，会話や表情を通じて他者とのコミュニケーションを図るうえでも，重要な役割を果たしている。口腔はこのような人間が生命活動を行ううえで必須の役割を果たすだけではなく，生活の質（QOL）にかかわる社会参加や食事の楽しみにおいても重要な役割を担っている。

B 高齢者にみられる口腔疾患

1. う蝕（う歯）

　う蝕とは，歯に付着した細菌が産生した酸により，歯質の脱灰と再石灰化のバランスが崩れ，歯質が脱灰する疾患である。初期のう蝕は歯の表面の硬いエナメル質で生じ，しだいに内部の象牙質に進行する。一般に加齢によって象牙質は硬くなるため，高齢者では，痛みが小さく黒色の**慢性う蝕**を認めやすい。

　また，高齢者では，歯周疾患や加齢変化に伴う歯肉退縮によって歯の根面が露出することが多い。この露出した根面に生じるう蝕を**根面う蝕**といい，高齢者に多くみられる（図4-49）。根面う蝕も慢性う蝕の一種で痛みが生じにくく，進行すると歯の破折の原因になり，咀嚼能力低下の原因となる。また，根面う蝕にはプラークが貯留しやすいため，口腔衛生

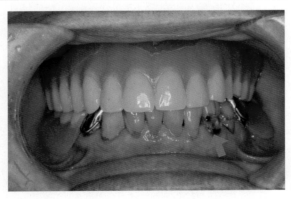

歯肉が退縮し，露出した歯根にう蝕が生じている。

図4-49　根面う蝕

の観点からも注意が必要である。さらに，高齢者では，歯ぎしりや歯の減少により負荷がかかり，根面の歯質にひびが生じていることも少なくなく，薬剤による安静時唾液流量の減少などの影響もあって，根面う蝕のリスクが非常に高いといえる。

2. 歯周疾患 (歯周病)

歯周疾患とは，歯肉や歯を支える骨（歯槽骨）など歯の周囲組織（歯周組織）に発症する疾患の総称である。特に，炎症が歯肉に限局している場合を**歯肉炎**，歯槽骨に影響が及んでいる場合を**歯周炎**とよび，これらを総称して**歯周病**ということが多い（図4-50）。

高齢者でも歯を有する率は高くなっており，多くの高齢者で歯周病を認める。歯周病は歯周病原菌の歯周組織への感染が原因であり，多くが慢性炎症であることから，気づかないうちに進行しやすい。歯周病が増悪する原因としては，口腔衛生不良があげられる。加齢や全身疾患によってADLや手指の巧緻性が低下することで，高齢者ではプラークコントロールが不十分になり，口腔衛生不良が増悪しやすい。また，歯科医院への通院が困難となる場合も少なくない。歯周疾患は，糖尿病や感染性心内膜炎など全身疾患との関連性も報告されているため，医療職が日頃から口腔内を確認することが重要であり，歯科との積極的な連携をとること，また定期的な歯科受診が大事である。

3. そのほかの口腔疾患

う蝕や歯周疾患以外にも，口腔乾燥や口腔カンジダ症などの口腔疾患が高齢者にはよくみられる。

口腔乾燥は，加齢変化による安静時唾液流量の減少や，脱水や服薬による有害作用によって生じやすい。一般に，口腔乾燥があると口腔内細菌数が増加しやすく，口腔衛生不良となりやすい。また，義歯の装着感が悪化したり，食物によって口腔粘膜が傷つきやすくなったりする。

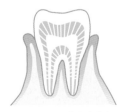

歯周病の初期段階

歯肉炎による歯肉出血やわずかな腫れがみられる

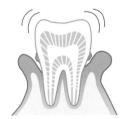

進行した歯周病

歯石が沈着し，歯槽骨の吸収がある。歯の揺れがある

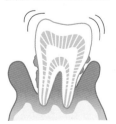

抜歯が必要な重度歯周病

大きな揺れがあり，時に痛みや排膿もある

図4-50 歯周病

口腔カンジダ症は口腔内常在菌である真菌の日和見感染症であり，口腔衛生不良などが原因となり得る。挿管による自浄作用の低下，低栄養，化学療法による免疫力の低下，長期間の抗菌薬投与，非経口摂取などによって増悪することが多い。

C オーラルフレイル

1. オーラルフレイルとは

　　オーラルフレイルとは，「老化に伴う様々な口腔の状態（歯数・口腔衛生・口腔機能など）の変化に，口腔健康への関心の低下や心身の予備能力低下も重なり，口腔の脆弱性が増加し，食べる機能障害へ陥り，さらにはフレイルに影響を与え，心身の機能低下にまでつながる一連の現象および過程」のことである[48]。すなわち，ささいな口腔機能の低下から摂食嚥下障害までの，一連の機能低下のすべてを意味していることに注意する。

2. オーラルフレイルが引き起こす負の連鎖

　　う蝕や歯周病などによる口腔顔面領域の疼痛や歯の喪失が生じると，咀嚼機能が低下することで，軟らかいものや食べやすいものばかりを摂取するようになる。その結果，さらなる咀嚼機能低下を招き，栄養の偏りが生じるようになる。さらに放置されると，からだを動かすのが億劫となり，活動量が減少し，食欲の減退を招く。食欲の減退は，いわゆる社会的フレイルや精神・心理的フレイル，栄養障害へとつながり，身体機能を維持することが困難となり，最終的には全身疾患の悪化や要介護へと通じる。このようなフレイルへの悪循環の原因がオーラルフレイルと考えられており，高齢者に対しては，社会性の維持向上，精神・心理面へのアプローチとともに，口腔機能へのアプローチが重要と考えられている。

3. オーラルフレイルのレベル

　　日本歯科医師会によると，オーラルフレイルは「第1レベル：口の健康リテラシーの低下」「第2レベル：口のささいなトラブル」「第3レベル：口の機能低下」「第4レベル：食べる機能の障がい」の4つのレベルから構成されている（図4-51）。

　　口の健康リテラシーの低下とは，高齢期はライフイベント（退職や家族・友人との死別など）によって，社会参加の機会が減少したり，心身的に不安定になったりしがちな時期である。社会参加への意欲が低下するため，身だしなみや口腔衛生など自己に関する関心が低下する。したがって，この時期に歯科疾患に罹患するリスクが高まる。

　　口のささいなトラブルでは，むせや食べこぼし，滑舌が悪くなったというような症状がみられる。このようなささいな口の機能低下により食生活や食環境に影響が及び，加齢変化も加わることで，潜在的に機能低下が進む段階である。

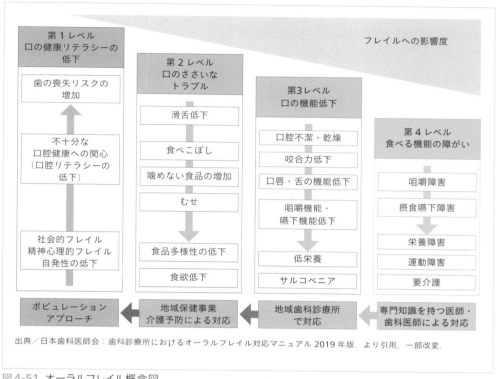

第1レベル
口の健康リテラシーの低下

歯の喪失リスクの増加

不十分な
口腔健康への関心
（口腔リテラシーの低下）

社会的フレイル
精神心理的フレイル
自発性の低下

第2レベル
口のささいなトラブル

滑舌低下

食べこぼし

噛めない食品の増加

むせ

食品多様性の低下

食欲低下

第3レベル
口の機能低下

口腔不潔・乾燥

咬合力低下

口唇・舌の機能低下

咀嚼機能・嚥下機能低下

低栄養

サルコペニア

フレイルへの影響度

第4レベル
食べる機能の障がい

咀嚼障害

摂食嚥下障害

栄養障害

運動障害

要介護

ポピュレーションアプローチ ← 地域保健事業 介護予防による対応 ← 地域歯科診療所で対応 ← 専門知識を持つ医師・歯科医師による対応

出典／日本歯科医師会：歯科診療所におけるオーラルフレイル対応マニュアル2019年版．より引用，一部改変．

図4-51 オーラルフレイル概念図

口の機能低下は，口腔機能の低下が顕著に低下した状態である。咬合力（こうごうりょく）の低下や，舌運動の低下などがみられる。サルコペニアなどの身体的なフレイルも生じやすく，栄養障害へとつながる段階である。このレベルの場合は歯科診療所で対応するため，「口腔機能低下症[49～51]」という病名が新たに保険診療報酬請求に加わった。

食べる機能の障がいでは，摂食嚥下（えんげ）機能低下や咀嚼機能低下から要介護状態などに陥るレベルである。このレベルでは，専門的な知識を有する医師や歯科医師などが対応する。

4. オーラルフレイルへの対応

オーラルフレイルは，進行した状態である摂食嚥下障害の段階では回復することが困難な場合も多いことから，フレイル予防を念頭に置いて「口腔機能の維持・向上の重要性」を多職種が容易に認識できるための標語として設定され，医療や介護の現場で「口腔領域のささいな機能低下を見逃さない」ことを目標としている。

オーラルフレイルは初期では可逆性であることも多く，日常生活のなかで生じているサインを見逃さず，早期発見・早期対応することが重要である。また，口腔だけではなく，社会参加などを含めた総合的対応が求められるため，多職種によるかかわりも重要となる。オーラルフレイルはメタボのような標語であり，国民がオーラルフレイルを自分事としてとらえ，その改善に自発的に取り組むことも必要である。

高齢者のアセスメント

高齢者のくらしを支える援助

高齢者特有の症状と看護

4 高齢者特有の疾患と看護

高齢者の家族への看護

事例による看護過程の展開

現在，国は，高齢者をフレイルサイクルの負の連鎖を早期から断ち切るために，高齢者の保健事業と介護予防の一体的な実施を国家戦略として進めている（2020年4月より実施）。このなかでは，それぞれの地域の実情に合わせて，高齢者の通いの場（体操や趣味活動等を行い介護予防に資すると市町村が判断した場）に専門職（保健師，管理栄養士，歯科衛生士等）を配置し，保健，栄養，口腔への総合的アプローチを行うことが推奨されている。このような取り組みは，疾病の重症化リスクが高い高齢者に対してアウトリーチ（専門職などが課題を抱えた人がいる地域社会やその人たちの生活空間に出向いて支援を行うこと）を実施し，早期から必要な医療サービスにつなぐだけでなく，健康教育や集団検診などを通じて，フレイルリスクの高い高齢者を発見し，必要なサービスへとつなぐ役割が期待されている。さらに，各市町村などで高齢者の医療・健診・介護情報などを一括して把握できるように規定が整備されつつある。

D 口腔健康管理

1. 口腔健康管理とは

　口腔ケアとは，医科分野で最もよく知られている歯科的な用語であるが，医科の分野では，口腔清掃を意味することが多い。口腔ケアは歯科医療関係者でなくとも行うことができるケアであり，患者自身でも行うことができる。口腔ケアは一般用語であり，歯科用語としては**口腔健康管理**と表現する。

　日本老年歯科医学会では，口腔ケアを「口腔清掃を含む口腔環境の改善から摂食嚥下の機能回復や維持・増進をめざした行為すべてを含む一般用語」と定義している。日本歯科医学会では，口腔健康管理を口腔機能管理と口腔衛生管理，口腔ケアに大別し，それぞれの項目を提示している。

　口腔機能管理には，抜歯や義歯の調整などの歯科治療に加え，摂食機能療法が含まれている。**口腔衛生管理**には，歯科医師もしくは歯科衛生士によるバイオフィルムの除去，清掃困難な部位の清掃など，いわゆる器質的口腔ケアが含まれている。口腔の機能面のアプローチである口腔機能管理と，口腔環境における衛生面へのアプローチである口腔衛生管理は，両輪として実施することが重要である。

2. 高齢者の口腔健康管理

　高齢者によくみられる口腔疾患の原因のほとんどは，口腔内細菌である。口腔ケアが不十分になると，口腔衛生状態が不良となり，これらの疾患が増悪化しやすい。さらに口腔のセルフケアが困難であり，唾液分泌量が低下した場合に増悪化する（図4-52）。口腔機能が低下した高齢者では，口腔衛生状態を良好に保つことも必要である。特に有病者や要介護状態であれば，誤嚥性肺炎の予防のためにも日常的な口腔ケアが必須である。日常的

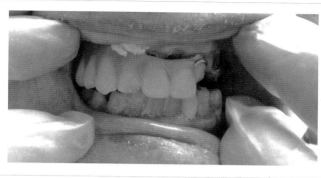

義歯の不適合と口腔衛生不良がみられ，食物残渣も認められる。

図4-52 高齢者の口腔内

口腔健康管理			
口腔機能管理	口腔衛生管理	口腔ケア	
		口腔清潔など	食事への準備など
項目例		項目例	
う蝕処置 感染根管処置 口腔粘膜炎処置* 歯周関連処置 抜歯 ブリッジや義歯などの処置 ブリッジや義歯などの調整 摂食機能療法 など	バイオフィルム除去 歯間部清掃 口腔内洗浄 舌苔除去 歯石除去等 など	口腔清拭 歯ブラシの保管 義歯の清掃・着脱・保管 歯磨き など	嚥下体操指導（ごっくん体操など） 唾液腺マッサージ 舌・口唇・頬粘膜ストレッチ訓練 姿勢調整 食事介助 など

＊歯周関連処置と口腔衛生管理には重複する行為がある

出典／日本歯科医学会「口腔ケア」に関する検討委員会：「口腔ケア」に関する検討委員会にて取り纏めた口腔健康管理についての表（平成27年6月16日付）．

図4-53 口腔健康管理の内容

な口腔ケアは，口腔衛生状態を清潔に保つことと，口腔機能を維持向上させることの2本立てで実施する必要がある（図4-53）。また，周術期においても，口腔ケアを実施することで，術後初期の炎症を減少させたり，術後肺炎の重症化を防いだりすることができるというような報告もある。術前から予防的に口腔ケアを受けていると，セルフケアしか行っていない群と比較して，術後の口腔粘膜炎のリスクが低減することも明らかとなっている。早期からの経口摂取の再開や，気管挿管時の歯牙破折などのリスク低減にもつながり，患者のQOL向上も期待できる。

　口腔健康管理を実施することで，誤嚥性肺炎の予防や低栄養の予防・改善，QOLの維持向上へとつながる。

文献
1）朝田隆：都市部における認知症有病率と認知症の生活機能障害への対応，厚生労働省科学研究費補助金認知症対策総合研究事業平成23〜24年度総合研究報告書，2013，p.8.
2）日本神経学会監：認知症疾患診療ガイドライン2017，医学書院，2017，p.67-70.
3）田中隆行，田中寛之編：認知症リハビリテーション，医学書院，2019，p.161-165.

1 高齢者のアセスメント
2 高齢者のくらしを支える援助
3 高齢者特有の症状と看護
4 高齢者特有の疾患と看護
5 高齢者の家族への看護
6 事例による看護過程の展開

4) ナオミ・ファイル，ビッキー・デクラーク・ルビン著，高橋誠一，篠崎人理監訳：バリデーション・ブレイクスルー；認知症ケアの画期的メソッド，全国コミュニティライフサポートセンター，2014.

5) 大本明恵：認知症高齢者に寄り添うタクティールケア，老年精神医学雑誌，22（1）：62-69，2011.

6) トム・キットウッド著，高橋誠一訳：認知症のパーソンセンタードケア；新しいケアの文化へ，筒井書房，2005.

7) Sato N., et al.：Clinical features and outcome in hospitalized heart failure in Japan (from the ATTEND registry), Circulation Journal, 77（4）：944-951, 2013.

8) 厚生労働省：平成30年国民健康・栄養調査報告，2019，p.117. https://www.mhlw.go.jp/content/000615325.pdf　4節（最終アクセス日：2020/7/12）

9) 日本高血圧学会高血圧治療ガイドライン作成委員会編：高血圧治療ガイドライン2014，日本高血圧学会，2014，p.43. https://www.jpnsh.jp/data/jsh2014/jsh2014v1_1.pdf（最終アクセス日：2016/5/20）

10) 厚生労働省：平成27年（2015）人口動態統計月報年計（概数）の概況，2016.

11) 市中肺炎診療ガイドライン作成委員会編：成人市中肺炎診療ガイドライン，日本呼吸器学会，2007.

12) 河野茂：NHCAP（医療・介護関連肺炎）ガイドラインと抗菌薬使用の考え方，日本老年医学会雑誌，49（6）：673-679，2012.

13) 石田直：肺膿瘍〈和田洋巳，三嶋理晃監：呼吸器病学総合講座〉，メディカルレビュー社，2004，p.207.

14) 前掲書11).

15) 前掲書11).

16) 金澤實，他編：呼吸器感染症診療ガイダンス，メジカルビュー社，2005.

17) 前掲書13).

18) 日本呼吸器学会COPDガイドライン第4版作成委員会編：COPD（慢性閉塞性肺疾患）診断と治療のためのガイドライン，第5版，日本呼吸器学会，2018.

19) 厚生労働省：令和2年（2020）人口動態統計（確定数）の概況，2022. https://www.mhlw.go.jp/toukei/saikin/hw/jinkou/kakutei20/index/.html（最終アクセス日：2023/1/18）

20) WHO：Chronic respiratory disease, Burden of COPD. https://www.who.int/respiratory/copd/burden/en/（最終アクセス日：2020/7/7）

21) 前掲書18).

22) 前掲書18).

23) 慢性呼吸器疾患予防管理WHO協力センター：COPDのファクト. https://www.dokkyomed.ac.jp/users/whocc-crd/info-crd/CRD/factCOPD4.html（最終アクセス日：2020/7/9）

24) 前掲書18).

25) 前掲書18).

26) 厚生労働省：平成30年（2018）人口動態統計月報年計（概数）の概況. https://www.mhlw.go.jp/toukei/saikin/hw/jinkou/geppo/nengai18/dl/gaikyou30.pdf（最終アクセス日：2020/1/28）

27) 日本呼吸器学会：呼吸器の病気　改訂新版，E. 腫瘍性肺疾患，肺がん. https://www.jrs.or.jp/uploads/uploads/files/disease_qa/disease_e01.pdf（最終アクセス日：2020/1/28）

28) 日本肺癌学会：第1部，肺癌診療ガイドライン2019年版. https://www.haigan.gr.jp/guideline/2019/1/2/190102000000.html（最終アクセス日：2020/1/28）

29) 前掲書28).

30) 厚生労働省：平成25年国民生活基礎調査の概況，2014. http://www.mhlw.go.jp/toukei/saikin/hw/k-tyosa/k-tyosa13/dl/06.pdf（最終アクセス日：2016/8/10）

31) 大内尉義編，浦上克哉監：老年医学の基礎と臨床Ⅰ；認知症を理解するための基礎知識，ワールドプランニング，2008，p.106-116.

32) Gambert,S.R.：Atypical presentation of thyroid disease in the elderly, Geriatrics, 40（2）：63-65, 68-69, 1985.

33) 厚生労働省：令和元年度国民健康・栄養調査報告，2020. https://www.mhlw.go.jp/stf/seisakunitsuite/bunya/kenkou-iryou/kenkou/eiyou/r1-houkoku_00002.html（最終アクセス日：2023/1/18）

34) Lu, F.P. et al.：Diabetes and the risk of multi-system aging phenotypes；a systematic review and meta-analysis, PLoS ONE, 4（1）：e4144, 2009.

35) 佐藤祐造：高齢者糖尿病の運動処方ガイドライン，日本老年医学会雑誌編集委員会編：老年医学update 2008-2009，メジカルビュー社，2008，p.48-55.

36) Eng, C., et al.：Glucagon-like peptide-1 receptor agonist and basal insulin combination treatment for the management of type 2 diabetes: a systematic review and meta-analysis, Lancet, 384: 2228-2234, 2014.

37) 厚生労働省：平成28年度国民健康・栄養調査報告，2017.

38) NIPPON DATA80 Research Groupe：Risk assessment chart for death from cardiovascular disease based on a 19-year follow-up study of a Japanese representative population, Circ J, 70（10）：1249-1255, 2006.

39) 深川雅史編：輸液・水分電解質異常；専門医に聞く最新の臨床，中外医学社，2005，p.2, 67-76, 110-111.

40) 薬剤性腎障害の診療ガイドライン作成委員会：薬剤性腎障害診療ガイドライン，厚生労働省科学研究費補助金平成27年度日本医療開発機構腎疾患実用化研究事業「慢性腎臓病の進行を促進する薬剤等による腎障害の早期診断法と治療法の開発」，2013.

41) 前掲書40).

42) 日本泌尿器科学会編：前立腺肥大症診療ガイドライン，リッチヒルメディカル，2011.

43) 日本泌尿器科学会編：前立腺癌検診ガイドライン2018年版，メディカルレビュー社，2018.

44) 前掲書43).

45) ディペックス・ジャパン：前立腺がんの語り. http://www.dipex-j.org（最終アクセス日：2016/10/23）

46) Orimo H., et al.: Hip fracture incidence in Japan: Estimates of new patients in 2012 and 25-year trends, Osteoporos Int, 27(5): 1777-1784, 2016.

47）日本褥瘡学会編：褥瘡ガイドブック，第2版，照林社，2015，p.8.
48）日本歯科医師会：歯科診療所におけるオーラルフレイル対応マニュアル2019年版．https://www.jda.or.jp/dentist/oral_flail/（最終アクセス日：2020/3/13）
49）水口俊介，他：高齢期における口腔機能低下；学会見解論文2016年度版，老年歯学，31（2）：81-99，2016.
50）Minakuchi S, et.al. Oral hypofunction in the older population：Position paper of the Japanese Society of Gerodontology in 2016, Gerodontology, 35（4）：317-324, 2018.
51）日本老年歯科医学会監修：かかりつけ歯科医のための口腔機能低下症入門，デンタルダイヤモンド社，2018.

参考文献

・Inouye SK, Studenski S, Tinetti ME. Geriatric Syndromes: Clinical, Research, and Policy Implications of a Core Geriatric Concept, JAGS, 55:780-791，2007.
・Tinetti ME, Inouye SK, Gill TM, et al.: Shared risk factors for falls, incontinence, and functional dependence, Unifying the approach to geriatric syndromes, JAMA, 273:1348-1353, 1995.
・秋澤忠男編：急性腎障害，慢性腎臓病；その知識は正しいのか？，救急・集中治療，28（3・4），2016.
・芦川和髙監：高齢者の理解とケア；加齢・症状のメカニズムと対応，学研メディカル秀潤社，2011.
・阿部章夫：もっとよくわかる！感染症；病原因子と発症のメカニズム，羊土社，2014.
・出光俊郎編：内科で出会う見ためで探す皮膚疾患アトラス，羊土社，2012.
・医療・介護関連肺炎（NHCAP）診療ガイドライン作成委員会編：医療・介護関連肺炎診療ガイドライン，日本呼吸器学会，2011.
・大内尉義監：高齢者の薬の使い方，日常診療に活かす老年病ガイドブック2，メジカルビュー社，2005.
・大滝倫子，他：疥癬なんてこわくない，医学書院，2002.
・落合慈之監：新版皮膚科疾患ビジュアルブック，学研メディカル秀潤社，2012.
・介護・医療・予防研究会編：高齢者を知る辞典；気づいてわかるケアの根拠，厚生科学研究所，2000.
・厚生省老人保健福祉局老人保健課監修：褥瘡の予防・治療ガイドライン，照林社，1998.
・厚生労働省：ノロウイルスに関するQ&A，2015．http://www.mhlw.go.jp/stf/seisakunitsuite/bunya/kenkou_iryou/shokuhin/syokuchu/kanren/yobou/040204-1.html（最終アクセス日：2016/6/7）
・国立感染症研究所：疥癬とは，2015．http://www.nih.go.jp/niid/ja/diseases/a/vhf/lassa/392-encyclopedia/380-itch-intro.html（最終アクセス日：2016/4/30）
・柴垣有吾：より理解を深める！体液電解質異常と輸液，改訂第3版，中外医学社，2007.
・下条文武監：専門医のための腎臓病学，第2版，医学書院，2009.
・高橋寛二編著：眼科看護の知識と実際，第4版，メディカ出版，2009.
・日本眼科学会：緑内障診療ガイドライン，第3版，2012．http://www.nichigan.or.jp/member/guideline/glaucoma3-3.pdf（最終アクセス日：2016/5/22）
・日本腎臓学会編：エビデンスに基づくCKD診療ガイドライン2013，東京医学社，2013.
・日本褥瘡学会編：褥瘡ガイドブック，第2版，照林社，2015.
・日本神経学会監，「パーキンソン病治療ガイドライン」作成委員会編：パーキンソン病治療ガイドライン2011，日本神経学会ホームページ．https://www.neurology-jp.org/guidelinem/parkinson.html（最終アクセス日：2016/5/20）
・日本脳卒中学会脳卒中ガイドライン委員会編：脳卒中治療ガイドライン2015，協和企画，2015.
・日本緑内障学会：日本緑内障学会多治見緑内障疫学調査（通称：多治見スタディ）報告．http://www.ryokunaisho.jp/general/ekigaku/tajimi.html（最終アクセス日：2016/5/22）
・日本臨床検査医学会包括医療検討委員会，厚生労働省編：臨床検査のガイドライン2005/2006；症候編・疾患編・検査編，日本臨床検査医学会，2005.
・認知症介護研究・研修東京センター，他編：認知症の人のためのケアマネジメント；センター方式の使い方・活かし方，三訂，認知症介護研究・研修東京センター，2011.
・町田いずみ，他：せん妄スクリーニング・ツール（DST）の作成，総合病院精神医学，12（2）：150-155，2003.
・メアリー A. マテソン，エレアノール S. マコーネル著，石塚百合子，他訳：身体的変化とケア，看護診断にもとづく老人看護学2，医学書院，1993.
・綿貫成明，他：日本語版ニーチャム混乱・錯乱スケール〈一瀬邦弘，他監：せん妄；すぐに見つけて！すぐに対応！〉，照林社，2002，p.32-35.
・Centers for Disease Control and Prevention：Standard precautions．http://www.cdc.gov/HAI/settings/outpatient/basic-infection-control-prevention-plan-2011/standard-precautions.html（最終アクセス日：2016/6/7）
・EPUAP, NPUAP, PPPIA著，真田弘美，宮地良樹監訳：褥瘡の予防と治療；クイックリファレンス日本語版，第2版，メンリックヘルスケア，2014．http://www.epuap.org/guidelines-2014/Japan_Quick%20Reference%20Guide-Jan2016.pdf（最終アクセス日：2016/4/30）
・Tsoi KFC et al.: Cognitive tests to detect dementia; A systematic review and meta-analysis, JAMA Intern Med, 175:1450-1458, 2015.

1 高齢者のアセスメント
2 高齢者のくらしを支える援助
3 高齢者特有の症状と看護
4 高齢者特有の疾患と看護
5 高齢者の家族への看護
6 事例による看護過程の展開

第 **5** 章

健康障害をもつ
高齢者の家族への看護

A 高齢者を取り巻く家族の状況

1. 高齢者がいる世帯の特徴

▶ 家族の定義　家族とは，一般的には「夫婦の配偶関係や親子・きょうだいなどの血縁関係によって結ばれた親族関係を基礎として成立する小集団，社会構成の基本単位」ととらえられているのではないだろうか。しかし，家族の定義は，看護学はもちろん心理学や社会学の立場からも，様々になされている。現代社会における「家族」は，複雑で多様な形態が存在し，定義についても柔軟な解釈が必要となってきているといえよう。

▶ 家族形態　家族形態の特徴でみると，わが国では核家族が増え，大家族である三世代世帯は減り，単独世帯（一人暮らし）が増えている（新体系看護学全書老年看護学①第1章 - Ⅵ -C-2 図 1-13 参照）。高齢者夫婦二人暮らしや，高齢者の一人暮らしの世帯が多くなり，家族の小規模化や核家族化が起こってきていることは現代日本の少子高齢化を反映している。このことは，加齢により生活機能が低下し支援が必要となる高齢者にとっては，家族内の支援を得ることができず，外部からの支援が必要になり，社会的サービスや他人に頼らざるを得ない状況となることを意味する。

2. 高齢者と家族の関係性

　老年期にある高齢者にとって配偶者や子どもとの家族関係は，壮年期にあるときとは異なるものである。老年期は，老化による身体機能の低下や健康障害が起こり，他者の手助けが必要になってくる時期である。老年期の生活のなかで生じてくる様々な出来事や状況の変化によって，家族員との関係性も変化し，今までの家族との関係性を継続しながらも，新たな関係性を築く必要性が出てくる。

1 ｜ 高齢者における夫婦の関係

　就労していた高齢者は，仕事を退くと，仕事上の肩書きを失う。また，すでに子どもは巣立っており，父親や母親として養育する役割もなくなっていることが，ほとんどである。そのため，特に仕事一筋だった男性の場合，今まで仕事上で付き合っていた人間関係が消失し，周囲のコミュニティは配偶者である妻でしかないことに気づく。このように高齢者夫婦は，一人の人間どうしとして相手に向き合うことになる。そして苦楽を共にしてきた人間どうしとして，それぞれの人生を重ね合わせて，人生を振り返り，夫婦としてのきずなを確かめ合うことが課題となる。

　さらに高齢になると，高齢者夫婦は共に老化によるからだの衰退や健康障害を引き起こすことが多くなる。妻が夫を介護したり，逆に夫が妻を介護したりすることもある。このようななか，相手の人生の危機を夫婦の問題としてとらえ，これまでの夫婦関係を問い直

したり，その関係性を再構築したりする。

2 | 高齢者とその子どもとの関係

　子の成長によって親子関係は，親が子を養育する関係から，対等な社会人どうしの関係になり，さらに親の老化に伴って子が親を支援する関係性に変化していく。このことは，成人となった子ども世代と高齢者の親世代との間で役割交代が起こることを意味している。この過程は平坦なプロセスではなく，双方がこれまでの親子のイメージの喪失にさらされ，新しい距離のとり方，新しい役割の授受のしかたなどを互いにさぐりながら，互いの関係性が徐々につくり直されていく**家族関係の再構築**の過程である。

　親子の関係性を再構築することができるかどうかは，高齢者にとっても，子どもにとっても，今後の人生における自身への問いになり，自身のあり方に影響を与えていくものとなる。

　さらには戦前までは，家長制度が根強く，年老いた親の扶養は家族の役割として機能していた。しかし，小規模化し，核家族化した現代の家族では，年老いた親の扶養や介護を担う家族としての力が低下し，親の扶養や介護を社会にゆだねる傾向になってきている。そして，「子どもの世話にはなりたくない」と考える自立心のある高齢者も増えてきている。現代社会における高齢者と子どもとの関係性は，それぞれ独立した生活を尊重しつつ，情緒的なサポートや，何かあったときの実際のサポートを期待する関係性であるといえる。

Ⓑ 介護する家族の状況

　介護保険制度は2000（平成12）年から始まった。本制度は，介護を家族だけで行うのではなく，社会的な制度やサービスなどを活用し，家族と社会が協働して介護を行うという「介護の社会化」を基本的な考え方の一つとしている。

　しかし，超高齢社会の現在，社会的サービスは十分にそれらに対応することができず，家族の介護力に頼らざるを得ない状況にある。そのため，地域包括ケアシステムという新しい考えを発展させながら，高齢者を支えようと考えているのがわが国の現状でもある。

1. 要介護認定を受けている高齢者

　介護保険制度が開始になってから，要介護者等は年々増加している（図5-1）。

　介護保険制度において要介護または要支援の認定を受けている高齢者は，2018（平成30）年では約645万人であり，高齢者人口（第1号被保険者3525万人）のうち18.3％である[1]。

　前期高齢者（65〜74歳）と後期高齢者（75歳以上）に分けて，要支援または要介護の認定を受けた人を比較してみると，要介護（要支援）認定を受けた前期高齢者は73万人，後期高齢者は572万人で，高齢者（第1号被保険者）に占める割合は，それぞれ11.3％，

1 高齢者のアセスメント

2 高齢者のくらしを支える援助

3 高齢者特有の症状と看護

4 高齢者特有の疾患と看護

5 高齢者の家族への看護

事例による看護過程の展開

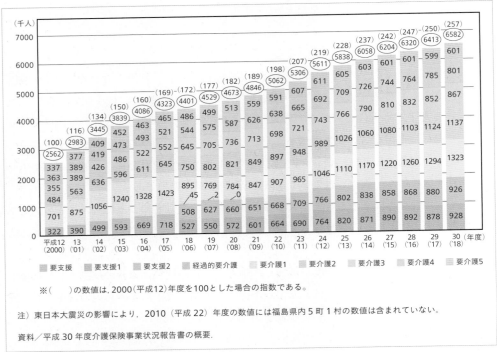

（千人）

※（　　）の数値は，2000（平成12）年度を100とした場合の指数である。

注）東日本大震災の影響により，2010（平成22）年度の数値には福島県内5町1村の数値は含まれていない。

資料／平成30年度介護保険事業状況報告書の概要.

図5-1　介護保険認定者数の推移（年度末現在）

88.7％となっている²⁾。これらのことから，後期高齢者になると，要介護（要支援）となる人の割合が多数を占めることがわかる。

▌2. 要介護等高齢者がいる家族

　要介護者等との続柄別・性・年齢階級別に主介護者の実態を「2019年国民生活基礎調査」にみると，主介護者は要介護者などと「同居」している者が54.4％で最も多く，次いで「別居の家族等」13.6％となっている³⁾。同居している主介護者の続柄別の割合をみると，配偶者23.8％，子20.7％，子の配偶者7.5％だった。これは，約4割が主介護者は要介護者と同居せず，事業所によるサービスを利用しながら，通いで介護している家族がいること，または要介護者等は日中独居であることが考えられる。また，主介護者は，戦前のような嫁が介護する時代ではなく実子である娘や息子が介護するケースが増えている時代であることも理解できる（図5-2）。

　同居の主な介護者と要介護者などの組み合わせを，年齢階級別に年次推移をみると，60歳以上どうし，65歳以上どうし，75歳以上どうしの組み合わせにおいて，いずれも上昇傾向がみられる（図5-3）。これらのことは，要介護等高齢者が高齢化し，主となる家族介護者も高齢化の傾向にあることを意味しており，まさしく高齢者が高齢者を介護する老々介護の状況である。

　同居している主な介護者の介護時間を要介護度別にみると，「要支援1」から「要介護2」

1 高齢者の
アセスメント

2 高齢者のくらし
を支える援助

3 高齢者特有の
症状と看護

4 高齢者特有の
疾患と看護

5 高齢者の
家族への看護

6 事例による
看護過程の展開

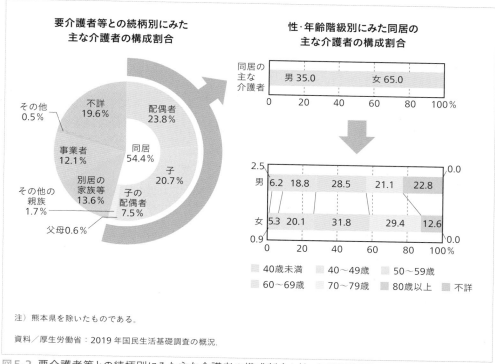

要介護者等との続柄別にみた
主な介護者の構成割合

性・年齢階級別にみた同居の
主な介護者の構成割合

その他 0.5%
不詳 19.6%
配偶者 23.8%
事業者 12.1%
同居 54.4%
その他の親族 1.7%
別居の家族等 13.6%
子 20.7%
子の配偶者 7.5%
父母0.6%

同居の主な介護者　男 35.0　女 65.0

注）熊本県を除いたものである。

資料／厚生労働省：2019年国民生活基礎調査の概況.

図5-2 要介護者等との続柄別にみた主な介護者の構成割合と性・年齢階級別にみた同居の主な介護者の構成割合

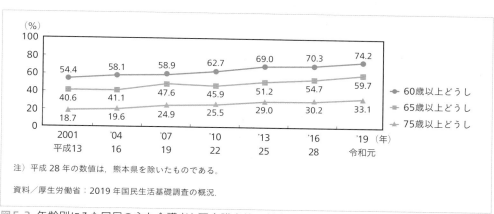

注）平成28年の数値は，熊本県を除いたものである。

資料／厚生労働省：2019年国民生活基礎調査の概況.

図5-3 年齢別にみた同居の主な介護者と要介護者等の割合の年次推移

までは「必要なときに手を貸す程度」が多く，「要介護3」以上となると「ほとんど終日」が最も多くなっている（図5-4）。これは，要介護度が上がるほど介護時間も上昇し，介護に時間がとられている様子がうかがえる。要介護等高齢者が家族のなかに存在するということは，家族に様々な影響を及ぼし，特に介護する時間が長くなればなるほど，大きく影響していることが考えられる。

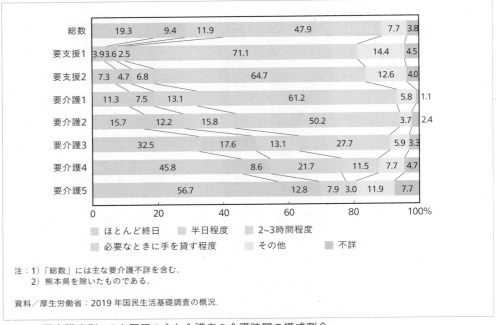

図中のデータ：

	ほとんど終日	半日程度	2〜3時間程度	必要なときに手を貸す程度	その他	不詳
総数	19.3	9.4	11.9	47.9	7.7	3.8
要支援1	3.9	3.6 2.5	71.1	14.4	4.5	
要支援2	7.3	4.7	6.8	64.7	12.6	4.0
要介護1	11.3	7.5	13.1	61.2	5.8	1.1
要介護2	15.7	12.2	15.8	50.2	3.7	2.4
要介護3	32.5	17.6	13.1	27.7	5.9	3.3
要介護4	45.8	8.6	21.7	11.5	7.7	4.7
要介護5	56.7	12.8	7.9	3.0	11.9	7.7

注：1)「総数」には主な要介護不詳を含む。
　　2) 熊本県を除いたものである。

資料／厚生労働省：2019 年国民生活基礎調査の概況.

図5-4　要介護度別にみた同居の主な介護者の介護時間の構成割合

ⓒ 介護する家族への看護

1. 主介護者の健康と生活

　「平成 28 年国民生活基礎調査」から同居の主な介護者について，日常生活での悩みやストレスの有無の構成割合をみると，全体で「ある」は 68.9％であり，「ない」は 26.8％であった。性別でみると，「ある」は男性 62.0％，女性 72.4％で，女性のほうが高くなっている。

　日常生活での悩みやストレスが「ある」と回答した者の悩みやストレスの原因をみると，男女ともに「家族の病気や介護」が高く（男 73.6％，女 76.8％），次いで「自分の病気や介護」であった（男 33.0％，女 27.1％）（図 5-5）。これらのことは，自分が介護している高齢者の病気や介護について悩みやストレスを強く抱えているということと，介護者自身に健康問題があり，介護者自身も介護が必要になっている状態であることがうかがえる。

　さらには，主介護者は家族のなかの非介護者に比べ，仕事や余暇活動などの時間が短くなっており，社会との関係が疎遠になりやすい。その結果，家族のみで介護を抱え込むことで孤立してしまい，最悪の事態としては，要介護高齢者への虐待につながるケースもある。そして，介護に行きづまった末の「介護殺人」や「介護心中」などの痛ましい社会事件も起こっているのが現状としてある。それを回避していくためには，外部のソーシャル

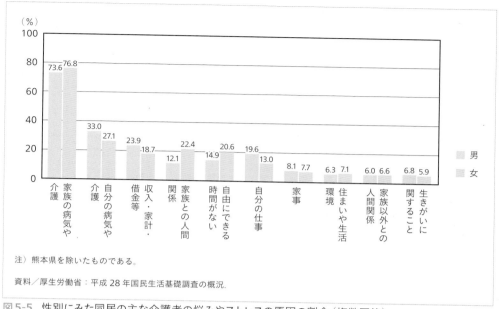

高齢者の
アセスメント

高齢者のくらし
を支える援助

高齢者特有の
症状と看護

高齢者特有の
疾患と看護

5
高齢者の
家族への看護

事例による
看護過程の展開

注）熊本県を除いたものである。

資料／厚生労働省：平成 28 年国民生活基礎調査の概況.

図5-5　性別にみた同居の主な介護者の悩みやストレスの原因の割合（複数回答）

サポートを有効に活用することや，介護負担感を軽減するようなかかわりが必要となってくる。

2. 高齢者を取り巻く家族介護者への支援

　前述したように，高齢者を取り巻く家族への支援を考える際には，介護者に焦点が当てられがちである。主介護者はだれになるのか，意思決定をする際のキーパーソンはだれなのかといった家族員である個人に注目しがちである。しかし，家族というものは，個々の家族成員どうしの影響と，家族を取り巻く社会環境からもたらされる影響の両者から，毎日の時間的な経過という積み重ねによって日々形づくられている流動的な存在である。そしてそのような家族全体に起こる変化を長い経過のなかでとらえると，それはその家族の成長過程でもある[4]。そのため，高齢者の置かれている状況を評価する際には，高齢者を取り巻く家族の発達課題や現在まで形づくってきた家族関係を構造的にとらえ，家族を包括的に評価する視点をもつことが求められる。

1 ┃ 家族アセスメントモデル

　家族看護実践において，主に用いられている家族アセスメントモデルは，渡辺式家族アセスメントモデル，家族生活力量モデル，家族エンパワーメントモデル，フリードマン家族アセスメントモデル，カルガリー式家族アセスメント / 介入モデルなどが知られている。ここでは，家族エンパワーメントモデルの家族アセスメントの視点を紹介する。

　家族エンパワーメントモデルにおける家族アセスメントの視点は，家族の構造－機能理

表5-1 家族エンパワーメントモデルの家族アセスメントの視点

① 家族構成

② 家族の発達段階
- 家族の現在の発達段階は？
- 取り組む必要のある発達課題は？
- 発達課題をどのように達成しようとしているか？
- 現在まで，どのように取り組み，達成してきたのだろうか？

③ 家族の役割関係
- どのように役割分担をしているだろうか？
- 役割過重が生じていないだろうか？
- 役割期待は明確になっているだろうか？
- 家族内に役割葛藤はないだろうか？
- 新たに学ぶべき役割行動はあるか？
- 役割交代は柔軟に行われているだろうか？

④ 家族の勢力関係
- 家族のリーダー，キーパーソンはだれか？
- だれが何を決定しているか？
- 物事を決定する時にお互いが話し合っているか？
- どのような方法で決定しているか？

⑤ 家族の人間関係や情緒的関係
- 家族員は，お互いをどのようにとらえているか？
- 家族員は互いに支援し合っているか？
- 家族は全員で一緒にどのようなことをどの程度しているか？
- 家族員はお互いの感情や思いに敏感か？
- お互いに尊重し合っているか？
- 家族関係を必要に応じて柔軟に変化させてきたか？

⑥ 家族内コミュニケーション
- 機能的で明確なコミュニケーションがとれているか？
- オープンに自分の意見や感情を表明できているか？
- 互いに傾聴する姿勢があるか？
- 会話のなかで暖かい思いやりのあるフィードバックがされているか？
- 攻撃的な否定的なコミュニケーションは多くないか？
- コミュニケーションは，一方的でなく，相補的だろうか？

⑦ 家族対処行動や対処能力
- 一丸となって家族内の資源を活用する統合的対処をとっているだろうか？
- 負担を軽減したり現状を打開するために，さまざまな方法を試みる方策的対処をとっているだろうか？
- 可能な限り普通の生活を維持するノーマリゼーション的対処をとっているだろうか？
- 対応できなくなり，回避的な行動や資源を求める危機対応対処をとっているだろうか？

⑧ 家族の適応力，問題解決能力
- 今までの問題に対する適応力はどの程度か？
- 現実検討能力はどの程度か？
- 現実的な目標や計画を立てていく力があるか？
- 意思決定能力はどの程度だろうか？

⑨ 親族や地域社会との関係，家族の資源
- 問題が生じた時，親族や近隣からの支援を得てきたか？　得る可能性があるか？
- 社会資源を利用しているか？
- 援助や支援を得ることについてどのように考えているか？

⑩ 家族の価値観
- 家族はどのような考え方を重視しているか？
- 病気の家族員の世話をするうえで何を大切にしているか？

⑪ 家族の期待・希望
- 家族はどのようなことを期待しているのだろうか？
- 家族の希望は？
- 家族員間で期待や希望は一致しているだろうか？

⑫ 家族のセルフケア力
家族生活の領域として，"十分な空気・水分摂取の維持""十分な食事摂取の維持""排泄過程，排泄，清潔に関連したケア""活動と休息のバランスの維持""孤立と社会的相互作用のバランスの維持""生命，機能，安寧に対する危険の予防""正常な家族の維持"の7領域についての情報を収集する。
- 家族セルフケアの7つの領域で，健康問題と関連している領域があるだろうか？
- 家族セルフケアの7つの領域について，セルフケアできているだろうか？
- 家族はセルフケア能力（理解力，判断力，知識・技術力，継続力など）があるだろうか？

出典／中野綾美：家族エンパワーメントと事例への活用：家族アセスメントと家族像の形成，家族看護，2（2）：88，2003.

高齢者の
アセスメント

高齢者のくらし
を支える援助

高齢者特有の
症状と看護

高齢者特有の
疾患と看護

5
高齢者の
家族への看護

事例による
看護過程の展開

論，家族周期理論，家族システム理論，家族相互作用理論，家族ストレス理論，家族危機
理論などを基盤に，12項目を明示している（表5-1）。

2 家族介護者への支援における看護師の役割

　家族の構成員が病を抱え介護を要する状態になり，在宅で療養生活を送ることになると，
家族の暮らしは様々な変化を求められる。それらの変化にどのように対処していくのかは，
それぞれの家族によって異なり，家族自身で解決をしていかなければならない。そのよう
な家族に対して，看護師は本人と家族の望みや希望をすり合わせ，調整と介入をしながら
家族自身が自己決定し，家族が有しているセルフケア能力を最大限に発揮しつつ，より良
い対処と生活ができるような支援をしていくことが求められる。

　そのためには，介護を行う家族に対するアセスメントの視点として，①家族が受けてい
る影響，②家族の対応能力，③家族の適応状況，の3点を把握しておくことが必要であり，
援助を導き出すうえでも重要なポイントになる。

❶家族が受けている影響を把握する

　介護生活が始まった家族に対して，看護師は，家族が介護によってどのような影響を受
けているのか理解していかなければならない。それには，介護を必要とする高齢者がどの
ような身体的，心理的，社会的状態であるのかを把握することが必要となってくる。また，
それらの状態によって介護者だけではなく，介護するという課題をもった家族全体が，ど
のようなプラスの影響またはマイナスの影響を受けているのか，という視点からアセスメ
ントを実施していくことが必要である。

　具体的には，介護を必要とする高齢者の身体的・心理的・社会的状態を把握するには，
高齢者の歩行状態，歩行能力，ADLやIADLの状況，コミュニケーション能力，認知症
の程度，経済的な負担や介護サービスの導入，そしてサービスに対する受け入れの有無な
どを把握していく。そして，これらの高齢者の状態によって，家族がどのような影響をど
の程度受けているのかを把握する。たとえば，寝たきりの状態である高齢者に対して全介
助のケアが必要ならば，介護することによって生じる疲労感や腰痛などの身体的影響が考
えられる。

　また，長期にわたって認知症の夫を介護してきた妻であれば，介護負担感，精神的な疲
労や心労，ストレス，ショックや受容の程度のような精神的影響などが考えられる。さら
に，経済的な問題や介護に追われ，外出が思うようにできず，社会的な活動に参加できな
いなど，社会的影響もあるであろう。また，主介護者である家族員だけではなく，息子夫
婦や娘夫婦などの生活にどのように影響をもたらしているのかも把握することが必要とな
る。

❷家族の対応能力を知る

　介護することから派生する様々な影響に対して，家族がどのような対応能力をもってい
るのか理解することが必要となる。そのために，家族のもてる力をアセスメントする。

具体的には，主介護者をはじめとする家族員の健康状態が良好であり，介護技術を習得する能力が高く，家族員間の人間関係が良好に保たれているか。さらに互いの役割を補完し合い，外部サービスをうまく活用できる力をもっているかどうかである。特に，家族の体力や健康状態，家族関係については重要な情報となる。それは，家族が介護をすることによって，介護力という資源としての役割を果たすと同時に，介護することで健康上の影響を受ける存在ともなり得るからである。また，家族員間の情緒的な関係性や価値観をも把握すべきである理由は，介護する―介護される関係を両者が受け入れることができるかどうかや，介護に関するすべての行為，あるいは親をどう看取るべきかという介護方針の決定の際に，大きな影響を及ぼすからである。

　さらに，家族員間の役割分担の機能を知ることは，ふだん担ってきた家事や意思決定権の役割分担から，介護が必要になったときに家族内の柔軟な役割交代が実施可能かどうかを見定めるためである。柔軟な役割交代ができるかどうかは，介護への協力体制に大きく影響を及ぼす。

❸家族の適応状況をみる

　介護という課題に直面した家族は，生活の変化や新たな役割を受け入れていかなければならない。看護師は，現時点において，家族が介護生活に適応できているかどうか状況のアセスメントを実施していく。

　具体的には，介護に携わったことで，疲労感などの身体的な健康上の問題や，不安やストレスなどの精神的な問題が生じていないかアセスメントをする。また，介護に関する知識や理解度はどの程度なのか把握し，介護意欲や行動などから，介護に対する家族の適応状態を把握する。さらには，介護保険制度などの社会的資源を抵抗なく活用できているのか把握することにより，介護に関する適応状態をアセスメントすることができる。

＊

　以上のような3つの視点を押さえておくことは，家族介護者への支援として必要なことである。家族自身がもっているセルフケア能力を最大限に発揮しながら，介護という課題を生活のなかに適応させていかれるように援助していくことが，家族介護者を支援するうえで最大の目標となり，そしてこれは，看護職の重要な役割でもある。

文献

1) 厚生労働省：平成30年度介護保険事業状況報告書の概要，http://www.mhlw.go.jp/topics/kaigo/osirase/jigyo/18/dl/h30_gaiyou.pdf（最終アクセス日：2020/9/11）
2) 前掲書1).
3) 厚生労働省：2019年国民生活基礎調査の概況，2019，http://www.mhlw.go.jp/toukei/saikin/hw/k-tyosa/k-tyosa19/dl/14.pdf（最終アクセス日：2020/8/22）
4) 鈴木和子・渡辺裕子：家族看護学　理論と実践　第4版，日本看護協会出版会，2015.

参考文献

・退院後，行き場を見つけづらい高齢者への支援の構築プロジェクト：高齢者退院支援の手引き；医療と福祉の多職種連携による安心した生活に向けて，東京都社会福祉協議会，2012.
・厚生労働省：地域包括ケアシステム，http://www.mhlw.go.jp/stf/seisakunitsuite/bunya/hukushi_kaigo/kaigo_koureisha/chiiki-houkatsu/（最終アクセス日：2016/9/30）

・地域包括ケア研究会：地域包括ケアシステムと地域マネジメント；地域包括ケアシステム構築に向けた制度及びサービスのあり
　方に関する研究事業報告書，平成 27 年度老人保健事業推進費等補助金（老人保健健康増進事業），三菱 UFJ リサーチ＆コンサ
　ルティング，2016.
・堀内園子：認知症看護入門；誠実さと笑いと確かな技術で包む世界，ライフサポート社，2008.
・堀内静子：早い段階での対応が大切；グループホームにおける認知症看護，看護実践の科学，31(9)：34-39，2006.
・三宅貴夫，他：〈医師〉〈看護師〉〈患者・家族〉による認知症の本，岩波書店，2010.

1 高齢者の アセスメント

2 高齢者のくらし を支える援助

3 高齢者特有の 症状と看護

4 高齢者特有の 疾患と看護

5 高齢者の 家族への看護

6 事例による 看護過程の展開

第 **6** 章

事例による
看護過程の展開

この章では

● 事例をもとに高齢者に対する看護を学ぶ。

I 肺炎で入院した認知症患者の看護

A 事例の概要

1. 患者プロフィール

患者：Aさん，83歳，男性
病名：誤嚥性肺炎（ごえんせい）
既往歴：アルツハイマー型認知症
職業：元公務員
性格：頑固なところがある
家族構成：妻80歳と二人暮らし（同じマンションの上の階に長男家族が居住）
キーパーソン：長男
アレルギー：なし
視聴覚機能：難聴があるが補聴器は使用していない
認知機能：HDS-R（改訂長谷川式簡易知能評価スケール）14点
日常生活動作：認知症高齢者の日常生活自立度 IIb
介護認定：要介護2
介護サービス利用状況：デイケア2回/週
身長・体重：163cm，52kg，BMI19.6
バイタルサイン：血圧108/70mmHg，脈拍98回/分，体温37.8℃，経皮的動脈血酸素飽和度（SpO$_2$）88%，意識レベル　呼名に開眼して返事をするが，すぐに傾眠してしまう（JCS II-10）
血液検査値：WBC（白血球）1万1000/μL，CRP（C反応性たんぱく）10.5mg/dL，総たんぱく（TP）6.4g/dL，アルブミン（ALB）4.1g/dL
内服薬：ドネペジル塩酸塩5mg×1回朝

2. 入院までの経過

数日前から食欲低下ぎみであった以外は，いつもと変わらず過ごしていた。朝食後に居間のソファーで仰臥位のまま嘔吐しているAさんを妻が発見し，長男の妻の自家用車で来院した。診察の結果，誤嚥性肺炎と診断され入院となった。

3. 医師からの病状説明と病状認識

医師より妻と長男の妻に対し，胸部X線写真を見せながら「肺炎を起こしています。おそらく誤嚥性のものと考えられます。しばらく絶食にし，抗菌薬の点滴をします。酸素飽和度も低いので酸素マスクも行っています。肺炎が良くなったら，嚥下機能をみながら食事を開始したいと思います」と説明した。

妻は「このところ食が細くなっていたので，健康のためにしっかり食べなくてはいけないと言い聞かせながら，今朝ご飯を食べさせたのです。無理に食べさせたのがいけなかったのでしょうか……」と言って，落ち込んだ様子がみられた。

長男の妻は「義父の介護は，これまで義母が全部一人でやっていました。同じマンションに住んでいますが，私もパートがあり，週末にうちで一緒に食事するくらいで任せきりでした。今後のことは夫に相談して決めることになると思います」と話した。

B 入院時のアセスメントと看護のポイント

1. アセスメント

体温37.8℃であるが，入院時の血液検査でWBC（白血球）1万1000/μL，CRP（C反応性たんぱく）10.5mg/dLと，顕著な炎症所見がみられる。SpO$_2$88%と肺炎による低酸素血症で，意識レベルの低下もあり，全身に必要な酸素が十分取り込めない状態にある。発熱，呼吸

高齢者の
アセスメント

高齢者のくらし
を支える援助

高齢者特有の
症状と看護

高齢者特有の
疾患と看護

高齢者の
家族への看護

6
事例による
看護過程の展開

困難などの症状に伴う苦痛を軽減し，酸素化を図るため，酸素投与を確実に行うとともに，気道内分泌物の排出を促し，口腔ケアを行う必要がある。

Aさんの既応歴にあるアルツハイマー型認知症はせん妄の準備因子であり，今回の誤嚥性肺炎と低酸素血症は，せん妄の直接因子になる。急な入院で環境が変化したこと，難聴があること，酸素マスク，静脈内点滴注射などのルートの確保は，せん妄の誘発因子となり，せん妄を起こしやすい。全身状態の変化とせん妄徴候に注意し，予防に努める必要がある。

BMIは19.6と低めであり，血液検査では総たんぱく（TP）6.4g/dL，アルブミン（ALB）4.1g/dLと基準範囲にあるが，脱水も加味して栄養状態を評価する必要がある。やせ体型，栄養障害の疑い，自力体動が少ないことから，褥瘡にも注意する必要がある。

これまでAさんの介護は高齢の妻が行ってきたが，Aさんの妻も不整脈で内服治療中であり，在宅介護を継続するには，さらなるサポートが必要と考えられる。Aさんの認知機能や嚥下機能を評価し，今後の生活の場や介護方法について本人，家族と共に検討する必要がある。

2. 看護上の問題

①肺炎によるガス交換の障害がある。
②肺炎症状に伴う苦痛やセルフケアの低下がある。
③認知症，肺炎，環境変化などに伴うせん妄発症のリスクがある。
④誤嚥性肺炎を再発するリスクがある。
⑤退院後の妻の介護負担が増大する可能性がある。

3. 看護目標

• ガス交換障害を改善し，SpO₂ 95％以上を維持できる。

• 症状に伴う苦痛が緩和され，セルフケア不足を充足できる。

• せん妄を発症せず，安心して入院生活を過ごすことができる。

• 食事開始後は，誤嚥せずに必要な栄養摂取ができる。

• 本人と家族の意思を尊重し，退院後の療養場所を意思決定できる。

• 療養場所に応じて必要な社会資源が調整できる。

4. 看護の実際

1 | 急性期

❶ガス交換障害の改善と酸素化を促す援助

• 指示された去痰薬の吸入を行い，咽頭がゴロゴロしているときに痰の喀出を促す声かけを行った。自力喀出できない場合は，本人に吸引の必要性を説明し，了解を得てか

ら実施した。理学療法士（PT）と連携しながら体位ドレナージを行い，気道内分泌物の排出を促した。初めは粘稠な黄色痰（ねんちゅう）（たん）が多量であったが，しだいに粘稠度は低下し，色も薄く透明に変化した。

- 酸素投与下のSpO_2は94〜97％で経過したが，「これ（酸素マスクをしていると）苦しい」と訴え，酸素マスクをはずすと89％まで下がる。酸素マスクの必要性を繰り返し説明したが，はずす動作が頻繁なため，医師に相談して経鼻カニューラに変更し，酸素投与を継続した。
- 指示された抗菌薬の点滴投与を確実に行い，有害作用の出現に注意し観察した。

❷ 苦痛の緩和とセルフケアへの援助

- ファーラー位など呼吸苦を軽減する安楽な体位をとった。また，意識レベルが回復し自身で寝返りを打てるようになるまで，2時間ごとの体位変換を行い，褥瘡（じょくそう）発生の予防に努めた。
- 発熱による発汗がある場合は，倦怠感（けんたいかん）を考慮しながら清拭と更衣を介助した。
- 口渇（こうかつ）を訴えた際は，口腔（こうくう）ケアにより口腔内の清潔と爽快感が得られるようにした。
- 排泄は，全身状態に合わせて車椅子（いす）でトイレへ移送したり，尿器の介助を行った。
- 脱水や褥瘡の徴候がないか皮膚や粘膜の観察を行い，清潔ケアを実施した。

❸ せん妄の予防

- J-NCS（日本語版ニーチャム混乱・錯乱状態スケール）を勤務帯ごとに評価してスタッフで共有し，せん妄（もう）の早期発見に努めた。入院時のJ-NCSは10点と「中等度〜重度の混乱・錯乱状態」と判定されたが，意識レベルが低下しており，せん妄というよりも反応が乏しい状態であった。意識レベルの回復とともにJ-NCSの得点は上昇し，入院3日目の夜に酸素マスクをはずす動作がみられた。このときのJ-NCSは20点であり，経鼻カニューラに変更することで，その後は静かに休んだ。
- 認知症と難聴があるので，頻繁に訪室し，視線を合わせて，聞こえの良いほうの耳から低い大きめの声で，わかりやすく現状の説明を行った。また，処置を行う際は，簡単な言葉で説明し，Aさんの了解を得てから実施するようにした。
- 説明を忘れてもAさん自身で確認できるように，「ここは○○病院です。Aさんは肺炎で入院中です」と書いた紙を枕元の見えるところに貼った。
- リアリティオリエンテーションのために，床頭台の見える位置に，カレンダーと時計を置き，訪室時に日時を交えながら会話した。
- 家族に，可能な範囲で面会に来てもらえるよう依頼した。妻が毎日，面会に来てAさんに話しかけていた。
- 拘束感を軽減するために，点滴刺入部は包帯で見えないようにした。また，点滴ルートなどは寝衣の袖の下を通すなどして，点滴ルートやボトルが直接目に入らないように工夫した。
- 2時間ごとに尿意の有無を確認し，早めに排泄介助を行うようにした。

高齢者のアセスメント 1

高齢者のくらしを支える援助 2

高齢者特有の症状と看護 3

高齢者特有の疾患と看護 4

高齢者の家族への看護 5

事例による看護過程の展開 6

- 安全のためベッドの高さは一番低くし，3点柵とした。意識レベルが回復し，動きがやや活発になってきた時期にセンサーマットを使用した。
- 日中はカーテンを開け，病室内に陽が入るようにした。また，Aさんの好きなテレビ番組の視聴や，散歩などで気分転換を図り，生活リズムを整えた。
- 全身状態の回復とともに，酸素マスクや持続点滴は早めに中止できるよう医師に相談し，抗菌薬を経口投与に切り替えてもらった。
- 入院直後は声かけに対して「うん」「ああ」と返事が返ってくる様子だったが，徐々にAさんから「今日は○日ですか？」と看護師に声をかけてきたり，散歩をすると笑顔がみられたりするようになってきた。また，自分から「トイレ（に行きたい）」とナースコールで訴えるようになった。

2 ｜ 回復期〜退院支援・退院調整

❶誤嚥の予防

- 言語聴覚士（ST）と連携をとりながら嚥下機能を評価し，食事形態をステップアップした。お茶などの水分は，とろみをつけて摂取してもらった。食事形態のステップアップに伴い，「これはおいしい」などと食事を楽しむ様子がみられてきた。
- 食事は，椅子に座り安定した食事姿勢が保たれるように，テーブルの高さを調整した。
- 食事中はむせの有無を観察するとともに，一口量が多過ぎたり，早食いになったりしないように声かけをした。早食いを指摘すると「そんなに早くありません。いつもこのくらいの早さだ」と，ムッとした表情をすることもあった。
- 毎食後に口腔ケアを実施し，口腔内の乾燥，食物残渣，舌苔の有無などを観察した。
- 食後1時間は臥床しないようにし，座位またはギャッチアップした状態を保持した。
- 食後に喘鳴や嘔吐がないか観察するとともに，呼吸音を聴取した。
- 食事量は徐々に増えたが，全量摂取することは少なく，入院時より体重が3kg減少した。高たんぱく・高エネルギーの補助食品を食事につけてもらえるよう栄養科に依頼した。

❷退院支援

- Aさんは回復後もすぐに疲労を訴えるようになり，入院前より排泄や食事動作の見守りや促しが必要になった。妻が手伝おうとすると「自分でできる」と強い口調で返事をすることもある。Aさんは，妻が面会に来るたびに「いつになったら家に帰れるんだ」と話している。
- Aさんの認知機能，嚥下機能，ADLの状況や妻の健康状態から，在宅介護は難しいのではないかと考え，退院調整カンファレンスを行った。カンファレンスには，医師，看護師，ST，医療ソーシャルワーカー（MSW），Aさんの妻と長男の妻が参加した。各職種からAさんの所見や今後の見通し，本人と家族の意向について話し合われた。妻は「夫は昔から頑固なところがあり，ちょっと私も疲れるようになってきました。

でも，お父さんが家に帰りたがっているし，この年まで二人で助け合って暮らしてきたから，悔いのないように夫を支えたいと思っています」と話した。長男の妻は「介護でお義母さんが倒れるのではないかと心配です。私たちも仕事があるので，夫はそろそろ施設を考える時期ではないかと言っています」と話した。

- Aさんと妻は在宅介護を希望しているが，長男夫婦は施設入所を希望しており，すぐに結論は出なかった。試験外泊やAさんのケアマネージャーも交えた話し合いを何度か行い，今回は，自宅退院することに決定した。

❸ 退院調整

- 退院に向けて，看護師とMSWはAさんの担当ケアマネージャーと連携をとり，介護認定の再認定を申請するとともに，通所サービスの利用回数を増やし，配食サービスも利用できるよう調整した。
- 在宅介護にあたり，主介護者であるAさんの妻に不安や心配事がないか確認し，妻と長男の妻に対し，以下について必要性と具体的な自宅での実践方法を説明した。

○Aさんに適切な食物の形態や調理の工夫点

○とろみ剤の使用方法

○食事時の適切な姿勢やテーブルと椅子の高さ

○Aさんに適切な一口量，食べるスピード，食事時間

○食事中のむせがみられた場合の対処方法

○食後の口腔ケアの励行

○食後1時間は臥床せず，座位で過ごすこと

○誤嚥や誤嚥性肺炎の徴候の観察と，受診が必要な状態について

○少量で高栄養の補助食品の紹介

▌ 5. 評価

Aさんの看護の評価は，以下の点で行った。

- バイタルサインに発熱，頻呼吸，頻脈，SpO₂の低下，意識レベルの低下がみられない。
- 呼吸音は清明で湿性ラ音が聴取されない。
- 咳嗽，喘鳴，呼吸困難などの肺炎症状がみられない。
- 痰は無色透明でサラサラしている。
- 白血球数やCRPが正常値になる。
- 倦怠感，脱水，褥瘡，せん妄などの徴候がみられない。
- 食事中にむせ，咳嗽，喘鳴などの誤嚥徴候がみられない。
- 食事後は座位を保持し，嘔吐がみられない。
- 口腔内の清潔が保持されている。
- 本人と家族の意思を尊重した療養場所が意思決定できる。
- 療養場所に応じて必要な社会資源が調整できる。

高齢者の
アセスメント

高齢者のくらし
を支える援助

高齢者特有の
症状と看護

高齢者特有の
疾患と看護

高齢者の
家族への看護

6 事例による
看護過程の展開

Ⅱ 大腿骨頸部骨折で入院した高齢患者の看護

A 事例の概要

1. 患者プロフィール

患者：B さん，79 歳，女性
病名：左大腿骨頸部骨折
既往歴：高血圧
職業：主婦
性格：おだやかで社交的
家族構成：自宅で一人暮らし（夫は 3 年前に他界）。長女は遠方に居住し，年に 1 ～ 2 回会う程度。次女は車で 20 分くらいのところに居住しているが，会社勤めをしており，週末に会う程度。
キーパーソン：次女
アレルギー：なし
視聴覚機能：老視あり眼鏡使用，難聴なし
認知機能：年齢相応
日常生活動作：自立
介護認定：なし
身長・体重：152cm，48kg
バイタルサイン：血圧 140/80mmHg，脈拍 80 回 / 分，体温 36.0℃，経皮的動脈血酸素飽和度（SpO₂）97%
内服薬：アムロジピンベシル酸塩 5mg×1 回朝

2. 入院までの経過

近所の友人と出かけようとして，自宅玄関前で転倒した。激痛で歩くことができず，友人の通報で救急搬送され，左大腿骨頸部骨折の診断で緊急入院となる。

3. 医師からの病状説明と病状認識

医師からは，「高血圧はありますが全身状態は良好なので，全身麻酔下に手術を行います。人工骨頭置換術を行い，手術後のリハビリテーションが順調にいけば自力歩行可能です」と説明された。B さんは「手術は初めてなので心配です。でも手術すれば，この痛みもとれ，元のように歩けるならがんばります」と話した。次女は，「年齢のわりに水泳にも通うくらい元気だし，入院したこともなかったので，近所の人から連絡を受けてびっくりしました。外に出かけたりからだを動かしたりするのが好きな人なので，こんなことになり本人もショックだと思います。手術すれば元のように歩けるのですよね。手術のときは姉も来てくれると言っています」と話した。

B 入院時のアセスメントと看護のポイント

1. アセスメント

左大腿骨頸部骨折は疼痛も強いので，疼痛コントロールをしながら患肢の安静を保つ必要がある。高血圧があり，加齢による動脈硬化も予測され，周術期は血圧変動や心血管疾患のリスクがあると考えられる。

人工骨頭置換術を行う予定であり，手術後は，感染，腓骨神経麻痺，深部静脈血栓症など合併症のリスクがある。手術後は脱臼に注意しながらリハビリテーションがスムーズに進むように支援する。また，再転倒のリスクを評価し，退院に向けて再転倒の予防に関す

る指導が必要になる。

2. 看護上の問題

①疼痛や安静による身体可動性の低下に関連するセルフケア不足がある。

②突然の受傷，初めての入院，手術に関連した不安がある。

③術後感染，腓骨神経麻痺，深部静脈血栓症など合併症のリスクがある。

④術後に脱臼および再転倒する可能性がある。

3. 看護目標

• 身体可動性の低下に伴うセルフケア不足を充足できる。

• 不安を表出し，安心して手術を受けることができる。

• 術後感染，腓骨神経麻痺，深部静脈血栓症などの合併症がみられない。

• 術後スムーズにリハビリテーションが進み，ADL が回復する。

• 脱臼や再転倒のリスクについて理解し，予防行動がとれる。

4. 看護の実際

1 | 術前

❶ 身体可動性の低下に伴うセルフケアの支援

• 患肢は，外旋位にならないよう枕で固定し，足関節や拇趾の背屈運動が可能かどうか確認し，腓骨神経麻痺を予防した。

• 患肢の疼痛を確認し，指示された鎮痛薬を使用した。また，下肢のしびれ，腫脹，足背動脈の触知を観察した。

• 全身の皮膚の観察を行い，適宜，除圧マットの使用・体位変換を行い，褥瘡を予防した。

• 食事，歯磨き，洗面，整容は，疼痛を確認しながらベッドを軽度ギャッチアップし，できるところは自力で行ってもらい，物品のセッティングやかたづけなどを介助した。

• 排泄については膀胱留置カテーテルが挿入されたため，陰部の保清を行った。

• 入院後は排便がなく，術前日にグリセリン浣腸を行った。

• 術前日に洗髪，清拭，爪切りを行った。

❷ 不安の軽減

• 手術に関連する処置や経過について，パンフレットを用いながら説明した。説明は，老眼鏡をかけていることを確認してから行った。また，不安や心配事がないか確認し，わからないことは，いつでも尋ねてよいことを伝えた。「手術した後の痛みが心配です。リハビリテーションもどんなことをするのかよくイメージできないし，痛いのに動かすのかと思うと不安です。手術の後にしてはいけない動作があることもわかりました

が，もし間違ったらまた手術をしなくてはいけないのかと思うと，それも心配です」と話していた。術前の処置を行うときは，そのつど説明し，わからないことや不安などがないか確認した。

- 疼痛の部位や程度，血圧変動を確認し，処方されている鎮痛薬で疼痛コントロールを積極的に行った。高血圧で内服治療中だが，疼痛があることで血圧はふだんより高めに経過していた。鎮痛薬を使っても血圧が下がらない場合は，降圧薬の処方が出ていることを説明した。

- 不眠時のために睡眠薬の処方も出ていることを伝えた。「でも，薬を使うことがくせになると，家に帰った後が心配なので，なるべく使わないように我慢します」と答え，睡眠薬を使用することはなかった。

2 │ 術後

　手術は順調で出血量も少なかった。術中，一時血圧上昇があり降圧薬を使用したが，そのほかの異常はみられなかった。術直後の血圧はやや低めであったが，その後，ふだんの血圧で経過し，大きな変動はみられなかった。硬膜外カテーテルにより鎮痛薬が投与されており，疼痛は自制内（我慢できる程度）で追加投与せずに経過した。術後2日目に硬膜外カテーテルを抜去した。

❶ 術後感染の予防

- 感染予防のため術後2日間，抗菌薬の点滴が朝と夜の2回行われた。

- 術後は創部にドレーンが挿入されていたが，排液量は少量で術後1日目に抜去された。

- 術後2日目に膀胱留置カテーテルを抜去するまで，陰部の保清と全身清拭を行った。術後3日目にはストレッチャーによるシャワー浴の介助を行った。「やはり，お風呂はいいですね。でも，早く湯船に入れるようになりたいですね。シャワーだけだと温まらなくてかぜをひきそうです」と話した。創部皮膚に異常はなく経過した。

❷ 腓骨神経麻痺の予防

- 膝窩部（しっかぶ）が圧迫されたり，外旋位になったりしないように，安楽枕を用いて患肢を固定した。

- 足関節や母趾の背屈運動が可能であり，下腿外側から足背のしびれや感覚障害もみられず経過した。

❸ 深部静脈血栓症の予防

- 術前から弾性ストッキングを装着し，健側は底背屈運動をしてもらった。

- 術中から術後1日目はフットポンプを使用し，間欠的空気圧迫を行った。

- 術後2日目よりリハビリテーションを開始した。

- 下肢の腫脹（しゅちょう），発赤，表在静脈の怒張（どちょう）といった下肢静脈血栓塞栓症（そくせん）の症状や，呼吸苦，胸痛，呼吸困難，チアノーゼなどの肺血栓塞栓症の徴候はみられず経過した。

❹脱臼の予防

- 外転枕を使用し，股関節外転中間位を保持し，体位変換時や離床時は股関節を過度に屈曲しないように注意した。

❺離床，リハビリテーションの進行に応じたセルフケアの支援

- 術後 1 日目より理学療法士（PT）による床上リハビリテーションを開始し，術後 2 日目からリハビリテーション室で車椅子乗車，歩行訓練が行われた。初回の車椅子乗車時，疼痛(とうつう)があり表情が険しかった。疼痛は我慢せず，心配であれば事前に鎮痛薬を使用してからリハビリテーションができることを伝えた。術後 5 日目には，鎮痛薬を使用せず体動やリハビリテーションが行えるようになった。

  また，リハビリテーションにより歩行状態が良くなっていることを積極的に伝え，前向きにリハビリテーションに取り組めるように支援した。

- 膀胱留置カテーテル抜去後は，車椅子でトイレまで移送し，便器への移乗のみ見守れば，排泄できていた。術後 10 日目より移乗も一人で安全にできるようになり，見守りを解除した。

- 病室内での自力歩行が可能になるまでは，歯磨き，洗面は車椅子で洗面所まで移送介助した。病室内自力歩行が許可されてからは「なるべく自分で歩くようにしないといけないわね。歩かないと歩けなくなっちゃう」とトイレや洗面時には歩くようにしていた。徐々に歩行距離が増え，リハビリテーション以外でも病棟内で手すりを使って歩行している様子がみられた。

3 | 回復期〜退院調整

❶脱臼の予防

- 脱臼しやすい動作について説明した。説明を受けた後，B さんは「家では寝るときはベッドでした。古い家で畳の生活が主体なので，食事や居間でテレビを見るときも正座をしていることが多かったです。居間にはソファーも置いていますが，つい床に座ってしまいますね。トイレは洋式トイレです。でも，再手術になったら大変なので，これからは気をつけます」と話した。

❷再転倒の予防

- 転倒の内的要因について，降圧薬の服用，起立性低血圧，視力低下，運動機能の低下のほか，不安，緊張，興奮などの精神面も影響することを説明した。転倒恐怖について尋(たず)ねると，B さんは「なるべく手すりのあるところを歩くようにしています。リハビリテーションの先生は手すりがなくても大丈夫な歩き方だと言われるのですが，リハビリテーション室以外を一人で歩くときは，転んだらと思うとどうしても慎重になってしまいます」と不安そうな表情をしていた。

- 転倒の外的要因となる自宅環境について，段差や階段の有無，主に日中過ごす部屋と寝室の床面の状態（カーペット，電気コード類，滑りやすさ，荷物などの障害物），トイレ（寝

室からトイレまでの足元灯の有無），浴室の環境と動線などを聴取し，転倒しやすい場所と改善箇所を，Bさんと次女と共に話し合った。また，転倒しやすい履物や服装についても説明した。Bさんは「家で転んだから，また一人のときに転んだらどうしようかと不安だったけど，家での過ごし方を話し合えたので，どんなところが危ないのか少しイメージがつきました」とほっとした表情になった。

- Bさんは「今まで，娘も働いているし，何でも一人でがんばろうと思っていました。でも，少しは娘に頼ってみようと思います。娘と相談して手伝ってもらえることは手伝ってもらおうと思います」と話した。
- 次女は「働いているので無理はできないですけど，また，転ぶのも心配なので，買い物や外出などは少し手伝おうかと思っています」と話した。

❸ 退院調整

- 医療ソーシャルワーカー（MSW）と連携して介護認定の申請を行い，退院後に通所リハビリテーションを利用できるよう調整した。
- PTが家屋調査の目的で訪問し，転倒の危険がある箇所や手すりが必要な箇所を確認した。その結果をケアマネージャーに連絡し，介護保険を使って手すりを設置できるよう調整した。

5. 評価

Bさんの看護の評価は，以下の点で行った。

- 術前の疼痛が緩和し，夜間睡眠がとれる。
- 創部の発赤・腫脹，発熱，白血球数やCRPの上昇などの感染徴候がみられない。
- 下肢のしびれ，感覚障害，足関節運動の障害など腓骨神経麻痺症状がみられない。
- 下肢の腫脹，発赤，表在静脈の怒張などの下肢静脈血栓塞栓症の症状がみられない。
- 呼吸苦，胸痛，呼吸困難，チアノーゼなどの肺塞栓血栓症の症状がみられない。
- リハビリテーションが順調に進み，自力歩行できる。
- 脱臼しやすい動作について理解し，適切な動作ができる。
- 転倒しやすい自宅環境について理解し，改善策を実行できる。
- 自宅で安全に過ごすために必要な介護サービスなどが調整できる。

病態関連図① アルツハイマー型認知症

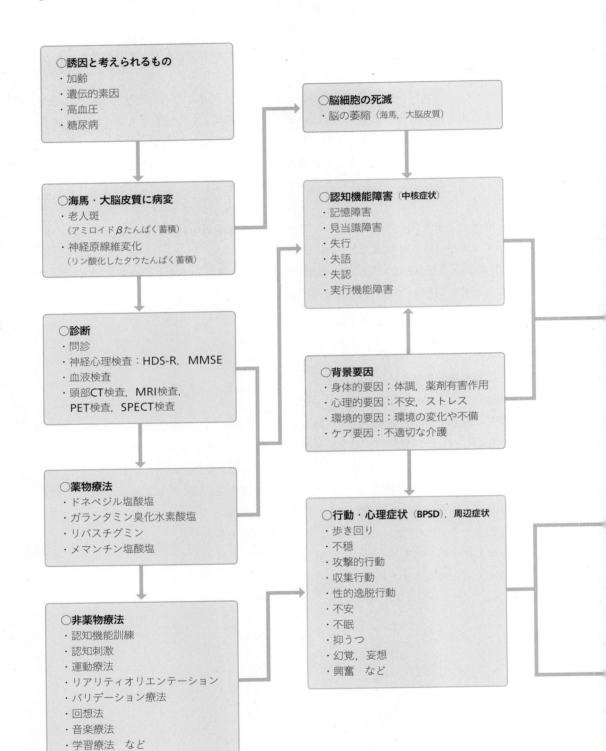

○**誘因と考えられるもの**
・加齢
・遺伝的素因
・高血圧
・糖尿病

○**海馬・大脳皮質に病変**
・老人斑
　（アミロイドβたんぱく蓄積）
・神経原線維変化
　（リン酸化したタウたんぱく蓄積）

○**診断**
・問診
・神経心理検査：HDS-R，MMSE
・血液検査
・頭部CT検査，MRI検査，
　PET検査，SPECT検査

○**薬物療法**
・ドネペジル塩酸塩
・ガランタミン臭化水素酸塩
・リバスチグミン
・メマンチン塩酸塩

○**非薬物療法**
・認知機能訓練
・認知刺激
・運動療法
・リアリティオリエンテーション
・バリデーション療法
・回想法
・音楽療法
・学習療法　など

○**脳細胞の死滅**
・脳の萎縮（海馬，大脳皮質）

○**認知機能障害**（中核症状）
・記憶障害
・見当識障害
・失行
・失語
・失認
・実行機能障害

○**背景要因**
・身体的要因：体調，薬剤有害作用
・心理的要因：不安，ストレス
・環境的要因：環境の変化や不備
・ケア要因：不適切な介護

○**行動・心理症状**（BPSD），周辺症状
・歩き回り
・不穏
・攻撃的行動
・収集行動
・性的逸脱行動
・不安
・不眠
・抑うつ
・幻覚，妄想
・興奮　など

原因・誘因	病態・症状	検査・治療	看護問題	看護ケア

認知症症状に伴い，不安や混乱に陥りやすい

○安心できるコミュニケーション
・非言語的コミュニケーションの活用
・理解力に合わせたゆっくりとした言葉かけ
・本人の世界を否定せず尊重する
○心地よい環境づくり
・見当識を助ける環境づくり
・なじみのある家庭的な雰囲気づくり
・不快な刺激の調整と良質な刺激の提供

もてる力を発揮してセルフケアを実施できていない

○生活の継続性の支援
・以前の生活習慣に合わせた援助
・生活スタイルに合わせた環境整備
○もてる力の発揮
・本人のペースに合わせた支援
・「できること」「できないこと」の見極め
・できない背景に合わせた最小限の支援
・統一した介助方法

その人らしい楽しみをもった生活ができていない

○楽しみを生活に取り入れる
・趣味や特技，役割などの継続支援
・過去の職業や生活の様子から興味を推測
・活動をイメージしやすい誘いかけ
・思い出の写真や歌などを介したかかわり
・現在の能力に合わせた活動の工夫

体調不良や身体疾患の発見が遅れる可能性

○日常の健康管理
・栄養，排泄，睡眠などの状況把握
・正確な情報収集のための工夫
○体調不良の早期発見
・本人の様子の変化を敏感に察知
・異変時の迅速なフィジカルアセスメント

環境変化や体調不良，治療・処置に伴う苦痛によるBPSDの出現のリスク

○BPSDの背景要因の特定
・身体，心理，環境，ケアの要因の有無の確認
・特定された要因への対処
○安心できるかかわり
・無理な制止をしない
・本人の訴えの傾聴
・理解度に即した穏やかな声かけ
○安全の確保
・事故予防のための環境整備
・過労や脱水の予防などの体調管理

病態関連図②　脳梗塞

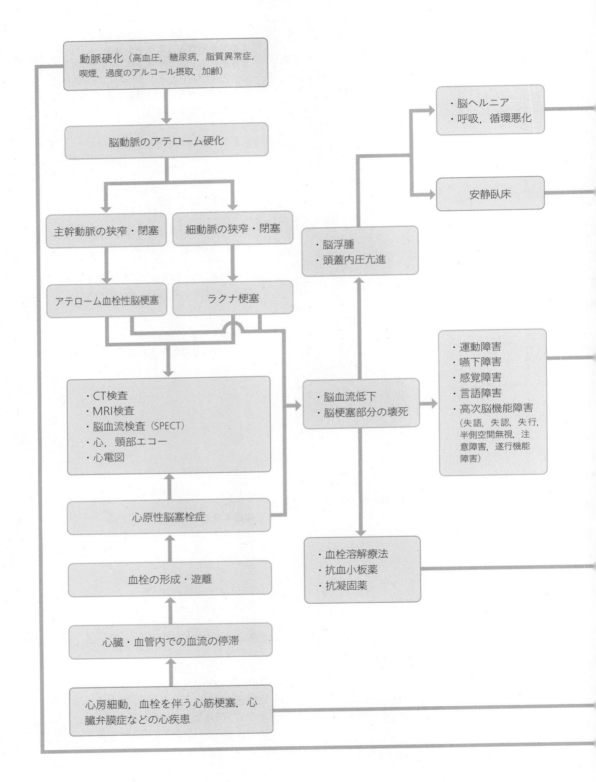

急性期の症状悪化

○**頭蓋内圧亢進症状の早期発見**
・意識レベル，瞳孔の観察
・麻痺の進行の観察
・バイタルサインによる循環動態の把握
・頭部の軽度（30°）挙上
○**深部静脈血栓症の予防**

運動障害などの神経症状による合併症のリスク

○**廃用症候群予防**
・清潔ケア，体位変換時の関節運動
・良肢位の保持による関節拘縮予防
・体位変換・清潔ケアによる褥瘡予防
・口腔ケアによる誤嚥性肺炎予防

日常生活動作自立に向けたセルフケア不足

○**セルフケア能力の維持・向上**
・「できるADL」を「しているADL」へ
・食事，排泄，移動，清潔セルフケアの援助
・できている部分を認め，自尊心を高める
○**転倒予防**
・環境を整備し，外的因子を軽減する
・内的因子へのアプローチ
○**社会資源の活用**
○**ピアサポートグループへの参加の促し**

再発予防の生活管理不足

○**再発予防の生活管理**
・禁煙指導
・節酒指導
・食事指導（減塩・コレステロールの管理）
・抗血小板薬，抗凝固薬などの服薬継続
・適度な運動の継続
・受診が必要な再発サインの指導

病態関連図③ パーキンソン病

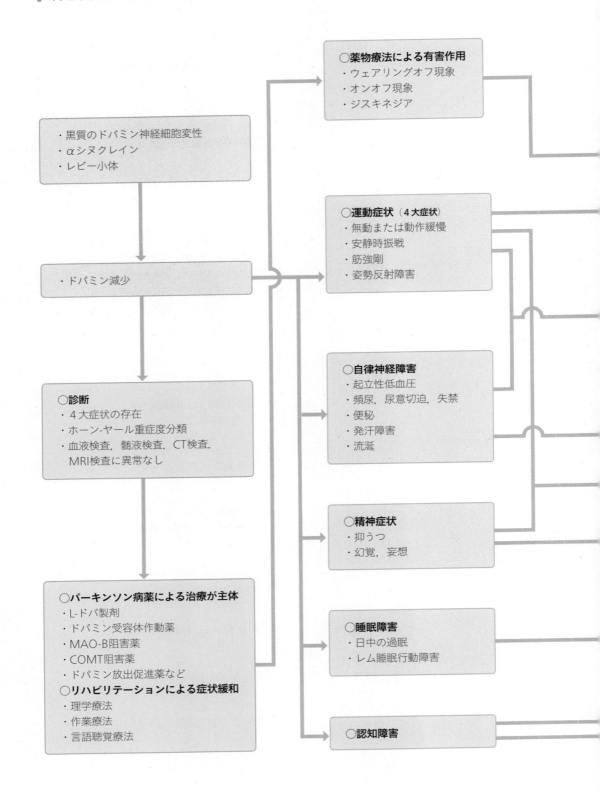

・黒質のドパミン神経細胞変性
・αシヌクレイン
・レビー小体

・ドパミン減少

○診断
・4大症状の存在
・ホーン-ヤール重症度分類
・血液検査，髄液検査，CT検査，
　MRI検査に異常なし

○パーキンソン病薬による治療が主体
・L-ドパ製剤
・ドパミン受容体作動薬
・MAO-B阻害薬
・COMT阻害薬
・ドパミン放出促進薬など
○リハビリテーションによる症状緩和
・理学療法
・作業療法
・言語聴覚療法

○薬物療法による有害作用
・ウェアリングオフ現象
・オンオフ現象
・ジスキネジア

○運動症状（4大症状）
・無動または動作緩慢
・安静時振戦
・筋強剛
・姿勢反射障害

○自律神経障害
・起立性低血圧
・頻尿，尿意切迫，失禁
・便秘
・発汗障害
・流涎

○精神症状
・抑うつ
・幻覚，妄想

○睡眠障害
・日中の過眠
・レム睡眠行動障害

○認知障害

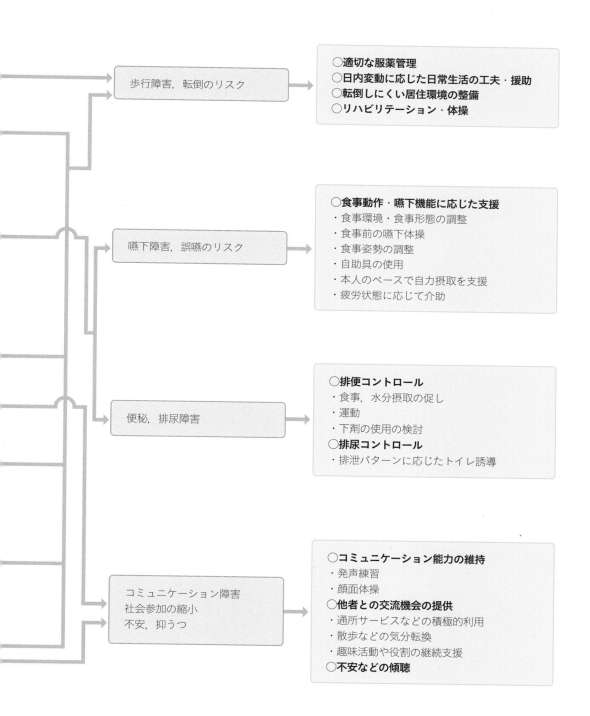

| 原因・誘因 | 病態・症状 | 検査・治療 | 看護問題 | 看護ケア |

歩行障害，転倒のリスク

○適切な服薬管理
○日内変動に応じた日常生活の工夫・援助
○転倒しにくい居住環境の整備
○リハビリテーション・体操

嚥下障害，誤嚥のリスク

○食事動作・嚥下機能に応じた支援
・食事環境・食事形態の調整
・食事前の嚥下体操
・食事姿勢の調整
・自助具の使用
・本人のペースで自力摂取を支援
・疲労状態に応じて介助

便秘，排尿障害

○排便コントロール
・食事，水分摂取の促し
・運動
・下剤の使用の検討
○排尿コントロール
・排泄パターンに応じたトイレ誘導

コミュニケーション障害
社会参加の縮小
不安，抑うつ

○コミュニケーション能力の維持
・発声練習
・顔面体操
○他者との交流機会の提供
・通所サービスなどの積極的利用
・散歩などの気分転換
・趣味活動や役割の継続支援
○不安などの傾聴

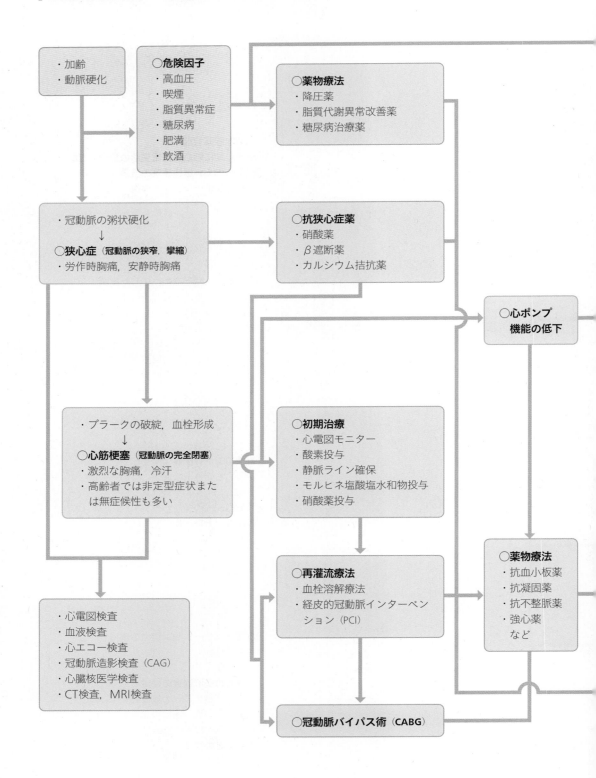

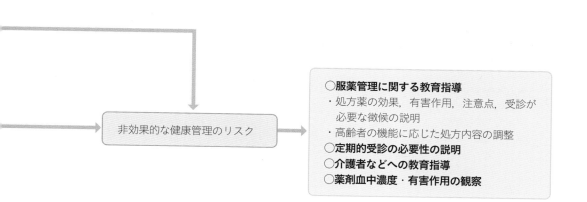

原因・誘因	病態・症状	検査・治療	看護問題	看護ケア

再発・合併症のリスク

○**塩分，脂質，糖質を控えた食事**
・適正な血圧のコントロール
・適正なコレステロール値のコントロール
・適正な血糖値のコントロール
・適正な体重のコントロール
○**運動療法**
○**禁煙，節酒**
※生活習慣の改善は，本人のそれまでの習慣
　と意思や希望を考慮し，実行可能な目標と
　改善策を検討する。

日常生活機能低下のリスク

○**心機能に応じた日常生活動作**
・医師に指示された身体活動強度の遵守
・入浴：熱い湯，長湯を避ける
・便秘を予防する排便コントロール
・十分な睡眠，休息
・疲労，ストレスの回避
○**抑うつ・不安への援助**
・不安の傾聴，心配事の解決支援
・必要に応じた専門医への受診

非効果的な健康管理のリスク

○**服薬管理に関する教育指導**
・処方薬の効果，有害作用，注意点，受診が
　必要な徴候の説明
・高齢者の機能に応じた処方内容の調整
○**定期的受診の必要性の説明**
○**介護者などへの教育指導**
○**薬剤血中濃度・有害作用の観察**

病態関連図⑤　心不全

○循環器疾患
・虚血性心疾患，高血圧，弁膜症，心筋症，心筋炎，先天性心疾患，頻拍性不整脈，大動脈解離

○呼吸器疾患
・肺高血圧症，肺血栓塞栓症，慢性閉塞性肺疾患，間質性肺疾患

○その他
・糖尿病，甲状腺機能亢進症，膠原病，アルコール依存症，薬剤

○増悪因子
・塩分・水分の過剰摂取
・薬の飲み忘れ
・ストレス，不眠
・感染症
・貧血，腎機能低下，手術

○検査
・胸部X線検査（心胸郭比拡大，肺うっ血，胸水）
・心電図検査（不整脈）
・心エコー検査
・血液生化学検査（BNP・NT-proBNP・ANP上昇）
・動脈血ガス分析
・心臓カテーテル検査（CAG）など

○左心不全
・左室収縮機能障害
・左室過負荷による仕事量の増大
・左室拡張期充満の障害

○右心不全
・右室収縮機能障害
・右室過負荷による仕事量の増大

○急性期治療
・絶飲食，安静
・酸素療法
・カテコラミン製剤，強心薬，利尿薬，血管拡張薬
・NPPV（心原性肺水腫に対して行う）
・大動脈バルーンパンピング（IABP）
・経皮的心肺補助（PCPS）
・原因疾患の治療

○左心不全症状
・呼吸困難，息切れ，頻呼吸，起座呼吸
・喘鳴，水泡音聴取，Ⅲ・Ⅳ音聴取

○右心不全症状
・右季肋部痛，食思不振，易疲労感
・肝腫大，頸静脈怒張，浮腫，体重増加

○低心拍出量による症状
・意識障害，不穏，記銘力低下
・冷汗，四肢冷感，チアノーゼ，低血圧，乏尿

○慢性期治療
・水分・体重管理，塩分制限
・ACE阻害薬，ARB，β遮断薬，利尿薬，強心薬など
・原因疾患の治療・コントロール
・適度な運動療法

原因・誘因	病態・症状	検査・治療	看護問題	看護ケア

慢性心不全の悪化のリスク

○**心不全悪化の徴候の早期発見と早期受診**
・心不全の基礎知識，急性増悪の徴候，治療薬の有害作用について説明する
・薬物療法，生活管理と受診の継続の必要性について説明する
・家族介護者への説明とサポートの調整を行う

○**心不全悪化の予防に向けた健康管理**
・塩分制限，水分制限の実践方法について検討し，指示が守れるよう支援する
・血圧，体重測定について生活状況に応じた管理方法を検討する
・服薬管理能力に応じた服薬支援を行う
・食事療法，運動療法，禁煙，節酒などについて，本人の意思を確認しながら実践可能な管理方法を検討する
・原因疾患の治療継続を支援する
・感染予防（口腔ケア，手洗い，予防接種）

心機能低下に伴うセルフケア能力の低下

○**患者の心機能に応じたセルフケア支援**
・心負荷がかかりにくい日常生活動作方法について指導する
・運動療法が可能な場合は，運動負荷の程度や運動方法について，リハビリテーション職と連携し支援する
・退院後も介助を要する場合は，介護サービスなどの利用について退院調整する

○**病期の進行に備えるためのアドバンス・ケア・プランニング**
・予後や緩和ケアの導入時期，終末期の事前指示など，将来に備え定期的に本人，家族，医療者で話し合い，意思決定を支援する

病態関連図⑥　肺炎

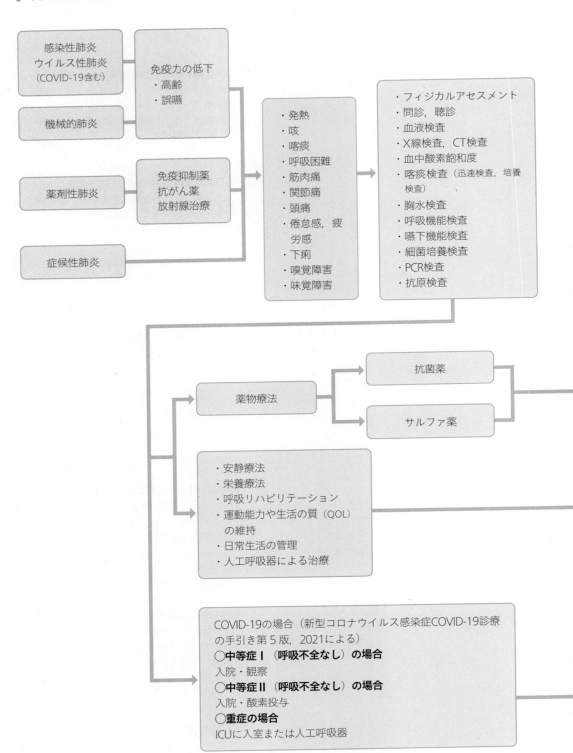

感染性肺炎
ウイルス性肺炎
（COVID-19含む）

機械的肺炎

薬剤性肺炎

症候性肺炎

免疫力の低下
・高齢
・誤嚥

免疫抑制薬
抗がん薬
放射線治療

・発熱
・咳
・喀痰
・呼吸困難
・筋肉痛
・関節痛
・頭痛
・倦怠感，疲
　労感
・下痢
・嗅覚障害
・味覚障害

・フィジカルアセスメント
・問診，聴診
・血液検査
・X線検査，CT検査
・血中酸素飽和度
・喀痰検査（迅速検査，培養
　検査）
・胸水検査
・呼吸機能検査
・嚥下機能検査
・細菌培養検査
・PCR検査
・抗原検査

薬物療法

抗菌薬

サルファ薬

・安静療法
・栄養療法
・呼吸リハビリテーション
・運動能力や生活の質（QOL）
　の維持
・日常生活の管理
・人工呼吸器による治療

COVID-19の場合（新型コロナウイルス感染症COVID-19診療
の手引き第5版，2021による）
○中等症Ｉ（呼吸不全なし）の場合
入院・観察
○中等症Ⅱ（呼吸不全なし）の場合
入院・酸素投与
○重症の場合
ICUに入室または人工呼吸器

本人への教育

○**教育項目**
・喫煙者には禁煙教育を行う
・薬物療法の作用・有害作用，必要性について説明する
・呼吸困難を和らげる呼吸法の指導を行う
・安静について説明する

呼吸困難の緩和

○**酸素吸入**
・酸素流量の確認
○**気道浄化**
・痰があれば排痰し，気道抵抗を可能な限り減らし，楽な呼吸ができるように援助する
・排痰や咳嗽に伴うエネルギー消費量を軽減する
○**安楽な体位の保持**
・セミファーラー位など，安楽な体位を保持する

精神的サポート

○**不安の軽減**
・呼吸困難は直接生命の危険をイメージすることが多いため，コミュニケーションを図りながら不安の軽減に努める

心負荷の軽減

○**心負荷の軽減**
・水分出納に気をつけながら，安静度に応じた日常生活の援助（食事，排泄，清潔）などを行う

急性増悪時の対応

○**意識レベルが低下している場合**
・早急に頭部後屈顎先挙上法などで気道を確保する
・発見者はその場から離れず，応援を要請する
・正常な呼吸でないと判断した場合は，人工換気を行う
○**急変時の対応**
・気管挿管や人工呼吸器などが必要になるため，急変したときにすぐに準備ができるように常に環境を整えておく

継続的な観察と評価

○**呼吸困難の観察**（程度や変化）
・VASや修正ボルグスケールで評価を行い，スタッフ間で情報を共有する
○**呼吸状態・全身状態の観察**
・呼吸状態を継続的に観察する（呼吸回数や副雑音の有無，胸郭の動き，呼吸パターンなど）
・チアノーゼの有無，バイタルサイン，意識レベルの変化を観察する
・経皮的酸素飽和度や血液ガスの値の変化を把握する

入院・隔離

○**治療マネジメント**
・酸素療法
・挿管，人工呼吸，腹臥位，ECMO
・抗ウイルス薬（レムデシビルなど）
・免疫抑制薬（ステロイド，バリシチニブ）
・抗凝固薬（ヘパリン）

病態関連図⑦　慢性閉塞性肺疾患 (COPD)

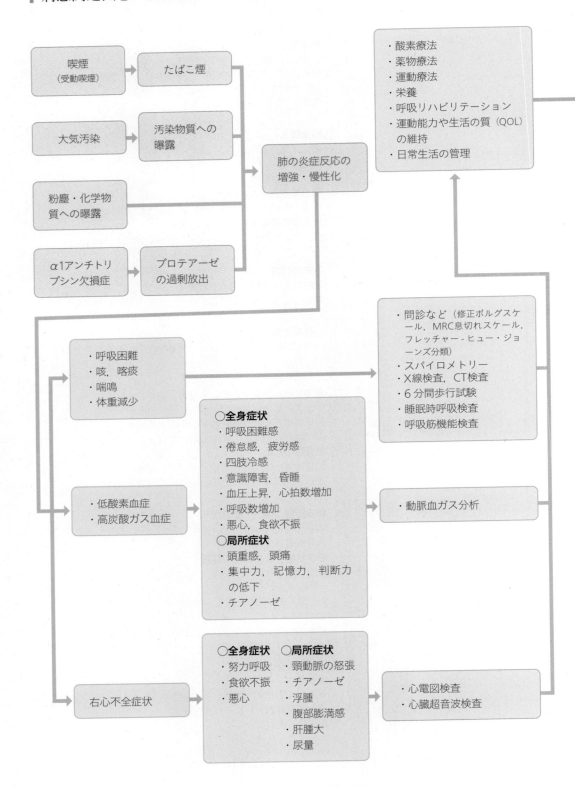

```
喫煙
（受動喫煙）　→　たばこ煙

大気汚染　→　汚染物質への
　　　　　　　　曝露

粉塵・化学物
質への曝露

α1アンチトリ　→　プロテアーゼ
プシン欠損症　　　の過剰放出
```

肺の炎症反応の
増強・慢性化

・酸素療法
・薬物療法
・運動療法
・栄養
・呼吸リハビリテーション
・運動能力や生活の質（QOL）
　の維持
・日常生活の管理

・呼吸困難
・咳，喀痰
・喘鳴
・体重減少

・低酸素血症
・高炭酸ガス血症

○全身症状
・呼吸困難感
・倦怠感，疲労感
・四肢冷感
・意識障害，昏睡
・血圧上昇，心拍数増加
・呼吸数増加
・悪心，食欲不振
○局所症状
・頭重感，頭痛
・集中力，記憶力，判断力
　の低下
・チアノーゼ

・問診など（修正ボルグスケー
　ル，MRC息切れスケール，
　フレッチャー - ヒュー・ジョ
　ーンズ分類）
・スパイロメトリー
・X線検査，CT検査
・6分間歩行試験
・睡眠時呼吸検査
・呼吸筋機能検査

・動脈血ガス分析

右心不全症状

○全身症状	**○局所症状**
・努力呼吸	・頸動脈の怒張
・食欲不振	・チアノーゼ
・悪心	・浮腫
	・腹部膨満感
	・肝腫大
	・尿量

・心電図検査
・心臓超音波検査

原因・誘因	病態・症状	検査・治療	看護問題	看護ケア

本人への教育

○**教育項目**
・喫煙者には禁煙教育を行う
・薬物治療の作用，有害作用，使用法を説明する
・吸入薬の使用法の説明
・呼吸困難を和らげる呼吸法の指導
・高エネルギー食の摂取の必要性の説明
・感染予防行動の重要性について説明する
・継続して適度な運動を行う必要性について説明する

**気道浄化
呼吸困難感の緩和**

○**気道浄化**
・排痰により気道抵抗を可能な限り減らし，楽な呼吸ができるよう援助する
・排痰や咳嗽に伴うエネルギー消費量を軽減する
・去痰薬，気管支拡張薬など薬物を効果的に使用する
・労作は呼気時に行う
・口すぼめ呼吸を取り入れる
○**安楽な体位の保持**
・COPD患者にとっては座位前傾姿勢が安楽である
・上肢を机に固定して歯磨きを行うなどの肢位の工夫をする
・洗髪時に上肢を上げすぎず，頭部を下げるなどの工夫をする

精神的サポート

○**不安の軽減**
・呼吸困難感は直接生命の危険をイメージすることが多いため，コミュニケーションを図りながら不安の軽減に努める

心負荷の軽減

○**心負荷の軽減**
・水分出納に気をつけながら，安静度に応じた日常生活の援助（食事，排泄，清潔）などを行う

急性増悪時の対応

○**意識レベルが低下している場合**
・早急に頭部後屈顎先挙上法などで気道を確保する
・発見者はその場から離れず応援を要請する
・正常な呼吸でないと判断した場合は，人工換気を行う
○**急変時の対応**
・気管挿管や人工呼吸器などが必要になるため，急変したときにすぐに準備ができるように常に環境を整えておく

継続的な観察と評価

○**呼吸困難の観察**（程度や変化）
・VASや修正ボルグスケールで評価を行い，スタッフ間で情報を共有する
○**呼吸状態・全身状態の観察**
・呼吸状態を継続的に観察する（呼吸回数や副雑音の有無，胸郭の動き，呼吸パターンなど）
・チアノーゼの有無，バイタルサイン，意識レベルの変化
・経皮的酸素飽和度や血液ガスの値の変化を把握する

病態関連図⑧　大腿骨頸部・転子部骨折

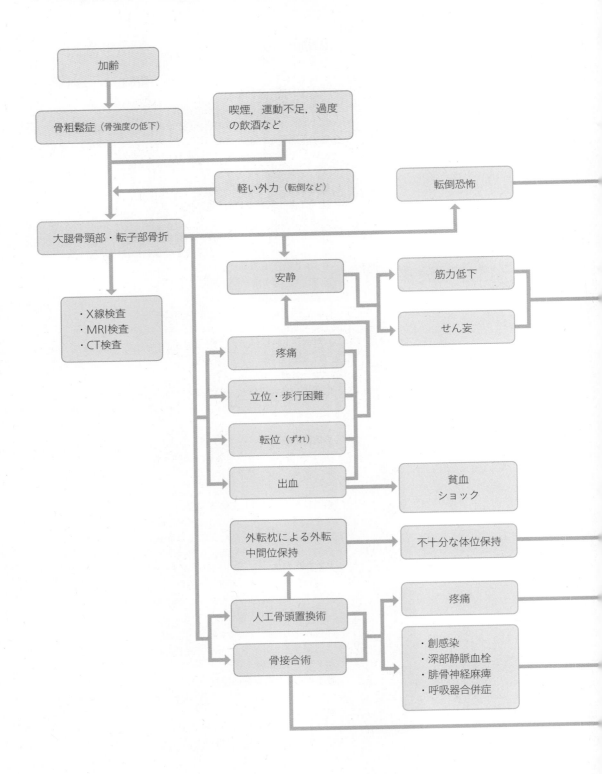

加齢

骨粗鬆症（骨強度の低下）

喫煙，運動不足，過度の飲酒など

軽い外力（転倒など）

転倒恐怖

大腿骨頸部・転子部骨折

・X線検査
・MRI検査
・CT検査

安静

筋力低下

せん妄

疼痛

立位・歩行困難

転位（ずれ）

出血

貧血
ショック

外転枕による外転
中間位保持

不十分な体位保持

人工骨頭置換術

疼痛

骨接合術

・創感染
・深部静脈血栓
・腓骨神経麻痺
・呼吸器合併症

原因・誘因	病態・症状	検査・治療	看護問題	看護ケア

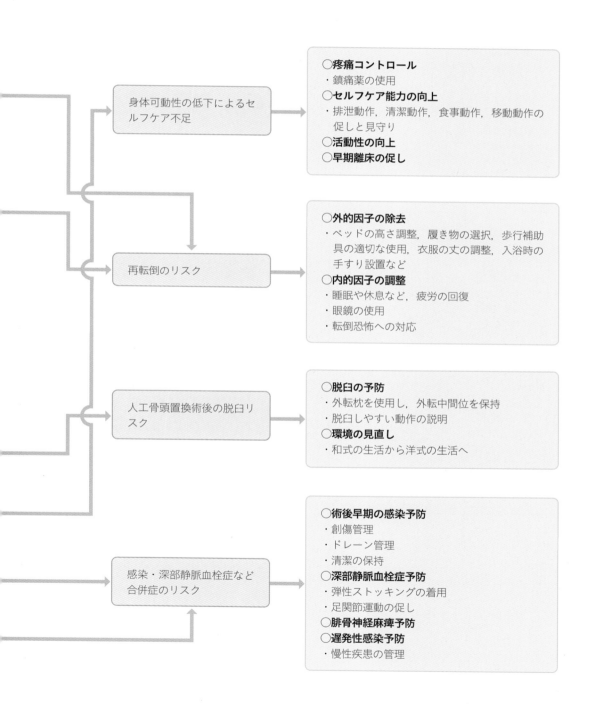

身体可動性の低下によるセルフケア不足

○**疼痛コントロール**
・鎮痛薬の使用
○**セルフケア能力の向上**
・排泄動作，清潔動作，食事動作，移動動作の促しと見守り
○**活動性の向上**
○**早期離床の促し**

再転倒のリスク

○**外的因子の除去**
・ベッドの高さ調整，履き物の選択，歩行補助具の適切な使用，衣服の丈の調整，入浴時の手すり設置など
○**内的因子の調整**
・睡眠や休息など，疲労の回復
・眼鏡の使用
・転倒恐怖への対応

人工骨頭置換術後の脱臼リスク

○**脱臼の予防**
・外転枕を使用し，外転中間位を保持
・脱臼しやすい動作の説明
○**環境の見直し**
・和式の生活から洋式の生活へ

感染・深部静脈血栓症など合併症のリスク

○**術後早期の感染予防**
・創傷管理
・ドレーン管理
・清潔の保持
○**深部静脈血栓症予防**
・弾性ストッキングの着用
・足関節運動の促し
○**腓骨神経麻痺予防**
○**遅発性感染予防**
・慢性疾患の管理

病態関連図⑨　褥瘡

○全身要因
・低栄養
・るいそう
・基礎疾患
・薬物

○局所要因
・加齢に伴う皮膚変化
・拘縮
・摩擦やずれ
・失禁や湿潤

○社会的要因
・経済的困窮
・健康への関心不足
・ケア提供者の知識不足

・浮腫
・皮膚弾力性の低下
・皮膚組織の耐久性低下
・皮膚脂肪の減少
・活動性の低下
・骨突出
・循環血液量の低下
・外力の増強
・皮膚の浸軟・刺激
・麻痺
・神経障害
・免疫力の低下
・皮膚の菲薄化
・皮脂減少
・皮下血流量の低下
・セルフケアの不足
・ケアの不足・不十分なケア

褥瘡の発生

○リスクのアセスメント
・日本語版ブレーデンスケール
・OHスケール
・K式スケール　など

○検査・診断
・視診
・触診
・超音波画像診断
・サーモグラフィー

○評価
・Sheaの分類
・IAETの分類
・NPUAPの分類
・EPUAPの分類
・DESIGN-R®

○治療
・保存的治療（外用薬，ドレッシング材）
・物理療法（電気刺激療法，超音波療法，近赤外線療法，電磁波刺激療法，水治療法，パルス療法，吸引療法，陰圧閉鎖療法など）
・手術療法（外科的デブリードマン，外科的再建術）

原因・誘因	病態・症状	検査・治療	看護問題	看護ケア

活動性の低下や知覚の低下によって圧迫が持続することによる褥瘡の発生

○**体圧管理**
- ・体圧測定によるモニタリング
- ・ベッド上での体位変換
- ・椅子や車椅子上での座位保持の工夫
- ・体圧分散用具の使用

汗や尿・便失禁によって湿潤環境が持続することによる褥瘡の発生・悪化

- ・発汗・排尿・排便に対する速やかな洗浄・清拭
- ・洗浄の際には皮膚をこすることは避け，泡立てた洗浄剤を用いる
- ・清拭の際には皮膚をこすることは避け，軽くたたくように拭き取りを行う
- ・仙骨部などの好発部位には撥水性のクリームや保護オイルを使用して保護する

摩擦やずれによる褥瘡の発生・悪化

- ・体位変換や頭部挙上時は，そのつど，ずれを排除する
- ・るいそうが著明な場合は，骨突出部の摩擦を防ぐため，すべり機能つきのドレッシング材を貼付する

栄養障害による褥瘡の発生・悪化

- ・血清アルブミン値，体重減少，食事摂取量などをもとに栄養状態の評価を行う
- ・褥瘡発生時には，基礎エネルギー量の1.5倍を必要エネルギー量として提供する
- ・高齢者の場合，腎機能や肝機能が低下していることが多いため，NPC/N比を考慮して提供する栄養を調整する
- ・褥瘡発生時には亜鉛やアルギニンなど，微量元素の提供を検討する

皮膚や創部の観察が不十分なことによる褥瘡の発生・悪化

○**皮膚の観察と処置**
- ・褥瘡の好発部位については，褥瘡の有無にかかわらず定期的に皮膚の観察を行う
- ・創部の状態は，DESIGN-R®などで定期的に評価を行う
- ・創周囲の皮膚は，泡立てた弱酸性の洗浄剤を用いて洗浄を行う
- ・創部の洗浄には洗浄剤を用いず，微温湯や人肌程度に温めた生理食塩水を使用する
- ・創の状態に応じてドレッシング材と外用薬を使用する

創部の痛みによるQOLの低下

○**痛みの評価**
○**痛みに対するケア**
- ・創部の圧迫や摩擦の防止（体圧分散用具の活用，ドレッシング材の使用）
- ・体位変換や移動時に，創部への圧迫や摩擦を避ける
- ・創面を適切な湿潤環境で保持（外用薬，ドレッシング材の使用）
- ・ドレッシング材の剥離時は，皮膚を手で押さえながらゆっくりと剥がす。必要時，非固着性のドレッシング材の使用やリムーバーの使用を検討する
- ・創部の洗浄には，微温湯や人肌程度に温めた生理食塩水を使用する
- ・必要時，鎮痛薬を使用する

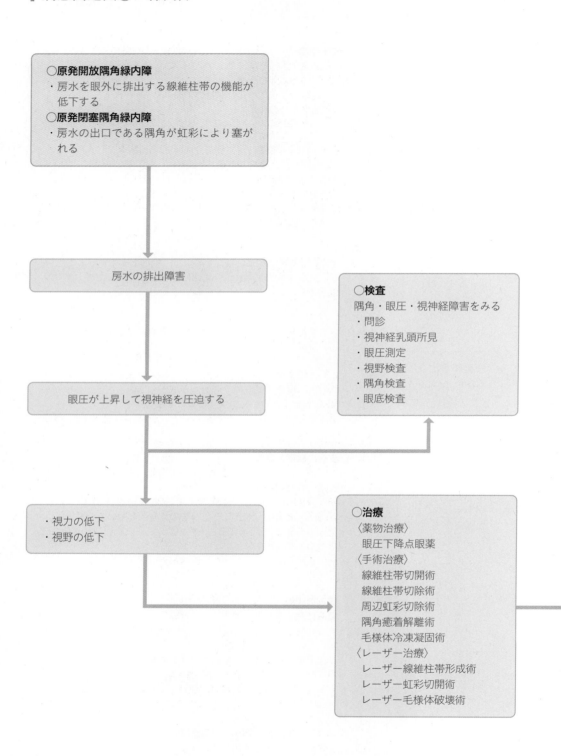

○原発開放隅角緑内障
・房水を眼外に排出する線維柱帯の機能が低下する
○原発閉塞隅角緑内障
・房水の出口である隅角が虹彩により塞がれる

房水の排出障害

眼圧が上昇して視神経を圧迫する

・視力の低下
・視野の低下

○検査
隅角・眼圧・視神経障害をみる
・問診
・視神経乳頭所見
・眼圧測定
・視野検査
・隅角検査
・眼底検査

○治療
〈薬物治療〉
　眼圧下降点眼薬
〈手術治療〉
　線維柱帯切開術
　線維柱帯切除術
　周辺虹彩切除術
　隅角癒着解離術
　毛様体冷凍凝固術
〈レーザー治療〉
　レーザー線維柱帯形成術
　レーザー虹彩切開術
　レーザー毛様体破壊術

原因・誘因	病態・症状	検査・治療	看護問題	看護ケア

視覚障害の影響による日常生活動作の困難

○**生活への影響に対する支援**
〈食事〉
・必要に応じて食材の宅配や配食サービスを利用する
・皿の配置（視野）や色（色覚）に配慮する
〈排泄〉
・便座カバーの色に配慮する
〈清潔・整容〉
・使用する物品の色や大きさ，手触りに配慮する
・使用する物品の置き場所を工夫する

視覚障害の影響による活動の場や楽しみの制限

日常生活動作の低下や活動の場が狭まることによる自尊心の低下

○**視覚障害による活動への影響のアセスメント**
○**周囲に対して，視覚障害に対する理解についての働きかけ，活動継続への支援**

服薬コンプライアンスが悪く，点眼薬治療の継続困難

○**服薬コンプライアンスへの対応**
〈視覚障害〉
・複数の点眼薬を使用する場合，並び順を決めておくなどして，誤った投薬がされないように配慮する
・個々の症状に応じて管理方法を工夫する
〈認知機能〉
・時刻で管理することが難しい場合は，いつも見るテレビ番組の前後，食事やお茶の時間の前後など，生活の決まった出来事に結びつけて服薬を管理するなどの工夫を行う
〈手指の巧緻性〉
・使用する際に溶解剤と薬剤を混合し溶解させる種類の点眼薬は，介護者に溶解の手技を依頼する
・点眼薬の滴下が定まらない場合は，げんこつ法や点眼補助器具の使用を促す

病態関連図⑪　MRSA感染症

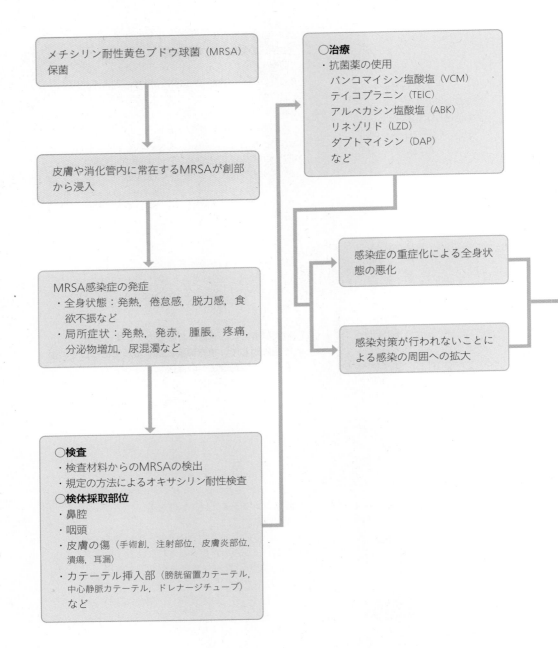

メチシリン耐性黄色ブドウ球菌（MRSA）保菌

皮膚や消化管内に常在するMRSAが創部から浸入

MRSA感染症の発症
・全身状態：発熱，倦怠感，脱力感，食欲不振など
・局所症状：発熱，発赤，腫脹，疼痛，分泌物増加，尿混濁など

○検査
・検査材料からのMRSAの検出
・規定の方法によるオキサシリン耐性検査
○検体採取部位
・鼻腔
・咽頭
・皮膚の傷（手術創，注射部位，皮膚炎部位，潰瘍，耳漏）
・カテーテル挿入部（膀胱留置カテーテル，中心静脈カテーテル，ドレナージチューブ）など

○治療
・抗菌薬の使用
　バンコマイシン塩酸塩（VCM）
　テイコプラニン（TEIC）
　アルベカシン塩酸塩（ABK）
　リネゾリド（LZD）
　ダプトマイシン（DAP）
　など

感染症の重症化による全身状態の悪化

感染対策が行われないことによる感染の周囲への拡大

○**創傷部位やドレーン挿入部の状態の観察を行う**
　　発赤，腫脹，疼痛，滲出液，出血
○**不要なカテーテル類の抜去の検討**
　　・膀胱留置カテーテル
　　・中心静脈カテーテル
　　・ドレナージチューブ
○**標準予防策・接触感染予防策について患者・家族への説明，および実践に対する理解・協力を得る**
○**スタッフによる標準予防策・接触感染予防策の実施の徹底**

【標準予防策】
汗を除くすべての湿性生体物質（血液，体液，分泌液，排泄物，傷のある皮膚，粘膜）を感染源となり得るものとして取り扱う
〈具体的な対策として考えられるもの〉
・手指衛生（流水下での石けんを用いた手洗い，擦式アルコール手指消毒薬による消毒）
・個人防護具の使用（手袋，ガウン，マスク，ゴーグル，フェイスシールド）
・呼吸器衛生／咳エチケット（マスク使用，咳の際に口や鼻を覆うこと）
・安全な注射手技
・病室，ベッドの位置の変更
・医療器具の取り扱い（適切な方法での洗浄，専用の物品の使用）
・環境の維持管理（清掃，洗浄，消毒）
・リネンや食器類の取り扱い
・腰椎穿刺時の感染対策
・血液媒介病原体対策

・症状の重症化
・治癒・回復の遅れ

感染症のリスクの増加

1. 介護者の介護負担は含まない。
2. 多職種チームで結果を共有する。
3. 疾患の改善を目指すことが目的である。
4. 主な対象者は重度の要介護高齢者である。

2 老年期の加齢に伴う睡眠の変化で正しいのはどれか。 (98回PM63)

1. 就寝時刻が遅くなる。
2. 中途覚醒の回数は減る。
3. 早朝覚醒をきたしやすい。
4. 就寝から入眠までの時間が短くなる。

3 認知症の中核症状はどれか。 (105回AM16)

1. 幻聴
2. 抑うつ
3. 希死念慮
4. 見当識障害

4 Aさん（66歳, 男性）は, Lewy（レビー）小体型認知症であるが, 日常生活動作（ADL）は自立している。介護老人保健施設の短期入所（ショートステイ）を初めて利用することとなった。施設の看護師は, 同居している家族から「以前, 入院したときに, ご飯にかかっているゴマを虫だと言って騒いだことがあったが, 自宅ではそのような様子はみられない」と聞いた。
入所当日の夜間の対応で適切なのはどれか。 (107回AM49)

1. 虫はいないと説明する。
2. 部屋の照明をつけたままにする。
3. 細かい模様のある物は片付ける。
4. 窓のカーテンは開けたままにする。

5 介護保険施設においてノロウイルス感染症が発生した。
感染を拡大させないための対応として適切なのはどれか。 (102回AM65)

1. 感染者の居室はアルコールで拭く。
2. 感染者の吐物は乾燥してから処理する。
3. 感染者が使用したリネンは60℃の加熱処理を行う。
4. 感染者が使用した食器は次亜塩素酸ナトリウムで消毒する。

6 骨粗鬆症で正しいのはどれか。 (98回AM79)

1. 罹患率に男女差はない。
2. 喫煙習慣はリスク因子である。

3. アルコール摂取とは無関係である。
4. プロラクチン分泌の低下で骨形成が抑制される。

7 次の文を読み[問1][問2][問3]に答えよ。

Aさん（82歳，男性）は，4年前にAlzheimer（アルツハイマー）型認知症の診断を受けた。要介護4で，1年前からグループホームで生活している。高血圧症に対して持続性カルシウム拮抗薬を内服している。他に治療を必要とする疾患は認められない。1週前から夜はほとんど眠らず，居間のソファに腰かけたり，歩き回ったりする状態が続いている。昼間もベッドに横になることはない。食欲が低下してきたが，先月よりも体重は2kg増加している。

[問1]Aさんは廊下でうずくまっているところを発見された。肩呼吸をしており，四肢に冷感があり下肢の浮腫が強い。体温36.1℃，脈拍120/分，血圧86/50mmHg，呼吸数40/分であった。

Aさんの状態で最も考えられるのはどれか。

（101回PM100〜102）

1. 心不全
2. 上気道感染
3. 狭心症発作
4. 閉塞性呼吸障害

[問2]Aさんは直ちに救急車で病院に搬送され，治療を受けて症状は軽快した。入院後1週が経過し，尿量が確保されていることを確認したため，入院直後から挿入していた膀胱留置カテーテルを抜去した。抜去3時間後，Aさんはグループホームの職員の名前を大声で呼び始めたため，病棟看護師が病室に行ってみると，Aさんはオムツを外して失禁していた。

Aさんへの援助で適切なのはどれか。

1. 鎮静薬の使用を検討する。
2. 膀胱留置カテーテルを再度挿入する。
3. 排尿記録をつけ排尿パターンを把握する。
4. グループホームの職員に付き添いを依頼する。

[問3]Aさんは症状が改善し，退院することになった。
病棟看護師がグループホームの職員と家族とに指導すべき内容として最も適切なのはどれか。

1. 「深呼吸を練習させてください」
2. 「足のむくみを観察してください」
3. 「蛋白質の少ない食事にしてください」
4. 「水分を1日1500mL以上摂らせてください」

▶ 答えは巻末

1 解答 2

×1, 3, 4, ○2：高齢者総合機能評価（CGA）とは，高齢者の生活の側面や社会的側面を考慮しながら，家族や生活環境を含めて総合的な視点で行うことが重要であるという観点に立ち，高齢者を包括的にアセスメントする方法である。CGA の評価結果については，高齢者ケアチームに関与するすべての職種が内容を理解し，十分な情報共有を行い，解釈にずれが生じないようにしたうえで，看護計画や実際のケアに生かしていくことが重要である。

2 解答 3

×1：就寝時刻は早くなる傾向がある。
×2：中途覚醒の回数は増える。
○3：選択肢のとおり。高齢者の睡眠の特徴は，①入眠するまでに時間がかかる（寝つきが悪い），②夜間に何度も目が覚める（中途覚醒），③眠りが浅い，④早朝に目覚めやすい（早朝覚醒），などである。
×4：就寝から入眠までの時間は長くなり，なかなか寝つけない。

3 解答 4

認知症の症状には，「中核症状」と「周辺症状（行動・心理症状：BPSD）」がある。「中核症状」は脳の神経細胞が壊れることによって直接起こる症状で，記憶障害，見当識障害，判断力の障害，問題解決能力の障害，実行機能障害，失行，失認，失語などがある。記憶障害では，長期記憶よりも短期記憶が障害されやすい。

×1：幻聴は統合失調症や重度のうつ病などで起こる。認知症の周辺症状として幻覚が起こることがある。
×2：抑うつは，認知症の周辺症状として起こることがある。
×3：希死念慮とは，漠然と死を願う状態であり，うつ病などでみられる。
○4：見当識障害は，認知症の中核症状の一つであり，記憶障害とともに発症時から出現す

る。見当識障害は一般に，時間→場所→人物の順で障害されやすい。

4 解答 3

レビー小体型認知症の特徴的な症状として，実際には見えないものが見える（幻視）がある。幻視は，室内の環境が関係することが多いため，室内の環境を調整し，安心できるような対応をする。

×1：幻視は，当人にとっては見えているものであるため，否定せず，理解し受け入れる。
×2：幻視は暗い場所で起こりやすいため，室内の明るさを統一し，影をつくらないような対応は考えられるが，入所当日，幻視がみられない場合に夜間の照明をつけたままにすると，不眠や生活リズムの変調につながる可能性がある。
○3：細かい模様のあるものは，虫などと見間違いやすいため片付ける。
×4：夜間，カーテンを開けたままにすると，屋外の光の反射や人の影などにより幻視や見間違いを起こしやすいため，カーテンを閉めたほうが良い。また，カーテンの模様も幻視の原因になりやすいため，カーテンは模様のないものがよい。

5 解答 4

×1：ノロウイルスの失活化には，エタノール（アルコール）や逆性石けんはあまり効果がない。完全に失活化させるには，次亜塩素酸ナトリウムによる消毒や加熱消毒が有効である。
×2：ノロウイルスは吐物などが乾燥すると容易に空気中を漂うため，それを吸い込むと感染する危険性がある。床などに飛び散った患者の吐物や便は，ウイルスが飛び散らないようすみやかにペーパータオルなどで静かに拭き取る。その後，次亜塩素酸ナトリウムで消毒する。
×3：リネン類は，付着した汚物中のウイルスが飛び散らないよう処理した後，洗剤を入れた水の中で静かにもみ洗いをする。その後85℃の熱水で1分間以上洗濯し，加熱消毒をする。

○4：ノロウイルスが感染・増殖する部位は小腸と考えられ，嘔吐症状が強いときには，小腸の内容物とともにウイルスが逆流して，吐物とともに排泄される。このため，食器などに付着する危険性もあることから，食器は食後すぐに次亜塩素酸ナトリウム液に浸し消毒する。

6	解答 2

×1：骨粗鬆症は閉経後の女性に多く，男女差が大きい（男女比は約1：3）。女性では閉経後に急増し，男性では70歳前後から増加傾向となる。

○2：骨粗鬆症の原因は，エストロゲンの分泌減少による骨吸収の促進が最も大きいが，たばこに含まれるニコチンは腸管からのカルシウム吸収を妨げる作用があり，喫煙習慣はリスク因子である。

×3：アルコールの適量摂取は腸管からのカルシウム吸収を促進させるが，過度の場合はカルシウム吸収を妨げる因子となる。よってアルコールも無関係とはいえない。

×4：下垂体前葉ホルモンであるプロラクチン分泌が亢進すると，続発性骨粗鬆症が起こる。これはプロラクチンの過剰分泌がエストロゲンの分泌を抑制するためである。

7	問1	解答 1

○1：下肢の浮腫，食欲不振，体重増加，呼吸困難（肩呼吸）があることから，右心不全を起こしていると考える。既往の高血圧症は心不全の原因の一つである。

×2：発熱，咳嗽・喀痰などがないため，上気道感染の可能性は低い。

×3：胸痛，動悸などがないため，狭心症発作の可能性は低い。

×4：呼吸困難はあるが，咳嗽・喀痰，喘鳴を伴っておらず，閉塞性呼吸障害の可能性は低い。

7	問2	解答 3

×1，2，4，○3：Aさんの失禁の原因としては，膀胱留置カテーテルの挿入や認知症のため尿意が不明確であった可能性，尿意はあるがうまく訴えられなかった可能性が考えられる。おむつをはずした原因としては，おむつ装着の不快感やトイレに行きたいという気持ちを，おむつをはずすという行為で表現したと考える。こうした場合は排尿パターンを把握し，排泄の支援をする。ただし排泄方法は心不全の状態により指示による安静度の範囲内で選択する。

7	問3	解答 2

×1：介護者への指導内容としては，心不全が悪化した場合に生じる呼吸困難の対応方法よりも，悪化を予防する援助方法，悪化を早期に発見する観察ポイントがふさわしい。

○2：体重を測定し浮腫の程度を観察することで，心不全の悪化を早期に発見する。家族や介護職員でも負担なく，継続できる内容を指導する。

×3：たんぱく質の制限が必要なのは，腎不全などの場合である。

×4：心不全では，塩分および水分の制限が必要である。

索引

新体系看護学全書

老年看護学❷
健康障害をもつ高齢者の看護

2002 年 11 月 29 日	第 1 版第 1 刷発行	
2006 年 12 月 13 日	第 2 版第 1 刷発行	
2012 年 11 月 30 日	第 3 版第 1 刷発行	
2016 年 12 月 7 日	第 4 版第 1 刷発行	
2020 年 11 月 30 日	第 5 版第 1 刷発行	
2024 年 1 月 31 日	第 5 版第 4 刷発行	

定価（本体 3,000 円 + 税）

編 集	亀井 智子 ©	〈検印省略〉
発行者	亀井 淳	
発行所	株式会社 メヂカルフレンド社	

https://www.medical-friend.jp
〒 102-0073 東京都千代田区九段北 3 丁目 2 番 4 号 麹町郵便局私書箱 48 号
電話 （03）3264-6611 振替 00100-0-114708

Printed in Japan 落丁・乱丁本はお取り替えいたします
ブックデザイン｜松田行正（株式会社マツダオフィス）
印刷 （株）太平印刷社 製本 （株）村上製本所
ISBN 978-4-8392-3373-0 C3347

000628-027

本書の無断複写は，著作権法上での例外を除き，禁じられています。
本書の複写に関する許諾権は，（株）メヂカルフレンド社が保有していますので，
複写される場合はそのつど事前に小社（編集部直通 TEL 03-3264-6615）の許諾を得てください。

■■■■■■■■■■ 新体系看護学全書 ■■■■■■■■■■